餐飲營養學

Nutrition for Food and Culinary Professionals

李錦楓、林志芳◎編著

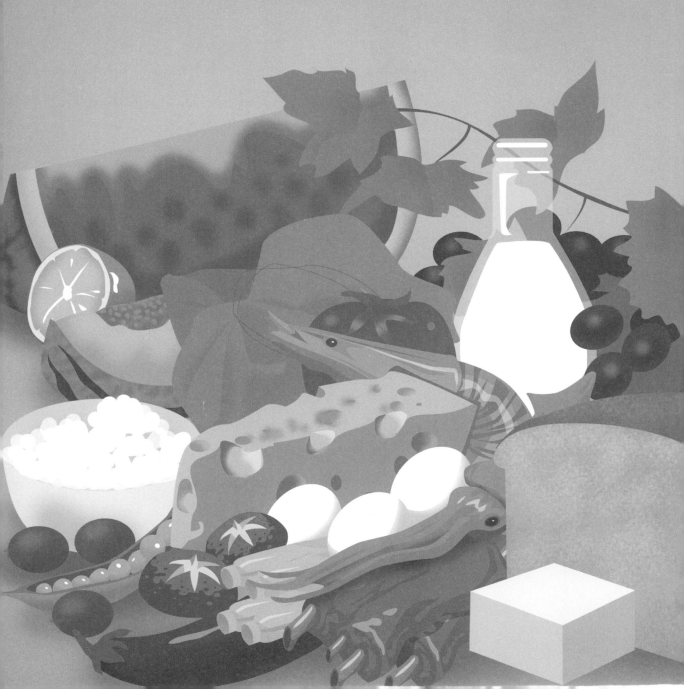

序

　　著者認為現代的餐飲內容與營養息息相關，一道餐點不僅應製作得秀色可餐，也須一併考慮其相關的營養價值，市售的許多食品，如飲料、餅乾、小西點，都有營養標示，表明會產生多少熱量與所含各種營養素。現在許多消費者也都能接受此觀念，在一道菜的菜單上增加其營養標示，也可提醒現代人注重餐飲的營養與養生的重要性。

　　坊間出售有關營養學的書籍頗多，其內容都是比較適合就讀食品營養學、保健營養、醫學營養學、護理科或公共衛生學的學生所使用，其實營養學的理論基礎與生化學有密切關係，因此許多如食品營養科系的學生必須先修讀普通化學、有機化學，以及生物化學，使得這些市售營養學書籍對於餐飲系或餐旅系的學生而言有些生澀，因而在課餘時間編寫本書，在前面部分加入「飲食文化」一章，再切入營養概念，使就讀餐飲科的學生由淺入深，能接受許多食品營養的理念，另外也加入機能食品、清淡飲料、運動與體重管理，對所謂健康食品有興趣的讀者可以藉此增加一些知識。

　　著者雖然盡力供獻一己之力完成本書，但仍然難免有所疏漏及誤謬之處，極盼各位先進及讀者惠予賜教，不吝改正即感激不盡。

李錦楓、林志芳　謹誌

2010年4月

目　錄

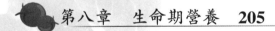

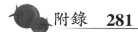

附錄　281

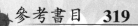

參考書目　319

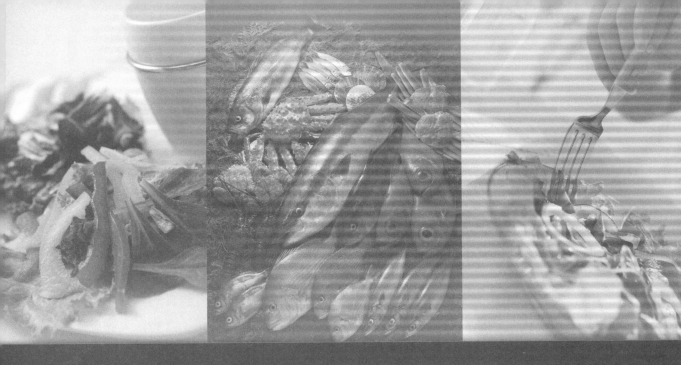

第一章　飲食習慣與營養

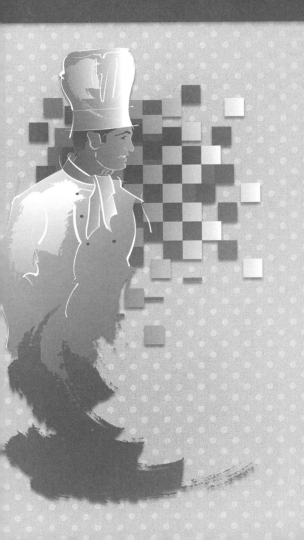

- 飲食文化
- 家族因素
- 宗教因素
- 社會因素
- 飲食成本、便利性、口味與營養性
- 中西飲食文化差異
- 台灣地方小吃

　　人們的飲食習慣，不但與食物的外觀、口味、便利性有關，而且牽涉到許多複雜因素，例如民族的飲食文化、個人的宗教信仰、家族的因素、家庭影響、環境因素考量、不同年齡、情緒的因素，以及對食物的營養知識與價值、食物的熟悉度、食物特性等。因此，個人如何選擇食物，與長期累積的生活經驗與習慣有關，告訴自己應該吃什麼，喜歡吃什麼。

　　但是，食物的選擇與許多疾病有密切的關聯性，例如偏好肉食者，會多攝取飽和脂肪酸，容易造成心臟血管病變。很多人有偏食的習慣，這些攝取不均衡的食物習慣，也容易造成身體的不適。因此，食物在人體健康上所扮演的角色，是所有人關心的課題。

 ## 第一節　飲食文化

　　文化（culture）為社會、族群的行為及信仰，然而族群包括各年齡層，許多生長環境不同，其文化背景相對地會影響其飲食習慣。

　　中華飲食文化源遠流長，從五十多萬年前用火燒烤食物開始，飲食文化就有了變化。例如穀類加工，從新石器時代直到殷商時期，對穀物的加工一直使用比較原始簡單的方法。先民們使用碾盤、碾棒、杵臼等器具對穀物進行去殼，但這方法難以得到去殼的淨米。到了周代，石磑、石磨的出現，是穀物去除稻殼的一次進步。穀物的初加工，由以碾為主變成以磨為主。隨著石磨的普及使用，周人的飲食方式有了很大的改善。

　　周代對於肉類的加工更為講究，對肉類的選割與烹煮都具有同樣的重要性。周代王室貴族在祭祀、宴會時所享用的各種肉類，其烹煮由專設的官署執掌。周人已完全瞭解畜禽，能辨別畜禽各部位，然後宰割。在進食時，各式各樣的菜餚都有固定的位置，進食取用也按一定程序進行，這些都是由肉類所切割成不同形狀來決定的。

　　我們日常所吃的蔬菜，大約有一百六十多種，其產地由漢地原產和從域外引進的大約各占一半。在漢唐時期，中原內地與西北少數民族的文化交流，引進了許多不同蔬菜和水果的品種，例如蔬菜有苜蓿、菠菜、胡瓜、胡豆、胡蒜、胡荽等；水果有葡萄、扁桃、西瓜、石榴等；調味品有

胡椒等。在此同時，西域的烹飪方法也傳入中原。

　　漢朝時代傳入多種胡族食品，到了魏晉南北朝時，已逐漸在黃河流域普遍流傳，受到廣大漢族人民的青睞。例如胡床是一種家具，東漢以後，從西域傳入中原地區，漸被普遍使用。由於坐胡床必須兩腳垂地，這就改變了漢族傳統跪坐的姿式。到隋唐時期更走向高潮。這一方面表現為傳統的床榻几案的高度繼續增高；另一方面是新式的高足家具種類增多，椅子、桌子等都已開始使用。桌椅出現以後，中原人進餐習慣自然也改為圍坐。

　　唐朝時，飲食文化的交流非常多，人們的物質生活都有一種崇尚西域的風氣，飲食風味、服飾裝扮都以西域各國為美，崇外形成一股潮流。當時的長安，胡人開的酒店也愈來愈多，相陪的有花枝招展的胡姬，李白等文人學士常出入這些酒店，唐詩中有不少詩篇提到這些酒店和胡姬。酒家與胡姬已成為唐代飲食文化的一個特色。

　　到了元朝，帝國的疆域空前地擴展到前所未有，也帶來了飲食文化的廣闊發展與變革。這一時期，涮羊肉在忽必烈的大力推展下誕生；月餅已經成為中秋重要的一道點心；元朝大都成為有史可考的第一家烤鴨店的發源地；產生了至今眾人都希望品嚐的名菜──烤全羊。然而因蒙古人西征，以及元朝時期以各種身分從波斯、中亞和阿拉伯等地大批東來的各族穆斯林，與當地民族融合，成為元朝的一個新的民族──回族，並與其他穆斯林民族創造和發展了中國的清真飲食文化。

　　經過長期的餐飲文化演變與發展，中國幾個區域的菜餚風格分別定位稱為「系」。最早出現四大菜系的理論，是以地理環境來區分，將三大流域分為四大菜系，黃河流域為魯菜，長江上游為川菜，長江下游為蘇菜，珠江流域為粵菜。

　　另外，以著重菜色的不同，加上首都的特別環境，區分為八大菜系，即魯菜、粵菜、川菜、湘菜、閩菜、浙菜、蘇菜、皖菜。甚至更有十大菜系說與十二大菜系說，就是在八大菜系上又加入滬菜、贛菜和津菜、遼菜。但這區分理論比較偏於以行政區域來劃分，國民政府於一九四九年遷台以來，大陸各地人口進入台灣，帶入各地方的特色菜餚，現今台灣都以

八大菜系來區隔菜色，各菜系各有其烹調技法，獨具風味。

一、中國的八大菜系和京菜

(一)魯菜

春秋戰國時期，各個民族的互相融合，在飲食文化上逐漸形成了南北兩大地域風味。在北方，齊魯飲食文化歷史悠久，烹飪技術比較發達，形成了中國最早的地方風味菜——魯菜。現今的山東菜主要由濟南菜和膠東菜二地方菜演變而來。魯菜中特別的是孔府菜，保留了許多古式菜餚。濟南菜餚主要有魯中、魯西南、魯西北的豐富食材供應，如大明湖的茭白、蒲菜、藕，章丘的大蔥，黃河的鯉魚，泰安的豆腐，北園的蔬菜等。

山東菜注重急火快炒，常用爆、扒、炒、炸、烤、氽、鍋等有利於保持食物原料品質的烹飪方法，因此烹製出的菜餚鮮嫩脆滑。在調味上以鹹為主，酸甜為輔，濟南一帶口味偏重。然而膠東一帶以烹飪海鮮而著名，口味以鮮為主，不管是用海產珍品還是用小海味，都能烹製出鮮美的名餚。代表的菜餚有糖醋鯉魚、奶湯蒲菜、鍋燒肘子、油爆雙脆、繡球海參、燒五絲、紅燒干貝肚、芙蓉蝦仁、芙蓉干貝、炸蠣黃等。調和鹹味除了用鹽以外，還常用豆豉、醬等。山東人喜歡食用蔥，烹調中也常用蔥，如蔥燒海參、蔥燒蹄筋、蔥燒肉等。山東以麵食為主食，其發麵製品無論蒸、烤，皆有特色。

(二)粵菜

粵地處嶺南，背山面海，與中原長期隔絕，古為百越所居住，秦國的統一大業進行到後期，兼併桂林、南海和象等三郡，建立南越國。漢高祖受封為南越王，利用廣州地處東南沿海，珠江三角洲氣候溫和，物產豐富，可供食用的動、植物種類繁多，加上水陸交通四通八達的優勢，建立了嶺南的政治、經濟、文化中心。

目前廣東的飲食文化，其實就是由中原地區先進的烹飪藝術和器具引進，結合當地的飲食材料，「飛、潛、動、植」皆為佳餚來源，並流傳至

今，兼收並蓄的飲食風尚，產生了包羅萬象的粵菜。南宋周去非的《嶺外代答》中也說，嶺南人「不問鳥獸蛇蟲，無不食之」。粵菜用料廣博，不論是天上飛的、地上跑的、水裏游的，都可以入口，尤其烹煮野生動物最為著名，其名菜有五蛇羹、烤乳豬、蛇龍虎鳳大會。廣東的海岸線很長，盛產各種海味，成為廣東菜系的重要材料。

廣東是與西方文化最早接觸的地方，明、清發展迅速，與南洋文化聯繫最為密切，粵菜融合了許多西餐的特點，因而相容南北中外飲食文化，在調味料上接受了許多外來風味，但在菜式上仍然保持自己的特徵，例如果汁肉脯是使用西餐的牛排、豬排的烹飪手法，但它與西式豬排、牛排的差別是肉塊切的體積較小，這樣便於筷子使用，也較能入味。軟炒是廣東菜獨有的烹製法，其產生可能與適應外來的食物原料有關，所用的主料多是流體或半流體，如炒鮮奶、黃埔蛋、雞茸等，其特點是使用旺火燒鍋，下油滑鍋，滑鍋後下少許油，用中火或小火炒。廣東菜餚的烹飪方法還有浸、燜、燉、煎、熬等。烹飪中注重複合口味，常用的調味汁多是用許多調味料製成（例如：滷水和五香鹽），而且喜用蠔油、老抽（老醬油）、沙茶醬、梅蘭醬等。廣東菜式的特殊風味與這些獨特調味料有密切關係。

廣東口味偏甜偏淡，不同地區略有差別，大體可分為廣州、潮州、東江三個地區。潮州接近福建，菜餚風格比較近於閩（例如：善於烹製海鮮，重湯汁），口味偏重香濃鮮甜。東江則以惠州為代表，擅長烹製家畜家禽，口味偏鹹。除了擅長烹製各種湯外，廣東人也注重進補，還喜好煮各式各樣的粥品（例如：豬骨粥、生菜粥、八寶粥、皮蛋粥等），隨時補充營養。

(三)川菜

古代的四川地區主要有巴、蜀兩大民族和十餘小部族，其後有大批漢中移民的到來，結合當地的氣候、風俗以及古代巴國、蜀國的傳統飲食，產生了至今影響巨大的川菜的前身。四川古稱天府之國，物產豐富，除了海鮮外，幾乎無所不產。家畜、家禽、淡水魚蝦十分豐富，因此自古以來，川菜就擅長烹製魚肉。川菜主要由高級宴席菜、市肆大眾便餐、家

常風味菜、民間的三蒸九扣，和風味小吃所構成，是以辛、辣、麻、怪、鹹、鮮為特色的大眾菜餚。現在人們熟知的四川菜餚就是大眾化的川菜，具有非常顯著的平民性質，它大部分的菜餚價格便宜、製作簡便、十分下飯，為一般大眾所歡迎。像回鍋肉、魚香肉絲、豆瓣鯽魚、宮保雞丁、水煮肉等，這些典型的川味菜不僅可以入席當作大菜，也可作為一般人民打牙祭時的料理。

現代川味有一菜一格、百菜百味的美譽，其特點是味美、味多、味濃、味厚的多樣性。這是與四川本地生產的口味豐富、富於特色的調味品分不開的。四川的泡菜芳香、脆嫩，具有鹹、酸、辣、甜等味道，極有特色。川菜很少用單純味，多用複合調味。廚師喜好用多種調料做成白油、鹹鮮、糖醋、酸辣、麻辣、椒麻、蒜泥、香糟、魚香、醬汁、醬香、怪味等幾十種具有獨特風格的複合味道。同是一味，但在不同菜餚中的表現也有很大差別，譬如同是麻辣味，在水煮肉片與麻婆豆腐中就有大不相同的表現。

在烹調技藝上，川菜注重工藝簡單的小煎、小炒、乾煸、乾燒。前兩種特點是食物原料不過油，加工烹飪時不換鍋，急火快炒，一鍋成菜，如炒腰花、炒肝片之類，嫩而不生，滾熱鮮香。乾煸用的是纖維較長的食物原料，乾燒類似京菜中的紅燒，只是加用辣椒之類的辣味原料。

(四)湘菜

湖南（湘）、湖北（鄂）皆是古代楚國的活動中心。春秋戰國時期，楚國是最有民族特點的國家，在飲食文化上也是如此。兩湖流域有縱橫交錯的河流和眾多的湖泊，為兩湖人提供了豐富的河鮮，因此，兩湖廚師都擅長烹煮水產品。從口味上說喜歡甜味、酸味，除了烹調技藝多樣以外，廚師還擅長搭配，許多菜餚都是兩種以上的主料烹煮而成的，如清燉全甲魚，除了甲魚外，還配有相當甲魚一半重量的豬大骨。其他像「滑三絲」（豬裏脊絲、雞絲、豬肚絲）、「龍鳳配」（鱔魚、母雞），從名字上就能看出它的原料多種。

湘菜擅長於蒸、燉、炒、炸、燒。注重湯汁，菜出鍋後，骨酥肉爛，

氣味馥郁，汁濃芡亮，而且還注重保持食物原料的本色，不講究過多的工藝，以酸辣味為特徵。酸辣味具有增香解膩、清除異味、刺激食慾、促進消化、袪寒去濕的作用，也是頗能開胃的。其中清蒸武昌魚、冬瓜鱉裙羹、燒三合（魚丸、肉糕、肉丸）、原汁武陵水魚、紅煨洞庭野鴨、芙蓉魚排等，都是著名的菜餚。

(五)閩菜

　　福建簡稱「閩」，本是少數民族聚居的地方，其飲食文化發展與中原有很大差異。後來中原幾度動亂，北方大量居民南遷，遂有客家人在此生根發展，其飲食方面又有與中原古風相通的一面。福建地處沿海，地少人多，農耕不足以自活，海上捕撈的漁獲便成為閩人三餐的重要來源，閩人喜食海鮮。閩西、閩北多山區，溫暖潮濕，香菇、竹筍、山菜等，一年四季皆可採摘。這些為福建菜餚提供了豐富的原料。

　　在烹飪方法上，多用燉、煮、煨、氽、蒸。閩人重視多汁的湯菜，湯菜大體可分為兩類，一類是湯汁較清淡的，如雞湯氽海蚌、高湯魚翅等；另一類是汁液較為濃稠的，如佛跳牆、紅燒通心河鰻等。閩菜多用蒸法，經過蒸煮易出汁液，蒸熟後往往再淋上芡汁成為濃稠的汁液，使得蒸菜也很像湯菜。閩菜還特別重視刀工，由於它所加工的原料多屬海鮮，如果刀工不精，其味難出，外味也難入。

　　閩菜口味一般偏淡、偏甜、偏酸，如荔枝肉、酸甜竹節肉、蔥燒酥鯽，都能表現出閩菜的獨特風味。「淡」才能突出鮮味，「甜」能提鮮，「酸」能驅除海鮮中的腥味。當然，這種口味的形成也與當地潮濕悶熱的氣候有關。閩菜還注重使用紅糟調味、著色，所採用的烹飪法也是多種多樣，如熗糟、煎糟、氽糟汁、醃糟汁等。福建菜有兩個明顯的特徵，一是善於烹製海味，二是烹飪技藝中保留了一些古代烹調法。從福建獨有的「鱘飯」和「肉燕」中可以看出一斑。

(六)浙菜

　　「浙」指浙西（嘉興、湖州、杭州一帶），即太湖流域。中唐以後，

江浙的經濟發展迅速，逐漸成為文人的匯集場所。如果說淮揚一帶烹飪的發展，主要是滿足富商大賈奢侈的需求的話，那麼江浙一帶烹飪技藝的成熟則是反映文人士大夫的趣味與追求。自宋代以來，有關飲食文化的著作多是江浙。從這些著作可以看到這個地區士大夫參與當地飲食文化的積極性。士大夫品評名餚佳饌，總結烹飪經驗，所以這一菜系帶有較濃的文人士大夫色彩。

江浙菜系特別重視菜蔬，以菜蔬作為主料的菜餚，如雞油菜心、南腿菜扇、糟燴鞭筍、蝦油菠菜、西湖糖醋藕，以及久享大名的蓴菜羹，至今仍然是流行於餐館的名餚。太湖流域本是魚米之鄉，魚蝦現捕現吃，味道清鮮。因此，江浙菜中以魚蝦為原料的名菜很多，如被乾隆皇帝譽為「天下第一魚」的松鼠鱖魚、飲譽數百年的西湖醋魚；如杭州搭配使用龍井茶的龍井蝦仁等，都是膾炙人口的菜餚。善於運用香糟也是江浙菜的一個特色，大部分菜餚都可以用香糟調味，如糟茄、糟蒸肉等。

江浙菜在烹飪技法上與淮揚菜接近，注重煨、燉、燜、燴、蒸等烹製法，大都有鮮美的湯汁，口味偏甜。其色、形取其近於自然，不刻意追求，這方面與富貴氣重的淮揚菜形成鮮明的對比。小吃方面，糕類與米糰類也很有特色。

(七)蘇菜

蘇菜系即江蘇地方風味菜。江蘇是名廚薈萃的地方。製作野雞羹供帝堯食用，被封為大彭國的爵位，亦即今天的徐州。春秋時齊國的易牙曾在徐州傳藝，由他創新製作的「魚腹藏羊肉」千古流傳，是為「鮮」之源，一年四季，水產、畜、禽、蔬菜連續上市，為烹飪技術發展提供了優越的食材來源。由於又融會了南方很多民族的民風、民俗和飲食習慣，逐漸形成了今天蘇菜的雛形。

淮揚是指江蘇省的揚州、南京以及蘇北一帶。自南北朝以來，揚州就很繁華。到了唐代，揚州是富商大賈的雲集之地，是除了長安、洛陽以外最繁華的城市。明清兩代鹽商聚於揚州，他們富可敵國，生活奢華精緻。大多數鹽商家有名廚，這些名廚均能烹煮出一兩種特殊的餚饌，享譽揚

州。淮揚菜系正是在消費水準極高的富商奢侈需求下，逐漸發展出來的，故淮揚菜系占了一個「富」字。

　　江蘇省素有「魚米之鄉」稱譽，河道密集如蛛網，盛產魚、鱉、蝦、蟹各種水產與蔬菜，這為蘇菜提供取之不盡、用之不竭的食材原料。如果說山東菜以急火快炒見長的話（這反映了商業經營對烹飪的要求），蘇菜烹調的特點是選料嚴謹、製作精細、善烹河鮮、刀工精細多變、口味清鮮平和、烹調重火候，以燉、燜、焐、蒸、燴等見功，加工時間較長，其名餚都帶有這些特點，如三杯雞、燉金銀蹄、栗子黃燜雞、荷葉蒸肉、八寶鴨、揚州獅子頭、蝴蝶海參等。

　　揚州菜口味偏甜，而且糖鹽並用，使用糖來著色與提鮮，使得菜餚鮮味悠長，餘味無窮。淮揚菜還重視色澤、善於運用糖色、紅麴色、清醬色及原料本色。淮揚菜的色彩往往與菜餚的味道相呼應，凡是色彩濃亮，則汁也厚，味道也濃；凡是色彩清淡素雅，湯清見底的，其味道多是清鮮爽口。

　　揚州菜製作方式特別精緻，就是使用簡單的應時蔬菜烹製出來，也令人歎為觀止。據說乾隆皇帝南巡至揚州，御廚們以菠菜煎豆腐進呈，乾隆吃後十分讚賞，問其名，御廚說這叫「紅嘴綠鸚哥，金鑲白玉板」，從這個故事可以想見這個「豆腐菠菜」的精緻性。最精緻的當然是手藝菜，如古代的玲瓏牡丹蝦、鏤金龍鳳蟹，現在的西瓜盅、翡翠燒麥等。

(八)皖（徽）菜

　　皖南的徽州菜是徽菜系的主要代表，起源於黃山麓下的歙縣，即古代的徽州。後因新安江畔的屯溪小鎮成為「祁紅」、「屯綠」等名茶和徽墨、歙硯等土特產品的集散中心，飲食業發達，徽菜的重點逐漸轉移到屯溪，在這裏得到進一步發展。徽州多山，食材以山產、野味、河鮮為主。徽州菜講究原汁原味，有「一大三重」之稱，即芡大、重油、重色、重火工。在烹調技藝上擅長燒、燉、蒸、炸等，而爆、炒、涼拌的菜色較少，口味清淡。烹調特色為善於發揮食材本身滋味，而且常用火腿佐味、冰糖提鮮、料酒去腥。徽州菜選料極精，成品風味非凡，其中最為膾炙人口的

大菜為醃鮮鱖魚、清燉馬蹄鱉、金銀蹄雞、紅燒果子狸。

(九)京菜

另外值得一提的是京菜，京菜包羅萬象，北京彙集全國各地的風味菜，複雜而且多樣，京菜有兼收並蓄的胸懷。因此，它不是以一兩種菜餚出名，而是能推出幾十種以上具有特殊風格的菜餚，京菜不追求怪誕、獨特，不尋求刺激，而是把平淡無奇的食物原料經過許多繁複多樣的餐飲烹調技藝，變成佳餚美饌，種類式樣複雜多樣難於歸類，故不列為地方菜。

■北京的宮廷菜

北京為首都已經有幾百年的歷史，是皇家、王公貴族、士大夫、達官顯貴、巨商大賈和文人雅士長期的活動中心，貴族飲宴、官場應酬，全國各地的風味菜，多年來在北京彙集、融合、發展，形成獨特的京菜，各地特色餐館應運而生，有集大成的性質。宮廷、官府、大宅門內，都僱有廚師。這些廚師來自四面八方，把中華飲食文化和烹飪技藝充分施展發揮。元代的宮廷菜餚以羊肉為主，直到近代的全羊席、烤羊肉、涮羊肉，乃至小吃中的爆肚、鍋貼都是北京特色食品。清朝皇宮中御膳房的菜點，也吸收了明朝宮廷菜的許多菜餚、點心，尤其康熙、乾隆兩個皇帝多次下江南，對南方膳食非常欣賞，因此清宮菜點中，已經融合全國各地許多風味菜，和蒙、回、滿等族的風味膳食。北京烤鴨、烤乳豬是宮廷菜中的一種，風味獨特，名揚四海。

■官府菜的演變

官府菜是北京菜的特色之一。過去北京官府多，府中多講求美食，並各有千秋，至今流傳的潘魚、宮保肉丁、李鴻章雜燴、組庵魚翅、左公雞（左宗棠雞）、宋嫂魚羹、北京白肉等，都出自官府。近年出現的紅樓菜，就是著名的官府菜。京菜融合各地方風味，因此烹調手法極其豐富，諸如烤、涮、炒、炸、烙、煎、爆、燒、凍、蒸、煮、氽、燴、煨、燜、煸、焗、醃、燻、鹵、拌、風、泡，以及烘焙、拔絲等。

然而明代的宮廷飲食則極為奢靡，宮中的菜蔬有五台山的天花羊肚菜，東海的石花海白菜、龍鬚、海帶、鹿角、紫菜等海中植物，江南的蒿

筍、糟筍等，遼東的松子，薊北的黃花、金針，中都的山藥、馬鈴薯，南都的苔菜，武當的鶯嘴筍、黃精、黑精，北山的核桃、棗、木蘭菜、蔓青、蕨菜等，其他各種鮮果、乾品和菜蔬、土特產等，應有盡有。

二、滿漢全席大餐

滿漢全席是集滿漢兩族風味的盛大筵席，是清代皇室貴族才能舉辦的宴席，一般民間很少見。規模盛大高貴，程序複雜，滿漢食珍，南北風味兼用，內容豐富，菜餚種類達三百多種，有中國古代宴席之最的美譽。北京御膳飯店曾將滿漢全席分為六種：蒙古親潘宴、廷臣宴、萬壽宴、千叟宴、九白宴、節令宴。乾隆甲申年間（西元一七四六年），江蘇省儀徵縣有位叫李斗的人，著作了一本《揚州畫舫錄》，其中記有一份滿漢全席食單。

滿漢全席聚天下之精華，用材不分東西南北，飛禽走獸，山珍海味，盡是口中之物，清代的滿漢全席，有所謂山、海、禽、草「四八珍」。「山八珍」指駝峰、熊掌、猴腦、猩唇、象鼻、豹胎、犀尾、鹿筋；「海八珍」指燕窩、魚翅、大烏參、魚肚、魚骨、鮑魚、海豹、狗魚（大鯢）；「禽八珍」指紅燕、飛龍、鵪鶉、天鵝、鷓鴣、彩雀、斑鳩、紅頭鷹；「草八珍」指猴頭菇、銀耳、竹蓀、驢窩蕈、羊肚蕈、花菇、黃花菜、雲香信。

滿漢全席可謂是中國威權統治下的飲食文化，在幾千年的演變中形成的結果，達到了人類在吃的方面所能享用的高峰。二〇〇五年一月有客商在西安一擲萬金，花費三十六萬六千元人民幣去吃酒店做的滿漢全席。其實那個所謂的滿漢全席也不是真正的滿漢全席，因為有些東西如熊掌、猩唇現屬保育類動物，是不可能得到了。由此可見，真正的滿漢全席應該價值不菲。

綜合上述，中國菜烹調的特點，方法非常多，有涼拌、炒、蒸、煮、煎、炸、燜、焗、燉、煨、燒等幾十種，每一種又可分為好多小類。在製作過程中還十分講究作工與火候，以最簡單的蒸排骨為例，蒸的時間長了，肉就老了，時間短了，則還沒熟透。使用的調味料也非常多，調味品

的不同當然也是形成地方風味菜餚的主要原因之一。常用的調料品有：醬油、豆豉、辣椒、胡椒、花椒、味精、醋、白糖、酒、生薑、蒜頭、麻油等不下幾十種。

中國菜的另一特色是非常強調色、香、味俱全，這是一道菜的標準，也是一席菜的標準。(1)色：指菜餚的顏色，是原料本色與佐料的顏色的有機搭配，有時還用一些青菜、番茄、洋蔥等襯托，以求達到較佳的視覺效果。(2)香：指的是菜餚的香氣，包括氣香與骨香。(3)味：指的是菜餚的味道口感，是菜餚的靈魂，它是菜餚的主料與調料以及不同烹飪方法的結合產物。關於各種烹飪法，在附錄中特將三十五種中國菜基本烹調法列出，以供參考。

 ## 第二節　家族因素

一、閩客飲食文化

早期中國大陸的福建、泉州、漳州人士渡海來台，而這些移民將福建菜的烹調手法、飲食習慣帶至台灣，形成台灣飲食特色以閩南飲食文化為主，而日治時代因受日本料理以及烹調方式所影響，例如生魚片、魚漿製品等，至今日和菜（日本菜）在台灣還是占有一席之地。一九四九年國民黨失守大陸退據台灣，許多大陸人民因而進入台灣，帶來另外一波中國大陸各地的菜系和北方麵食文化，形成多采多姿的大熔爐飲食文化，創造出多元且獨特的今日「台灣菜」，其主要特色是強調海鮮與湯頭的鮮味。

二、原住民飲食

中原文化傳入台灣，初來台的漢人，為貿易、飲食、耕作等生活需要，與原住民長期往來，以居屋為例，農舍旁連著豬舍，便是平埔族人的居住型態。

然而台灣原住民早期多以小米（粟）、地瓜、芋頭等為主食，後來，

隨著大陸移民的增多，由於這平地人往內陸、山地發展，原住民逐漸吸收了漢民族的飲食方式，受到漢人影響改為水稻種植後，日據時代大米逐漸成為主食，傳統的小米則是在節慶或因個人特別喜好才會當主食。雜糧有樹薯、黍、玉蜀黍、花生、南瓜等；佐食品大都以蔬菜為主，再輔以肉類和魚類。各族群也因地理環境不同，佐食品也有不同，例如蘭嶼雅美族以魚類為主要佐食品，布農族與泰雅族則經常以狩獵的肉類為佐食品等。不過，不少原住民部落仍保留不少傳統的特色，例如竹筒飯，可結合米與竹的香氣。

三、客家飲食文化的變遷

客家由於族群性格保守，在過去一直是比較不受重視的一群人，直到最近政府開始重視少數民族生活及習慣，加上媒體的大肆報導，客家文化、意識才漸漸抬頭，他們獨特的生活習慣也才慢慢為人所知。客家人有獨特的遷徙歷史以及嚴峻的生活環境，這一特色也反映在日常飲食習慣上，例如食材多選用山珍，口味上講究「鹹、肥、香」等，在今日講究健康飲食的風潮下，客家餐館為了因應大眾口味，都有做出調整，以因應市場變化。飲食是探討一個族群文化最重要的媒介，藉由瞭解客家飲食文化特性，比較傳統與新式客家菜之間的差異，可瞭解其中的內涵與意義。

客家人為漢族的一個族系，顧名思義是客居他鄉為家之人，根據羅香林的研究，歷史上客家人約有五次由北向南遷徙的紀錄，第一期來自東晉五胡亂華，祖籍來自今河南、山西等地；第二、三期大約自唐末黃巢之亂，至北宋才遷入贛南，之後進入閩西，再轉徙至粵之東北；第四、五期大約是明末清初，滿族南下，部分客家人向其他地區或海外遷徙。獨特的背景以及艱困的生活環境，造就了客家人勤勞、節儉、團結的習性，此一特性也反應在飲食文化上。

一個民族的飲食習慣是由於地理環境、農業資源、文化型態、族群的飲食習性、交通運輸所造成。然而由於客家人主要居住於閩粵贛三省的交界處，地處山區，交通不便，所以在食材使用上當然就地取材，採用本地出產的大米、雜糧、雞鴨魚肉以及山珍野味為主，因此客家菜餚以山貨多

而海鮮少。

四、客家菜的特色

1. 重內容，輕裝飾：客家菜量多，講究實在，不注重盤飾，以能吃飽為主，正好反應客家人腳踏實地的性格，沒有漂亮、繁複的裝飾，只求扎實的民族特性。

2. 重原味：講求菜餚本來的味道，而少調味，菜餚搭配也較單純、不複雜。有種說法認為這是客家族群強調本味的思想，但有些研究者認為這是因客家人久居封閉山區之中，沒有受到其他近海產菜系的影響所致，反而保留了現在最盛行的自然原味烹調風格。

3. 喜歡吃內臟、雜物，據推論這是因為所處環境和生活條件嚴苛所造成，必須物盡其用，連點滴的食材都不浪費，但也促成了客家人善於烹煮內雜的技巧。

生活環境嚴苛，再加上大量的勞動，為了維持體力與補充工作時大量流失的汗水與鹽分，因此大部分的客家食物都是重口味、多肥油，以配合大量的米飯來加強體力。而且醃漬的菜餚特別多，此因客家族群過去生活條件較差，養成生性勤儉樸實、刻苦耐勞的個性，為了保存食物與充分利用食材，因此研發出了各式各樣的醃漬品。王增能（1995）在論述客家飲食結構時也提到：客家人飲食特色在於素、野、粗、雜的傳統吃法。所謂素，指的是生活條件艱苦；而吃粗，除了食物以大米、粗糧為主外，菜餚名稱不夠文雅，烹調也不精細，包括刀工在內。如果以現代的觀點來看，客家人因應體力以及生活環境的需求，發展出大量醃漬品的飲食模式，佐以桔子、薑、麻等丘陵地作物製成的醬料以求平衡，可說是高度發揮智慧的飲食文化。

客家地區出名的四炆四炒，可說是客家族群的官方菜，四炆：肥湯炆筍乾、鹹菜炆豬肚、炆爛肉、排骨炆菜頭；四炒：炒肉、鹹酸甜、豬腸炒薑絲、鴨紅炒韭菜。炆是指大鍋烹煮、持久保溫，或又稱為「燜」，這種烹調方式和傳統客家家庭結構有關，由於多為家族式群居，人口眾多，因

此在烹調時採用這種能煮大量食物的方式。綜合以上幾道客家的代表性菜餚，多數有易下飯、口味重，可以保存很久的特性，並且食材絕不浪費，充分顯示客家人節儉的美德。

觀察客家文化會發現其中融合許多不同地區族群的元素，這是因為客家人在遷移的過程中，與當地其他族群往來密切，因此客家文化亦有中國南方土著的特徵，李國祁（1985）提出「內地化」的觀點；陳其南則提出「土著化」的觀點相印證。台灣客家族群的移入只有兩百多年的歷史，屬於比較後到台灣的族群，故大多數只能選擇偏僻的山區落腳生根，因此除了顯著的傳統代表菜餚外，有許多飲食習性和菜餚皆與鄰近族群相互交融，於是產生了另一種飲食風貌，正如今日客家菜中的樹豆排骨、南瓜飯、山苦瓜的應用，探討其來源，實為原住民食材的再運用，包括其他因地制宜而衍生出的新代表菜色，諸如內灣野薑花粄粽、北埔柿餅、杭菊花茶食、茶點、萬巒豬腳、花生豆腐等。由以上可知，客家文化有很好的調適能力，以及能兼容並蓄的精神。

綜合以上各點，客家菜鹹、肥、香的特色形成，和艱困的居住環境以及需要大量勞力的生活型態有關，但在今日富裕的社會中，飲食已不再只是為了填飽肚子，現在講究少油、低鹽，健康養生的觀念蔚成風潮，因此，面對這樣的轉變，現代的客家菜都有做出調整來符合現代的生活習慣。像現今台北市一些有名的客家餐館，相對於傳統客家地區的菜餚，有精緻化、少量化等趨勢。有些店家在做菜時會細心的將肥油剔除，例如代表性菜色——薑絲炒大腸，不同於傳統客家菜的做法，店家在製作時會細心將腸內肥油去除，使得油脂降低，多了清爽的口感；另一道福菜湯，傳統客家庄的福菜湯會有滿滿一層肥油浮在湯面上，而現今客家餐館的這道菜湯面則是少了肥油，乾乾淨淨，味道較清淡。

一般來說，由於傳統客家人多為大家庭，並且工作勞動量大，因此都是炒大盤的菜、切大塊的肉，以及不講究視覺美感的粗糙刀工，以填飽肚子為主。由於傳統客家菜不夠精緻，所以一直無法進入中國的名菜榜上。現在台北市有許多客家菜餐廳，針對台北人的飲食習慣而做出改變，在菜量上做出調整，甚至還有二至三人分量的小盤，此外飲食不單只有吃的部

分，一定要色香味俱全，在視覺上也要讓人有想吃的慾望才行，故在刀工上較為講究，食材切得很細緻，並且在裝盤時考慮到平衡性和色彩，務求讓客人吃得開心，所以市面上標榜所謂客家菜餐館，與傳統家鄉味是有些差距。

從食品營養的觀點而言，生活富裕讓消費大眾注重的除了口味外，還有菜餚的外觀，將飲食由單純的吃轉變為品嚐，消費者對營養期望變高，現今講求的是少鹽、少糖、少油，追求比較清淡的口味。客家菜也必須從這一方面力求改進，提升各方面的水準，最後則是融合與創新。客家菜在現代都市中求生存的法則為：(1)口味的健康化，現代人注重養生，因此傳統的多鹽多油勢必要做改進，才能夠因應飲食風氣的轉變；(2)少量化與精緻化，社會經濟的變遷導致傳統大家族的消失，取而代之的是小家庭及折衷家庭的出現，因此有必要在菜量上做出調整。

客家人的適應力極強，這和他們不斷的遷徙歷史有關，每到一個地方落腳，他們就會將本身文化與當地民情融合，許多經典客家菜色即是因此創造出來的，例如常見的椒鹽苦瓜，就是和當地的居民交流後所產生出來的，因此，在致力保留原味的同時，不斷的調整改變，是客家菜能夠繼續存在的重要因素。

五、茶食

「開門七件事，柴、米、油、鹽、醬、醋、茶」，茶是其中重要元素之一，中原地區人們注重飲茶，發展出一套喝茶文化。茶早在我國的周代即已出現，不過在晉代以前多用作藥物或煮茶粥。魏晉以後，一些佛教禪師發現茶有提神、有益解乏的作用，正好解決因午後不食及夜晚參禪出現的精力不夠又困乏的問題，因而多方搜求或四處種植，大量飲用，推動了社會上飲茶風氣的形成。尤其在唐代禪宗創立之後，許多禪寺奉行農禪並重，種植、培育、製作了一些茶葉精品，久而久之成了名茶。由於佛教戒酒，因此茶就成為佛寺最重要的飲料。佛寺對茶的提倡、種植和需求，自然也影響到廣大信眾及各界人士，在長期的品茗、交流過程中，人們發現茶還能預防或治療許多疾病，能生津止渴，解酒去油膩，利多弊少，老少

咸宜，於是爭相飲用，創造出豐富的茶文化，使茶成為一般民眾家中的必備飲料。

另外，隨著茶葉的交易，茶食也深入遼金民族的日常生活中。金人在人生重大的婚姻典禮中，都以擺上茶食為正規。所謂茶食，只不過是先進一種像漢民族常食用，即炸麻花之類的大軟脂、小軟脂的食物，次進一盤蜜糕。只有待整個宴會結束，對待來參加婚禮的上客，才端上「建茗」。茶葉成了只有富者才能啜之的飲料，而粗者只能喝酸乳酪。

與福建、廣東一樣，台灣具有濃厚的飲茶文化，喜歡沖飲壺茶，講究茶具的精美和沖泡方法，特別流行「功夫茶」。在歷史上，台灣還生產過供春、秋圃、潘壺等幾種質堅耐熱、外觀雅致的紫砂名壺。如今，台灣茶文化也有了新的發展，但同樣是喝茶，台灣北部與南部兩地，其茶葉品種據統計，銷售量有明顯不同，北部對於綠茶或是發酵程度較低的包種茶情有獨鍾，而南部地區對於發酵程度較高的烏龍茶比較喜愛。當然在地成長的家庭中，長輩們的飲食習慣對下一代影響極大，會認為什麼可接受，什麼不可接受，所以地域性、風俗習慣是影響飲食的必要因素。

從前只泡一壺茶飲用，近來仿日本茶道，也有泡茶儀式，即泡茶要講求開水的溫度及一定的規矩。

第三節 宗教因素

宗教對飲食習慣的影響，可視他們是信仰何種宗教以及信仰的堅信度而論，一般基督徒對食物沒有設限，猶太教只允許吃某些食物。中國人以植物為主菜，與佛教徒的鼓吹有著密切的關聯，他們視動物為「生靈」，而植物則「無靈」，所以主張素食主義。西方人好像沒有這習慣，他們秉承著游牧民族、航海民族的文化血統，以漁獵、養殖為主，以採集、種植為輔，葷食較多，吃、穿、用都取之於動物，連西藥也是從動物身上攝取提煉而成。

台灣是一個宗教信仰多元化的地方，有信仰佛教、道教、基督教、摩

門教、回教、一貫道、統一教、印度教等，不僅尊崇傳統信仰，也能敞開胸懷接受外來的宗教思想。在傳統宗教方面，主要有佛教、道教和民間信仰，但目前除了少數是純粹的佛教寺院外，大部分都攙雜道教色彩。道教是中國本土宗教，中國人常將名人神格化供奉在廟裏祭拜，例如關公就是一個典型的例子。道教於十七世紀傳入台灣，在日據時期，因蘊含中國文化精神，受到日本迫害，信徒只好在佛教寺廟中奉祀道教的神。二次世界大戰後，由於宗教觀念擴大，佛教、道教合流，在一個廟宇神殿中，可同時供奉不同的神祇，而形成了台灣本土宗教的特色。這些信仰相對地會左右個人的飲食習慣。

　　台灣宗教信仰流行，年節與歲時的拜拜、祭祀禮儀形成飲食習俗，例如春節、元宵、端午、中秋，一年之中有許多節慶，這都有其重要意義而發展出飲食特色。在祭典或祖先的祭祀人，十分重視供品的食品內容，例如生的用來祭天，熟的用來祭祖。

一、素食

　　目前我國的素菜已發展到數千種，成為人民眾多飲食的一類。佛教講求慈悲不殺生，但在傳入我國初期，僧人還允許吃三淨肉。到了南北朝時期，由於梁武帝篤信佛教，於普通二年（西元521年）在宮裏受戒，利用身為統治者的權力，大力倡導素食，嚴禁僧人食肉，從此全國成千上萬的佛寺一律素食，廣大的在家信眾亦竭力效行，於是在全社會形成了素食的風氣。這種風氣在宋代以後更是盛行，全國許多的寺院都能做出一些色香味俱佳的素食名菜，社會上也出現了專營素菜的素食店，以滿足廣大佛教徒和素食愛好者的需要，甚至皇宮中也專設有「素局」，以供皇帝、皇后齋戒之日用。可以說正是由於佛教對素食的提倡與需要，才使中華素食體系得以形成並大放異彩。蘇東坡曾撰有《菜羹賦》，把吃素食與安貧樂道、好仁不殺及向大自然回歸聯繫起來，極力提倡。

　　如今素菜在發展過程，無論烹調手法和調味，都有很大改進，凡是做葷菜的技法均可用於素菜，調味料如腐乳、醬油、醋、鹽，還有豆豉、花生醬、番茄醬、桔醬等，與葷菜的使用不相上下。素食以如此的調理手

法，將許多菜餚變得美味，而成為中華飲食文化中重要、特別的一支。

「蔥、蒜、韭、薤（蕎）、興渠（洋蔥頭）」稱為「小五葷」，雖其本身並不具有毒素，也不是葷菜，但含有刺激性的辛辣之味，對於學佛修道的人來說，猶如毒藥一般會危害身心。因為如果吃這類辛菜，會使人動肝火，亂性，助長淫慾的念頭，無形之中便助長犯下種種殺生、偷盜、淫慾、妄語等惡行，斷喪法身慧命，於戒律有違而被禁止食用。

另外，以營養學的觀點而論，素食清淡、鮮美、營養尚豐富，不易傷脾胃，的確是有益健康、長壽的理想食品。現今的台灣也十分流行吃素食，而且將素食分類為：

1. 純素（Vegan Diet or Strict Vegetarian Diet）：排除所有動物性來源的食物，包括肉、家禽、魚、蛋、乳製品（如：牛乳、乳酪、乾酪）。飲食內容只允許蔬菜、水果、強化或全穀、全麥類、乾豆類、豆莢類、扁豆、核果類及類核果之種子、花生及花生醬，這一派素食者，大都為佛教徒、僧侶，稱為「茹素」。

2. 奶素（Lactovegetarian diet）：排除肉、家禽、魚、蛋等。飲食內容只允許全素之食物和乳類及其製品。

3. 蛋奶素（Lactoovovegetarian diet）：排除肉、家禽、魚等，可以吃全素之食物、乳類及其製品和蛋及其製品。

4. 禪長壽飲食（禪食，Zen macrobiotic diet）：禪食由含有10%穀類（cereals）、30%蔬菜類（vegetables）、10%湯（soups）、30%動物製品（animal products）、15%水果沙拉（salads & fruits）和5%甜點（desserts）的飲食，到只吃100%比例的穀類食物，本飲食建議嚴格地限制水分及其他液體的攝取。

5. 部分素食（Semivegetarian or partial vegetarian diet）：不吃紅肉（red meat），只吃蛋奶素之食物、部分動物性食物，如家禽、魚及海鮮。

納豆摻魚粉　日本素食不純

　　吃素民眾購買日本商品要注意。七月一日起五種素食分類政策正式上路，有鑑於國內外素食定義不同，行政院消保會抽查日本素食商品發現，部分日本素食商品含有魚等含葷成分，甚至也含有微量酒精，消保會提醒消費者購買時要看清成分標示，以免吃到葷食「破了戒」。

　　消保會法制組劉清芳指出，這次調查中，查到放在素食專區的日本納豆竟然含有魚粉等葷食成分。根據現有法令，觸犯標示不符，衛生單位可對通路商處以四到二十萬元罰鍰，也提醒業者要做好分類。

　　此外，劉清芳表示，不少標榜味噌、紅糟、豆瓣醬的產品，含有上述成分都會自然發酵而產生酒精，目前素食食品允許酒精成分含量在0.5%以下，業者不標示也不會違法，但對於禁吃含酒精成分的素食者仍會有些影響。

　　衛生署從今年七月一日起，將素食分為「全素或純素」、「蛋素」、「奶素」、「奶蛋素」、「植物五辛素」〔蔥、蒜、韭、薤（蕎）、興渠（洋蔥）〕五大類，讓素食消費者有更明確選擇，但新政策不溯及既往，舊有標示素食產品仍可販售到有效期限截止日。

　　劉清芳指出，國內外素食定義不同，像是香港製造素食可能含有植物五辛素，日本素食可能還有魚精、魚粉等魚類添加物，這些產品目前仍在銷售中，民眾選購時要注意。

　　七月一日後再進口的素食商品，須依我國新政策五大分類標示後才可上市販售，若未標示應標資訊，可依食品衛生管理法處三至十五萬元罰鍰，若標示不實，則可處四到二十萬元罰鍰。

資料來源：《自由時報》，2009年7月8日。

二、猶太教

一般猶太人的飲食分「肉製品」和「奶製品」兩大類。比較有錢的家庭甚至設有兩個廚房，一個專門預備「肉製食品」，另一個則為「奶製食品」。沒有兩個廚房的家庭，就要備有兩套餐具。一個家庭主婦必須要熟悉她手中拿的調味料是什麼做的，從外買回來的蛋糕有沒有奶油、動物鮮奶油、乾酪、乳酪，還是中性的植物油。每一餐要端上新鮮的主糧，免得上一餐的「另類食品」沾在其中。糖、鹽罐要蓋起來，微波爐要用蒸汽消毒過，才能放另一類食品。洗碗機每次只能洗盛裝同一類食品的器具，或要兩個距離很遠的洗碗槽。這槽的水不能潑到那槽。還有，不但同一餐不能吃兩類食品，另有規定吃過肉食幾小時才能吃奶製品，相反亦然。有的猶太人乾脆喝不加奶的咖啡，但要請他們飯後吃冰淇淋或餅乾就不可能了（因為我們中國人很少有一餐只有奶製品，沒有肉製品），不然只好吃魚（魚對他們是中性的）或蔬菜。這一點，我們接觸猶太人時要警覺一點。

猶太人認為獸類中只有牛和羊等反芻動物才是潔淨的，可食用，屠宰動物必須按照一定的儀式並經過仔細檢查，以確定該動物是不帶有傳染病菌，而肉類必須用鹽及酒醃漬，以去除血腥；肝臟則除了鹽漬外，尚須烘乾以除血；家禽的肉若打算烤來吃，可以免去醃漬手續，但肉類與奶類製品絕不可以混食。

三、摩門教

Joseph Smith於十九世紀初創立摩門教，他制訂了摩門的健康律法（Mormon laws of health），其中特別是有關飲食的規定，摩門教徒嚴格禁止菸、酒、咖啡、茶、可樂等含有刺激性的物質及對身體有害的成分。另外，肉類也要少食，鼓勵信徒三餐都食用五穀、菜蔬及水果。所有家庭成員都要儲存一年所需的糧食與衣物，甚至有些摩門教徒每月還會齋戒一天。

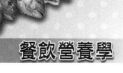

餐飲營養學

四、回教（伊斯蘭教）

回教徒認為飲食是一件很虔誠的事，《可蘭經》內記載有特別列出准許食用的合法食品叫哈拉（Halal），除非是特別的列出，否則所有食物是可食用的。不可食用的食物有：

1. 用嘴捕食獵物的四肢動物，和用爪子捕食動物的鳥類以及豬隻。
2. 用不當的方法屠宰的動物也不可食。
3. 除非特殊醫療上的需要，酒精飲料或迷幻藥是被禁止的（但事實上只有虔誠的回教徒會確實遵守）。

合法的回教食物會在包裝外印有通過美國回教食物和營養協會（IFNCA）所註冊的符號（如下圖），只要食物上有加註這個符號，則全世界的回教徒都可食用（Hussaini, 1993）。

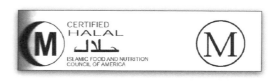

 第四節　社會因素

目前台灣飲食方式有幾種，有的為了生態的原因，素食者不吃肉；有些對於環境特別關心，主張「在地飲食」、生食或有機飲食；有的注重養生的使用斷食療法或傳統中醫食療。

一、食補文化

台灣與中國南方一樣，飲食非常講究食補，現在可以說是一種健康飲食文化。在台灣，養生防老，「陰陽互補」，「五行調和」等觀念深厚。台灣民間常有以「四神湯」（淮山、芡實、蓮子與茯苓）作為滋補食物，

是著名的滋補小吃。民間食補習俗中最獨特的是所謂的「半年補」，即在每年的農曆六月初一，家家戶戶用米漿搓丸子，做成甜丸，吃後可除炎夏百病。另外，台灣還有「補冬」或「養冬」，即立冬日進補。

中醫食療又稱藥膳，是運用食物加入中藥，其功能可以防病、治病以及保健養生。

二、在地飲食

現在歐洲與北美國家發起所謂「在地飲食」（eat locally）的運動，鼓勵民眾消費當地、當季的食材。這個運動提出「食物里程」的概念，強調農產品運送得愈遠，消耗能源愈多，造出的溫室效應更高，尤其需要冷藏冷凍的食物，比新鮮食材要消耗數倍的能源與包裝成本。而且在地飲食可以支持本地的農民，透過「低食物里程」的消費，可以減少進口商、中間經銷的剝削。更廣義的主張是要「永續飲食」，透過倫理消費來促進生態環境、社會平等、文化系統的永續發展。

對食材來源考究的「產地論」，正變成新的飲食消費風潮，是對層出不窮的食品安全議題無法忍受、對大量生產破壞環境開始反思、對過分充裕而覺得食物淡而無味的重新省思。當量重於質的年代到達極致，現在的人要求返璞歸真，要求簡單、原始、真實。食材風潮把末端的消費者帶到生產前端，學習品嚐當時、當令。但「在地飲食」的理想會造成飲食的侷限，因為農產品的生產受到水土、天氣的限制，在某些農產品限制進口的狀況下，只能儘量消費低里程的食物。

在台灣有愈來愈多的群體與組織，以行動來實現「永續飲食」的理想，像許多青年返回農村，投入有機農業的種植與直銷。此外，有許多團體推動公平交易的消費方式，支持貧窮國家與弱勢族群的農民，包括販賣公平貿易與雨林保護咖啡豆的「生態綠」，以及支持台灣原住民農產品等。當然這些消費習慣也會影響飲食習慣。

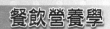

三、有機食品

有機食品（organic foods）是指來自有機農業生產體系，根據國際農業生產要求和相應標準生產加工，並通過獨立的有機食品認證機構認證的一切農副產品，包括糧食、蔬菜、水果、奶製品、禽畜產品、蜂蜜、水產品等。例如有機水果、有機米、有機蔬菜等，以及經過加工處理過程後所生產的「有機加工食品」，如有機豆漿、有機果汁等。有機農業是一種完全不用化學肥料、農藥、生長調節劑、畜禽飼料添加劑等物質，儘量遵循自然生產法則來進行的農業耕作，充分使用各種農作物殘株、畜禽糞肥、豆科作物、有機廢棄物作為土壤肥力的主要來源，也不使用基因工程生物及其產物。純以有機方式產製食品與加工食品，避免農藥在可能的環境中產生殘留，故對生態的破壞及環境污染均影響較小。

舉例來說，有機農耕雖然指的是在栽種過程不使用任何化肥與農藥等非自然物質，但是卻並非所有如此生產所得的蔬果食品就夠資格稱為「有機食品」，在美國的有機食品法界定下，有機食品的認證條件相當嚴格，譬如土地必須三年以上休耕，並經專家測試不含污染物質之後，進行自然栽培法所產生的食品，才夠得上「有機食品」的認證標準。

至於禽畜產品處理方式，則以有機食物餵食動物，禁用生長激素（荷爾蒙）。同時，有機農業也不使用基因工程生物及其產物的生產體系，減少對外部物質的依賴，以維持農業的持續發展。然而由於有機農業循環利用廢棄物，這一點在農用化學物質使用量大的地區發展有機農業，較無污染地區更具重要環保意義。

有機食品並不是人們常說的綠色食品。其區別在於，有機食品強調的是來自有機農業生產體系的產品，而綠色食品強調的是出自最佳生態環境的產品。發展有機農業的重要目的，是改造由於現代化農業而遭到破壞的農業生產環境，通過轉換，培育健康、平衡、充滿活力的可永續發展的生產系統。因此兩者在出發點上有本質區別，即發展有機食品的目的是改造、保護環境，而綠色食品則是利用沒有污染的生態環境。

有機食品生產過程強調以生態學原理建立一個多種結合、循環再生的

完整體系，盡量減少對外部物質的依賴，禁止使用人工合成的農用化學品，而綠色食品標準中卻允許使用高效低毒的化學農藥，允許使用化學肥料，不拒絕基因工程方法和產品。有機食品強調生產全過程的管理，其理論為有好的過程必定有好的結果，而綠色食品非常注重生產環境和產品的檢測結果。

有機食品並不是完全無污染的食品。自然界中基本不存在絕對不含任何污染物質的食品，只不過是有機食品中污染物質的含量比現在一般流通食品要低。也並非只有在無污染地區才能發展有機食品。

有機農業與傳統農業的最大區別是，有機農業是人們在高度發達的科學技術基礎上重新審視人與自然關係的結果，而不是倒退至傳統農業上的耕作方式與生活。有機農業拒絕使用農用化學品，包括化學肥料與化學殺蟲劑、農藥等，但絕不拒絕科學。相反地，它是建立在應用現代生物學、生態學知識，應用現代農業機械、農作物品種、現代良好的農業管理方法和水土保持技術，以及良好的有機廢棄物的處理技術、生物防治技術和實踐基礎。

(一)有機食品的製作標準

■穀類雜糧蔬果農場

絕對不准使用化學性合成肥料及農藥。必須種植覆蓋作物，實施輪耕。允許施用自製堆肥、禽畜廄肥等，以補充土壤肥料。病蟲害只能以核准使用的「自然農藥」或「生物防治法」控制之。

■供食用的動物繁殖場或水產養殖場

不可使用人工合成的生長促進劑、荷爾蒙注射、藥品及抗生素等物質作為增加產量的手段。有必要使用人工合成物質時，則必須根據相關規定，選用經過核可的項目，並在使用時間及施用劑量上特別處理。

(二)有機食品的營養與食品安全

■營養

根據美國《農業貿易季刊》報導指出，有機食品未必比傳統食品更有

營養，但有機食品不用化學合成殺蟲劑、除草劑、殺菌劑及化學肥料，產品較爲衛生安全。有機食品並非一定具有較優良的營養成分，或許只是和傳統作物一樣，如畜牛、乳牛，雖然是有機飼料飼養長大，可是牛肉、牛乳還是具有含量相同的脂肪及膽固醇，所以仍不宜多吃。但選擇購買有機食品的民眾普遍認爲這是個較健康的選擇，而且這樣的培育方式比較不會污染環境，確實對我們的生存空間較有益。

■有機農產品儲存期限

根據台中區農業改良場試驗結果，化學農法栽培之楊桃儲藏五天即開始產生褐斑，八天就劣變，有機楊桃到第十二天才有劣變情形；另化學農法栽培的番石榴亦較有機栽培者約早一星期劣變。有研究報告指出，有機農產品有比較久儲藏性之特性，據推測可能與不溶固形物、糖分、礦物質含量有關。由此可見這是有機食品的另一優點。

■天然肥料污染

天然肥料（糞便、堆肥）在有機食品生產過程中的應用，會導致有機食品被細菌污染。在免除了化學肥料對土壤和生物的污染後，使用堆肥來生產的有機食品，其對於糞便中所可能帶有的病菌（如：大腸桿菌）或寄生蟲具有易感染性，這值得多加留意。因此不鼓勵民眾生食有機蔬菜，還是應使用高溫烹調的方式，以達滅菌的效果，這是較爲安全的飲食方式。

(三)台灣有機認證

行政院農業委員會爲發展有機農業，積極輔導民間團體依「有機農產品管理作業要點」（Chinese Organic Agribusiness Standard, COAS）等規範，申請有機農產品驗證機構之認證，目前已通過的認證有財團法人國際美育自然生態基金會（MOA）、慈心有機農業發展基金會（TOAF）、台灣省有機農業生產協會（TOPA）認證、中華民國有機農業產銷經營協會（COAA）和台灣寶島有機農業發展協會（FOA）。

■MOA自然農法標誌

在環境及農藥殘留問題日趨嚴重之時，MOA組織以美日兩國爲中心，於聯合國總部成立了「世界永續農業協會」

（World Sustainable Agriculture Association），簡稱爲WSAA，目的在使自然農業耕作方法普及化，推廣有機農業，致力維護自然生態，保護地球環境，並與世界各國共同研究發展「永續性農業」。

■慈心有機農業發展基金會（TOAF）

慈心有機農業發展基金會目前分別於台北、台中及高雄設有分會，各分會下均設有「教育推廣」、「評鑑驗證」部門，服務生產者、銷售者、消費者，以落實有機農業教育的推廣。

■OTAP有機標章

二〇〇九年起國內的有機認證標章全部統合爲有機農產品驗證標章（OTAP），終結民眾長期以來對台灣有機認證的模糊不清與混亂。O代表有機Organic，T代表Taiwan及Traceability，A代表農業的Agricultural，P代表產品Product；中間的標誌綠葉代表農產品，雙向流程箭頭代表產銷履歷資訊可以追蹤、追溯，圖形G代表良好的產品Good product，心的形狀代表安心、放心，豎起的大拇指代表口碑形象。

目前國內農產品的「產銷履歷農產品驗證標章」（TAP）使用的標籤條碼，透過手機或是PDA感應標籤上的二維條碼，就可以讓民眾藉由上網瞭解該產品從栽種到銷售的過程細節，未來可期待此種方式同樣應用在國內的有機農產品上，讓人們對國內有機的認證制度更加肯定有信心。

(四)各國常見之有機認證機構及標章

■Soil Association

即「英國土壤聯合國」，是英國最大有機團體。

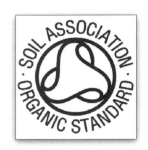

■Ecocert

一九九一年成立於法國，是全世界有機認證的指標。

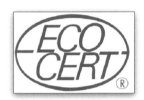

■COSMEBIO（BIO／ECO）

二○○二年成立，法國有「ECO天然化妝品」及「BIO有機產品」兩種認證標準。

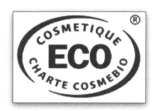 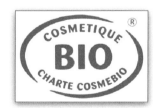

■CCOF

一九七三年成立的加州有機農場組織是美國最早、最有聲譽的有機認證機構。

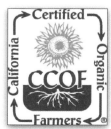

■QAI

一九八九年成立深具公信力的美國有機品質保證機構。

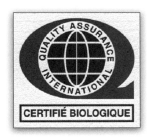

■Demeter

一九二四年在德國創設的生機互動農耕認證，品管比歐盟更嚴苛，必須配合生機或有機互動農耕方式，並完全不使用化學農藥及肥料、色素、香料、防腐劑、乳化劑或來自石油的原料。

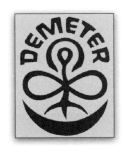

■BDIH

該標誌所界定的天然保養品必須符合十大條件，包括了強烈排斥基因改造之原料，以及不能採用脊椎動物的副產品（如膠原蛋白、彈力素、貂或鯨魚）等。

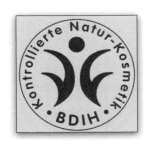

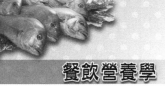

■ACO

　　澳洲最大的有機認證組織。

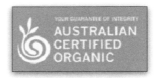

■JAS

　　日本有機農業標準認證。

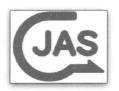

■NASAA

　　澳大利亞全國農業維護公會。

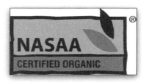

■NOP

　　美國農業局規定，加工品有機成分必須超過70%才能得到認證，95%以上才能取得標章。

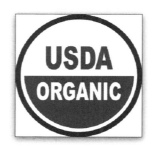

第五節　飲食成本、便利性、口味與營養性

一、飲食成本

物價攀升會影響消費者購買意願，尤其在二〇〇九年金融大風暴及八八水災影響下，各種農產品價格暴漲，加上民生用品價格不斷調升，許多家庭主婦對於食物的支出抱著能省則省的觀念，這都會影響到飲食的內容。

二、便利性

飲食的便利性為現代人所考量的飲食種類之因素，記得在一九四一至一九五一年代，國民政府遷台之初，人民生活以農業為主，許多家庭早餐的內容為清粥配一些小菜或醃漬食品，家庭主婦須早起張羅這些食品，還要經過長時間烹煮，費時又費工。但現在愈來愈重視「便利性」，從大部分的超市就可購買到整天所需的食物，簡單又便利。

三、口味

我們從來都是把追求美味奉為進食的首要目的。民間有句俗話：「民以食為天，食以味為先」。雖然人們在讚譽美食時，總愛說「色香味俱佳」，但那是由於我們感受色香味的器官「眼、鼻、口」的上下排列順序如此。其實從來都是「味」字「掛帥」的。

由於中國人極端重視味道，以致中國的某些菜餚僅僅是味道的載體，例如公認的名貴菜海參、魚唇、魚翅、熊掌、駝峰，其主要成分都是與廉價的肉皮相仿的動物膠，本身並無美味，全靠高湯去煨它，再用它來做菜。這不就是味道的載體嗎？

現在買一包米，走進賣場，得先考慮要富里還是池上米，或今天想吃台粳九號充滿韌度的米，還是品嚐益全香米的濃郁香味；有的米袋上還標

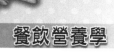

註其種植法；如果精明一點，還可以認明冠軍米的個人品牌。

四、營養性

談到營養問題也觸及到中國飲食的最大弱點。儘管我們講究食療、食補、食養，重視以飲食來養生強身，但我們的烹調術卻以追求美味為第一要求，致使許多營養成分損失於加工過程中。中國人重視味道，也反映在日常言談之中，如家庭宴客，一等到主要菜餚端上檯面，主人常自謙地說：「菜燒得不好，不一定合您的口味。」他絕不會說：「菜的營養價值不高，卡路里不夠。」

近年來我國廚師參加世界烹調大賽，人家端上一個菜，營養成分開列得一清二楚，我們則拿不出這份資料。經人提問，亦瞠目結舌不知所云，大大地吃了啞巴虧！

中國五味調和的烹調術旨在追求美味，其加工過程中的熱油炸和長時間的文火攻，都會破壞菜餚的營養成分。法國烹調雖亦追求美味，但同時總不忘「營養」這一大前提，一味捨營養而追求美味是他們所不取的。尤其是一九六○年代出現的現代烹調思潮，特別強調養生、減肥，從而追求清淡少油，強調採用新鮮原料，並強調在烹調過程中保持原有的營養成分和原有的味道，所以蔬菜基本上都是生吃。因此可說西方飲食之重視營養是有普遍性的。

基於對營養的重視，須多生吃蔬菜，不僅番茄、黃瓜、生菜生吃，就是洋白菜、洋蔥、綠菜花（西蘭花）也都生吃。現代中國人也講營養保健，也知道青菜一經加熱，維生素將被破壞，因而我們主張用旺火爆炒。因此中國的現代烹調術旨在追求營養與味道兼顧下的最佳平衡。

五、感覺好吃的溫度

(一)感覺好吃的溫度？

以體溫（攝氏35至37度）為中心±25至30度的範圍，吃溫熱的食物，溫度最好在60至65度，吃冷溫的食物，溫度最好在5至10度。食用比這個溫

度高或低的食物時，與其說是要享受其味道，不如說是要享受其溫熱與冷卻度。

(二)溫度與風味

最能明顯感覺味道的溫度是在體溫附近（攝氏35至37度）。

1.甜味：溫度降低就感覺不到。
2.鹹味：溫度提高就感覺不到。
3.酸味：很難受到溫度的變化。
4.苦味：溫度升高就不易感覺。
5.甘味：溫度降低就難以感覺。

在某溫度下風味調和的菜餚，如其溫度改變則風味亦會改變，甚至感覺不出其美味。

  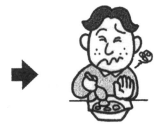

冷卻的咖啡苦味會感覺較強　　溫暖的菜餚，在這溫度下味道會感覺平衡　　冷卻後，感覺不出其美味，而感覺鹹味強

 # 第六節　中西飲食文化差異

一、中西文化背景不同

由於中西哲學思想的不同，西方是一種理性飲食觀念，著重於科學，重科學即講求營養，不論食物的色、香、味、形，而是都要保證能得到營

養，對於食物的成分如蛋白質、脂肪、碳水化合物、維生素及各種有機元素的含量是否搭配合宜，以及這些營養成分是否能為進食者充分吸收，有無其他副作用，十分重視。講究的是一天要攝取多少熱量，故西方飲食以營養為最高準則，即便口味千篇一律，甚至比起中國的美味佳餚來，簡直單調得如同嚼蠟，但理智告訴他，一定要吃下去，因為有營養。

在西方的宴會上，可以講究餐具，講究用料，講究服務，講究菜之原料的形、色方面的搭配；但不管怎麼豪華高檔，牛排都只有一種味道，毫無藝術可言。然而作為菜餚，雞就是雞，牛排就是牛排，縱然有搭配，那也是在盤中進行的，一盤「法式羊排」，一邊放馬鈴薯泥，旁有羊排，另一邊配煮青豆，加幾片番茄便成一道菜餚。色彩上對比鮮明，但在滋味上各種原料互不相干、調和，各是各的味，簡單明瞭。這一飲食觀念同西方整個哲學體系是相對應的。西方哲學所研究的對象為事物之理，事物之理常為形上學理，形上學理互相連貫，便結合成形上哲學。這一哲學給西方文化帶來生機，使之在自然科學、心理學、方法論上實現了突飛猛進的發展。但在另一方面，這種哲學主張大大地起了阻礙作用，如飲食文化，就不可避免地落後了。

中國則是一種美性飲食觀念。人們在品嚐菜餚時，往往會說這盤菜「好吃」，那道菜「不好吃」；然而若要進一步問什麼叫「好吃」，為什麼「好吃」，「好吃」在那裏，恐怕就不容易說清楚了。這說明，中國人對飲食追求的是一種難以言傳的意境，即使用人們通常所說的「色、香、味、形、器」來把這種「境界」具體化，恐怕仍然很難涵蓋得了。

中國飲食的美性追求顯然壓倒了理性，中國菜的製作方法是調和鼎鼐，最終是要調和出一種美好的滋味。然而美味的產生，要使食物的本味，加熱以後的熟味，加上配料和調味料的風味調和之味道，交織融合協調在一起，使之互相彌補，互助滲透。這一切講究的就是分寸，就是整體的配合。中國的「五味調和論」是由「本味論」、「氣味陰陽論」、「時序論」、「適口論」所組成。也就是說，要在重視烹調原料自然之風味的基礎上進行「五味調和」，要用陰陽五行的基本規律指導這一調和，調和要合乎時序，又要注意時令，調和的最終結果要味美適口。中國烹飪

藝術的精要之處，菜點的形和色是外在的東西，而味卻是內在的東西，重內在而不刻意修飾外表，重菜餚的味而不過分展露菜餚的形和色，這正是中國美性飲食觀的最重要表現，所以中國菜幾乎每個菜都要用兩種以上的原料和多種調料來調和烹製。即使是家常菜，一般也是葷素搭配來調和烹製的，如韭黃炒肉絲、肉片炒蒜苗、腐竹燜肉、芹菜炒豆腐乾等。如張起鈞在《烹調原理》中，對上海菜「鹹篤鮮」描述的那樣，「雖是火腿、冬筍、鮮肉三味並陳，可是在煮好之後，鮮肉中早有火腿與筍的味道，火腿與竹筍也都各已含有其他兩種因素，而整個說起來，共同形成超乎三種以上的鮮湯。」

　　然而道地的西菜，卻是一塊牛排佐以兩顆馬鈴薯、三片番茄、四葉生菜，彼此雖共處一盤，但卻「各自為政」，互不干擾，直待食至腹中，方能調和在一起。中國人把做菜稱之為「烹調」，這意味著中菜歷來是將烹與調合為一體。西方原來有烹無調，現在雖說也有了調，但仍屬前後分立的兩道程序。

二、中西飲食對象及方式的差異

　　凡飲食都離不開菜。在中國「菜」為形聲字，與植物有關。據西方植物學者的調查，中國人吃的蔬菜有六百多種，比西方多六倍。實際上，在中國人的菜餚裏，素菜是平常食品，葷菜只有在節假日或生活水準較高時，才進入平常的飲食，所以自古便有「菜食」之說，《國語・楚語》：「庶人食菜，祀以魚」，是說平民一般以菜食為主，魚肉只有在祭祀時才可以吃到。菜食在平常的飲食中占主導地位。

　　西方人在介紹自己國家的飲食特點時，覺得比中國更重視營養的合理搭配，有較為發達的食品工業，如罐頭、快餐等，雖口味千篇一律，但節省時間，且營養良好，故他們國家的人身體普遍比中國人健壯：高個子、長腿、寬大的肩、發達的肌肉；而中國人則顯得身材瘦小、肩窄腿短、色黃質弱。西方人以中西食物的差異來判定雙方飲食營養的優劣是否有道理？

　　孫中山對飲食文化有深刻的研究和精闢的論述。他在《建國方略》中，詳述了中西飲食現象的差異，並且得出結論：「中國常人所飲者為清

茶，所食者為淡飯，而加以蔬菜、豆腐。此等之食料，為今日衛生家所考得為最有益於養生者也。故中國窮鄉僻壤之人，飲食不及酒肉者，常多上壽。又中國人口之繁盛，與乎中國人拒疾疫之力常大者，亦未嘗非飲食之暗合衛生有以致之也。」他還說：「中國素食者必食豆腐。夫豆腐者，實植物中之肉料也。此物有肉料之功，而無肉料之毒，故中國全國皆素食，也習慣為常，而無待學者之提倡矣。歐美之人所飲者濁酒，所食者腥羶，亦相習成風，故雖在前有科學之提倡，在後有重法之厲禁，如俄美等國之厲行酒禁，而一時亦不能轉移之也。」孫氏之言科學地道出了中國飲食之利及西方飲食之弊。有人根據中西方飲食對象的明顯差異這一特點，把中國人稱為植物性格，西方人稱為動物性格。反映在文化行為方面，西方人則喜歡冒險、開拓、衝突；而中國人則安土重遷，固守本分。

中國人的文化性格頗近似古典世界的阿波羅式，而西方人的文化性格則類同於現代世界的浮士德式。西方人如美國人在開發西部時，他們把整個家產往車上一拋，就在隆隆的輜重聲中走出去了。然而中國人則時時刻刻記掛著「家」和「根」，儘管提倡青年人要四海為家，但在海外數十年的華人，末了還是要尋根。這種葉落歸根的觀念，可說是和中國人飲食習慣相通合，它使中華民族那麼富有凝聚力，與中國的民俗有關。

三、中西方的飲食方式之不同

在中國，任何一個宴席，都是大家團團圍坐，共享一桌菜，冷盤、熱炒、砂鍋、火鍋擺滿桌面，參與者時常幾道菜同時下肚。筵席要用圓桌，這就從形式上造成了一種禮貌、融合的氣氛。美味佳餚放在桌上的中心位置，它既是同一桌人欣賞、品嚐的對象，又是一桌人感情交流的媒介物。人們相互敬酒、相互勸菜，體現了人們之間相互尊重、禮讓的美德。雖然從食品衛生的角度看這種飲食方式有明顯的不足之處，但反映了中國古典哲學中「和」這個範疇對後代思想的影響，便於集體的情感交流，至今難以改變。在西方奉行個人主義，實行分餐制。首先是各自點菜，想吃什麼點什麼，這也表現了西方對個性的尊重。上菜後，人各一盤各吃各的，各自隨意添加調料，一道菜吃完後再吃第二道菜，前後兩道菜絕不混吃。這

都與中餐禮儀完全不同，都體現了「分別」與「和合」的中西文化的根本差異。

西式飲宴上，食品和酒儘管非常重要，但實際上那是作為陪襯。宴會的核心在於交誼，通過與鄰座客人之間的交談，達到交誼的目的。如果將宴會的交誼性與舞蹈相類比，那麼可以說，中式宴席好比是集體舞，而西式宴會好比是男女的交誼舞。由此可見，中式宴會和西式宴會交誼的目的都很明顯，中式宴會更多表現在全席的交誼，而西式宴會多表現於相鄰賓客之間的交誼。

與中國飲食方式的差異更為明顯的是西方流行的自助餐。此法是將所有食物一一陳列出來，大家各取所需，不必固定在位子上吃，走動自由，這種方式便於個人之間的情感交流，不必將所有的話擺在桌面上，也表現了西方人對個性、對自我的尊重。但各吃各的，互不相干，缺少中國人聊歡共樂的情調。有人想把自助餐納入中國的飲食文化，這是行不通的。張起鈞在《烹調原理》中道明了其中的原因：「第一、自助餐與飲茶不同，中餐飲茶是把剛出鍋的東西送到你面前請你選用，而自助餐則是大批菜餚製作好陳列在那裏，等你來時早就涼了。中國菜就是要趁熱吃。第二、自助餐只能做些硬菜、實惠菜，然後才可大塊小塊地供你取用。但那些最能代表中國烹調藝術的，嬌嫩、清淡的菜，無法在此表露出來。第三、自助餐只能做大鍋燉、大鍋熬的菜，任何精巧點的菜頂多一鍋炒兩份，那能一下做幾十人份的菜餚堆在那裏。因此勢必不會好吃，談不上滋味。在這種情形下，很明顯的若採用自助餐，勢必否定了中國的烹調藝術。」中國人是要通過同桌共食來表現團圓的氣氛，而自助餐卻打破了圍坐的格局，將個人的獨立、自主提到首位，這與中國傳統的大家庭文化模式是背道而馳的。

四、中西飲食性質的差異

以前的飲食主要目的是充飢，隨著時代發展，飲食文化觀念的不同，使西方飲食內涵傾向科學、理性，中國飲食傾向於藝術、感性。前者發展為以營養學上的考慮為主，後者則表現為對味道的講究。

烹調出自飲食，飲食主要在維持生命的營養，因此，西方飲食的著重

點僅是飲食實用性的延伸。中國飲食對味的偏重，就把飲食推向藝術的領域。在中國，吃不是為了飽，為了營養，有時吃飽了，還要吃，這是超負荷的飲食，是欣賞烹調的藝術，是不勝其「味美」的誘惑，是在盡情進行味覺享受。這在西方理性飲食觀，不僅是浪費，而且危害人體。其實，中醫也反對暴飲暴食，主張「飲食有節」，但中醫的理論又告訴人們，偶爾的超負荷，只要吃得舒服，也可以吸收、儲存。氣功師在不吃不喝的情況下精神飽滿，雖體重下降，而對人體無損。中醫還主張冬天加強營養，也是為了儲存以保來年的精力旺盛。中國人的這種觀點比西方一味反對超負荷飲食的主張更為實際，而且受到數千年中醫的理論實踐。

從更高的層次講，只注重營養，食物味道千篇一律，食之如嚼蠟，這就把飲食看成是生存的手段，只是更為合理的果腹充飢，而不是享受。心理學家B. Spinoza說過：「慾望不是別的，恰恰是人的本質。」人類對美味的渴求，是人的本性的充分反應。在味覺的享受過程，充滿著一股生命的衝力。生命，不應該是一種桎梏，一種慾望的壓抑，不應用絕對的理性來規範人的一切行為。就飲食而言，不能為了「科學」、「營養」而將一些美味排斥於餐桌之外。只有美味的東西，才能滿足人們的食慾，進而給人帶來身心的愉悅。中國人的飲食從古至今表現為感性對理性的超越，致使中國飲食文化充溢著想像力和創造性。中國飲食活動中的感性是昇華的，滲透了理性的感性，是生命本質的實現。另外，味覺享受本是人類為之奮鬥追求的主要目標之一，因此，中國飲食的藝術化符合人類歷史發展的進程，比西方飲食的科學化更進步。正如張起鈞在《烹調原理》中說的：「美國總算是空前富足的社會了，但到今天為止，本質上還是在『食物充飢』的階段，距離進入藝術境界，仍有一段長路。」在中國，飲食早已超越了維持生存的作用，它的目的不僅是為了獲得肉體的存在，而且是為了滿足人的精神對於快感的需求。它是人們積極地充實人生的表現，和美術、音樂、文學等等有著同等的提高人生境界的意義。

中國飲食傾向於藝術性，它的特點就是隨意性。比如同樣一道菜餚，由於地區、季節、對象、作用、等級等的不同，可以在操作上做不同的處理。拿紅燒魚來說，冬天的色宜深些，口味宜重些，夏天則色和味均應清

淡些；對於江浙一帶的人來說，紅燒魚的調味中可加糖，如面對川湘顧客，則應多放辣。可見離開了隨意性，就沒有中國烹飪的變化多端，就會失去中國烹飪的獨特魅力。然而在西方，一道菜在不同的地區不同的季節面對不同的食者，皆爲同一味道，毫無變化。即令是最高貴的宴席，也不過是餐具考究，布置華貴而已，菜仍舊一個樣。再說原料。西方人認爲菜餚是充飢的，所以專吃大塊肉、整塊雞等「硬菜」。然而中國的菜餚是「吃味」的，所以中國烹調在用料上也顯出極大的隨意性。許多西方人視爲棄物的東西，在中國都是極好的原料，外國廚師無法處理的東西，一到中國廚師手裏，就可以化腐朽爲神奇，可見中國飲食在用料方面之廣博與隨意。

再談到技巧方面，一個優秀的廚師，固然要能做複雜繁瑣的大菜，但就是面對簡單的原料和佐料，也往往能信手做出可口的美味，這是技巧的隨意性。表面上看，菜譜似乎是科學的，西方人總是拿著食譜去買菜，製作菜餚，但比較起來，就顯得機械呆板了，在複雜的具體情況面前往往是無能爲力的。當然這種機械的科學有其營養的理論基礎，但卻是不知變通的。中國烹調講究藝術性，千變萬化之中卻符合科學的要求，可以說是一種超越科學的科學。西方食品的營養成分一目瞭然，絕少藝術氣氛的特點，明顯地有別於中國飲食的藝術境界。

在西方，許多產品都是大量製作，在生產線上的重複作業，烹調成爲一種機械性的工作。例如肯德基炸雞其工作要按方配料；油的溫度，炸雞的時間，也都要嚴格依規範行事，因而廚師的工作就成爲一種極其單調的機械性工作，生活節奏緊促，人們無形地受到機械的影響，生活的機械性導致了飲食的單一性或對飲食的單一視若無睹。再者，西方人進食的目的首在攝取營養，只要營養夠標準，其他盡可寬容，每餐牛排馬鈴薯，馬鈴薯牛排，單調重複的飲食與其工作一樣，因而今日馬鈴薯牛排，明日牛排馬鈴薯，廚師在食客無苛求極其寬容的態度下，每日重複著機械性的工作，生活自然無樂趣可言。

中國的烹調與之截然不同，不僅各大菜系都有自己的風味與特色，就是同一菜系的同一個菜，其所用的配菜與各種調料的匹配，也會依廚師的

個人特點有所不同。就是同一廚師做同一個菜，雖有其一己之成法，但也會依不同季節、不同場合，用餐人的不同身分，加以調整（如多季味濃郁，夏季味清淡，婚宴須色彩鮮豔，喪宴忌紅色）。此外還會因廚師自己臨場情緒的變化，做出某種即興的發揮。因此，中國烹調不僅不講求精確，還特別強調隨意性。

對食品烹製的隨意性，導致了中國菜譜篇幅的一再擴大：原料的多樣，刀工的多樣，調料的多樣，烹調方法的多樣，再加以交叉組合，一種原料便可做成數種以至十數種、數十種菜餚。譬如最常用的原料雞，到了粵菜大廚師手中，可做出數十道以至上百道菜式。其他原料也是如此。因而在盛產某種原料的地方，常常能以這一種原料做出成桌的酒席，如北京的「全鴨席」、北京一些清真飯館的「全羊席」以及北京砂鍋居的「全豬席」，皆表現了中國烹調的隨意性，凸顯了中國菜的創造性和藝術性。

第七節　台灣地方小吃

大部分的人認為「小吃」是指三餐以外的時間，消遣、休閒或滿足口腹之慾的零食，也就是點心類食品。點心可說是中國飲食的一大特色，沒有點心就不能稱為中國之烹調，例如廣東人的點心口味獨特，種類之多更是不勝枚舉，在香港將吃點心稱為「飲茶」。

但現在台灣的小吃已經融合大陸各地，如屬中式點心的廣式飲茶，加上日式風味與外來的西方異國飲食風格，台灣特殊風味的飲食文化可以說包羅萬象，加上夜市的帶動，種類繁多，形成台灣特殊的地方風味小吃。可以說，台灣從南到北、從東至西，每一地方都有屬於自己的小吃滋味與文化。

一、各地小吃特色

從基隆廟口小吃的類型可看出台灣的多樣性的移民歷史，以及外來文化的影響，俗稱的天婦羅（tempura），似乎來自日本飲食文化的影響，其

實是葡萄牙語temporo的譯音。如基隆的鼎邊銼，其實總保有幾分原來的風貌，帶有濃厚的福州海鮮小吃味，其做法、配料雖稍有改良，但特色依然存在。

台北縣深坑的豆腐將地方特產與小吃相結合。九份是台北縣的一個觀光勝地，老街有各式各樣小吃，尤其芋圓會讓許多在此成長的小孩們，回來追尋小時候的記憶，旅遊風氣帶來不小人潮，這是從小吃體驗台灣的風土民情。新竹地區每年九月至十二月吹起的「九降風」，十一月至一月間夾帶陽光照射的「霜風」，造就新竹品質良好的米粉。新竹是以城隍廟口為小吃的集中區，以炒米粉、貢丸湯出名。

彰化的肉圓原是從救災物質發展成小吃，今在北斗街上也處處可見。嘉義的火雞肉飯，台南的擔仔麵、棺材板等等，也是各具風味。

表1-1　台灣各地方著名小吃

地區	著名小吃
基隆	鼎邊銼、天婦羅
台北	淡水魚丸、鐵蛋、阿給、臭豆腐、芋圓
新竹	米粉、貢丸、潤餅、客家湯圓
苗栗	客家菜：薑絲炒大腸、客家小炒、福菜
台中	筒仔米糕、清水排骨麵
彰化	蚵仔煎、肉圓、蚵嗲、焢肉飯、北斗肉圓、貓鼠麵
嘉義	火雞肉飯、香菇肉羹
南投	竹筒飯、炸奇力魚、總統魚
台南	鱔魚麵、擔仔麵、肉粽、碗粿、虱目魚粥、棺材板
高雄	羊肉爐、美濃粄條、木瓜牛奶
屏東	萬巒豬腳、東港黑鮪魚
宜蘭	板鴨、鴨賞、牛舌餅、龍鬚糖、糕渣、糟餅、肝花
台東	竹筍乾、豬血湯
花蓮	花蓮薯、羊羹、麻糬、液香扁食
澎湖	丁香魚、仙人掌冰

二、台灣小吃的分類

目前台灣大眾所接觸的小吃大致可分為幾大類：

1. 飯粥麵類：這類產品是以米及麵為主原料，雖稱為地方小吃，也可以當作主餐，具有飽足感，如肉燥飯、米糕、肉粽、鹹粥、河粉（粿仔條）、陽春麵、麵線等。

2. 羹、湯、藥膳類：以湯為主的小吃，例如魷魚羹、虱目魚湯、薑母鴨、麻油雞、四神湯等。

3. 鹹點心：鹹點心通常還具有果腹的功能，如水煎包、胡椒餅、滷味、燒賣、蚵仔煎、棺材板、炸雞排等。

4. 甜點心：甜點心大都屬於飯後甜點或冰品，如麻糬、地瓜圓、芋圓、各式冰品（愛玉冰、仙草、紅豆冰、芒果冰、綜合冰）、車輪餅等。

每一種地方小吃各有特色，但綜觀其中，熱量都非常高，一般外食族，尤其嗜好地方小吃者，都有攝取熱量偏高之現象。

三、缺點

小吃店通常以餬口維生，很難像一般主題餐廳，將店面裝潢得美輪美奐，有些台灣小吃的餐具都不美觀，這些端到面前的美食，因器皿的不美觀，降低整體的價值感。但小吃的美好滋味、店家話家常的親切態度，令人回味。台灣人從不同的殖民社會過渡至今，在小吃文化中將台灣的生活文化、價值觀、習俗等表露無遺。

另一個缺點是衛生問題。沒有足夠的資金與空間清洗餐具，一般小吃攤都會使用保麗龍碗盤，使用方便且價格便宜，但是帶來的環境污染是不容忽視的，觀光夜市人潮洶湧，垃圾隨地亂丟，破壞街道美觀，容易絆倒路人，每到夜市收攤時，就如同一座小型垃圾場，容易引發疾病細菌的滋生。

總之，隨著時代與歲月的改變，台灣整個餐飲環境與結構，甚至於外食習慣、型態都在改變，我們既有的傳統小吃，多多少少也隨之面臨衝擊與迷失，若能不忘初衷，仍舊守住固有的美好，再注入管理方面的新觀念，則能立足於世界。

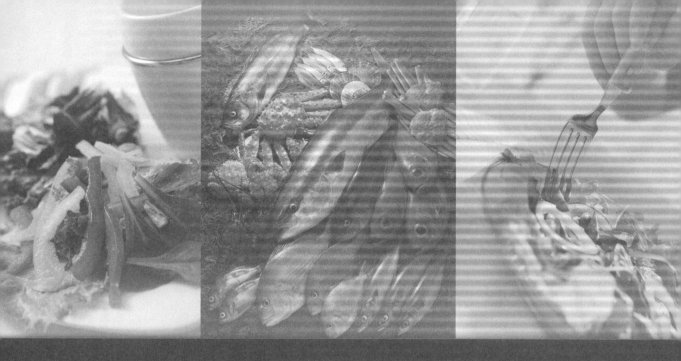

第二章　營養學緒論

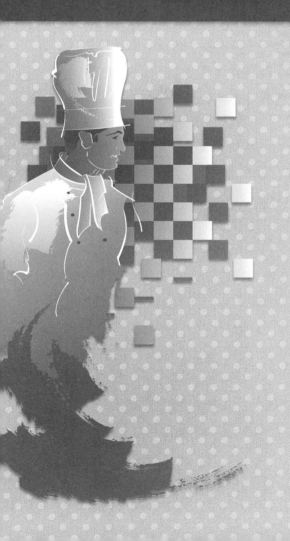

- 營養素
- 基本營養概念

　　人體由水、蛋白質、脂質、少量的醣質（碳水化合物）、礦物質等所組成，身體要成長就要將這些物質做為食物加以攝取。成人雖不再生長，但身體的成分卻不斷地分解代謝，又進行新的合成補給，需要新的成分。更者，肌肉運動、呼吸、心臟的跳動；體溫維持，在體內所需物質的合成均需要熱量，再者為了將營養素代謝成熱量，需要借助於稱為酵素物質的觸媒來進行，而在這代謝調節中，維生素或無機離子扮演著很重要的功用。

　　一般將蛋白質、脂質、醣質、維生素、礦物質等物質，稱為營養素（nutrients）。水占身體成分的60%至70%，是極為重要的營養素，但通常都可充分地供給，所以常常不將其算為營養素。然而由於環境的變化，如都市化的程度擴大等，不容易獲得安全的飲用水時，將其認為營養素的可能性就提高了。

　　身體成分由食物所供給，吾人的熱量約有60%來自醣類，在體內則少量存在肝臟或肌肉，以肝醣（glycogen）、血糖等存在。

　　食品的成分不限於營養素。如食用纖維（dietary fiber），幾乎不能成為熱量源。也不被認為是營養源的成分，但近幾十年其生理作用卻被注意到了。食品不只對身體有益，也會妨礙營養素利用的抗營養物質（antinutrients），也有其特殊意義。在食品加工上，為了保藏目的常使用各種食品添加物（food additives），在工業化社會，食品中混入環境化學物質的機會也頗多，所以也必須考慮這些物質對營養素利用或代謝時的影響。

　　為了瞭解食品的營養效果，要知曉這成分的含量，我們日常所攝取的食品的主要成分都可由「食品成分構成表」查到。然而食品成分表的食品成分不登載所有食品成分，如維生素或礦物質也只限於主要者，特殊成分也只限於一部分而已。若要推算蛋白質的營養價，必須瞭解其胺基酸組成；脂質不只要知道其需要總量，其脂肪酸組成或膽固醇含量在營養上也甚為重要。這些分析值在日本的食品食物成分表，或台灣的食品工業研究所，或醫學院生化所等出版的資料中均有登載，可以做為參考之用。

第一節　營養素

一、營養素分類

食物所含的營養素如將其細分，則可達一百種以上，但可大分為熱量素與保全素。

(一)熱量素

指供給維持生命、成長、生殖、生活活動所需熱量的營養素。醣質（碳水化合物）、脂質、蛋白質為主要熱量素，稱為三大熱量素。

熱量素不只供給熱量，也供作身體的構成成分。尤其是蛋白質是構成人體最小單位的細胞主成分；脂質為構成人體脂肪組織並經營特殊的機能。食物所含的熱量素有暫時構成人體的構成成分者與不是者兩種，但最後大部分都氧化分解放出熱量而有助於人體。熱量素所放出的熱量，其來源都由植物以光合作用，利用太陽的光能源轉化為化學結合的熱量貯蓄者，或對植物組織的生成有幫助者。

生物能生存且活動，到十九世紀為止，都被認為是由神秘的特別熱能所提供，然而到了二十世紀初，才被證明生物的熱量源泉來自物質的成分，可套進熱力學的法則的熱量現象，最終發展成為現在的營養學。

(二)保全素

食物所含的營養素中，礦物質與維生素為順利經營生物的代謝所不可或缺的微量成分。如無此種成分，營養就不能保持完整，所以稱為保全素。保全素的一部分，其攝取量不一定為微量，也有構成身體成分者，但一般都由其幫助熱量源或身體構成成分以順利進行代謝，也是調整身體組織的細胞活動所必要的條件。例如人體內最主要的熱量源葡萄糖，在燃燒釋出熱量時，要有維生素B_1、B_2、B_6、菸鹼酸、泛酸等，或磷、鎂、鐵等礦物質的輔助。

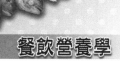

維生素是到了二十世紀才被發現，但在熱量素代謝過程中的功用，連礦物質的效用，則是到了二十世紀中期以後，才被究明，至此營養學的內容才更豐富，關於人體、食物、社會有關營養的三大支柱的有系統學問才能成立。

二、營養需要量

十九世紀後，由於營養學的進步，發現各種營養素，其生理的意義被究明，各種營養素究竟一天要攝取多少量才好呢？

經由許多人體實驗，統計出每天究竟要攝取多少營養素才足夠。另一方面，日常攝取的各種食品所含營養素的量也被測定出來，大部分的營養素藉由平常的膳食，便已足夠了。因此，對日常膳食恐有不足的營養素，在平常膳食食品中含量大概都標明了，所以訂定其所需要量，以便用於糧食情況的檢討、膳食生活的指導以及營養狀態的判斷。

所謂營養需要量在原則上，是由實驗求出的營養必需量或飽和量加上安全量。在健康生活時，所希望的目標量，由年齡別、性別、懷孕餵乳期別、日常生活活動強度別及成人身高別來區分，現在日本以熱量、蛋白質、鈣、鐵、維生素A、B_1、B_2、菸鹼酸、C、D等來訂定。然而其量，須視對象的營養素的種類，營養學的進步，或對象平均體位的變化，營養狀態的變化而有所改變。關於膳食的攝取量以滿足個別的營養素的需要量來訂定，但熱量卻要由活動量或體格的不同，依不同人、不同時間而有所改變。因此，以不同群所訂出的需要量是其群的平均值，或以平均值為中心所訂出的幅度。

現在則以國人一個人一天平均營養所需要的量來表示。**表2-1**可供參考，並參閱附錄Ⅱ。

三、熱量（卡路里）

人體所需的熱量由食物所供應。因此，在考慮人體的熱量代謝之前，應該明瞭食物所具有的熱量。

表2-1　青少年一天的營養需要量

	年齡/歲	熱量大卡	蛋白質克	鈣克	鐵毫克	維生素A IU*	維生素B$_1$毫克	維生素B$_2$毫克	維生素C毫克
男	10	2050	75	0.6	10	1500	0.8	1.1	40
	11	2200	80	0.7	10	1500	0.9	1.2	50
	12	2350	85	0.8	12	1500	0.9	1.3	50
	13	2550	90	0.9	12	2000	1.0	1.4	50
	14	2650	90	0.9	12	2000	1.1	1.5	50
	15	2700	90	0.8	12	2000	1.1	1.5	50
	16	2750	80	0.8	12	2000	1.1	1.5	50
	17	2700	75	0.7	12	2000	1.1	1.5	50
	18	2700	75	0.7	12	2000	1.1	1.5	50
女	10	1950	70	0.7	10	1500	0.8	1.1	40
	11	2100	75	0.7	10	1500	0.8	1.2	50
	12	2250	75	0.7	12	1500	0.9	1.2	50
	13	2300	75	0.7	12	1800	0.9	1.3	50
	14	2300	75	0.7	12	1800	0.9	1.3	50
	15	2250	70	0.7	12	1800	0.9	1.2	50
	16	2200	65	0.7	12	1800	0.9	1.2	50
	17	2150	65	0.7	12	1800	0.9	1.2	50
	18	2100	65	0.7	12	1800	0.9	1.2	50

資料來源：日本人的營養需要量。
*IU：國際單位。

　　通常一種物質，如煤炭、糧食、食品等所含的熱量均由彈卡儀（bomb calorimeter）來測定。這是將可燃物完全燃燒時所發生的熱量（其所具有的化學結合的熱量轉化的熱量）加以測定的裝置。我們所攝取的食物不會在體內完全燃燒，也就是身體對營養素的利用率不是100％，例如醣類、脂肪與蛋白質的消化率分別為98%、95%與92%。**圖2-1**為彈卡儀的構造。

四、三大熱量素的燃燒值

　　營養學上計算熱量的單位為「大卡」，所謂一大卡，就是一千毫升的水上升攝氏一度所需要的熱量。

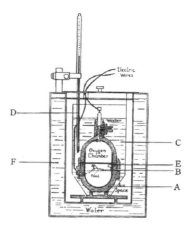

A：彈卡儀
B：燃燒室
C：保溫室
D：溫度計
E：燃燒器
F：絕緣層

圖2-1　彈卡儀的構造

　　三大熱量素中，醣質（碳水化合物）與脂質（脂肪）幾乎可完全燃燒變成二氧化碳與水。醣質1克平均產生4.1大卡，脂質1克可平均產生9.3大卡的熱量。因種類不同而稍有差異，但在平常膳食所攝取的量來考慮取其平均值，則可能就是這個值了。

　　蛋白質如完全燃燒，則除了二氧化碳與水以外，從氮產生一氧化氮，二氧化氮及氮氣，自動物性蛋白質1克，平均產生5.6大卡，自植物性蛋白質卻產生平均5.0大卡的熱量，蛋白質有一部分代謝為尿素、肌酸酐或尿酸排出體外，體內組織會以蛋白質修補人體構造，其餘的才用做能源，所以在計算熱量時，蛋白質1克也是算產生4.0大卡。因此，就以這數值為基礎訂定於人體的燃燒值。

五、酒的熱量計算

　　酒精以「度」為單位來表示其含量，「度」等於兩倍酒精濃度（％），例如某牌的葡萄酒成分上標酒精16度，代表其酒精濃度為8%。

　　酒精的密度為0.8 g/ml，所以100毫升的酒精約等於80克的酒精，而每公克的酒精可產生7大卡的熱量。其能量計算公式如下：

容量（公升）×0.8×酒精含量％×7大卡

例如：100毫升，80度（40%）酒精濃度的威士忌的熱量為何？

100×0.8×40%×7大卡=224大卡。

 # 第二節 基本營養概念

一、營養密度

營養密度（Nutrient density）是每公克營養素含量與它所含總能量之比例，在相同熱量下，所含各種營養素的種類含量多寡。對於高營養密度的食物而言，表示營養素愈豐富，而非熱量愈高（如：蔬果類）。高營養密度之食物能夠提供豐富的維生素、礦物質及較少的能量，而低營養密度的食物則提供少量營養素，相對有較高熱量（如：炸馬鈴薯片）。一般來說，高脂食物、糖、精緻食品加工品或是酒精是屬於低營養密度食物。而對於還在成長的小孩或其他族群而言，選擇攝取營養密度高的食物是特別重要的，其中包括年紀較大者、小孩、懷孕和哺乳的婦女，這些人應盡量避免攝取低營養密度的食物（垃圾食物）。高營養密度的食物，包括菠菜、青椒、甜瓜、木瓜、糙米、小麥、全麥麵包、脫脂酸乳酪、脫脂鮮奶、鮪魚和黑豆等食物。

二、營養標示

為幫助民眾認識市售包裝食品中營養標示所代表之意義，以應用於日常生活飲食中，及協助食品製造業者完成正確之市售食品營養標示，以符合法規要求，行政院衛生署公告實施之營養標示規定如下：

(一)營養標示的目的

1.因應消費者健康意識，提供營養資訊，維護國人健康。

2.食品包裝上明顯列出營養素含量，以供消費者選購之參考。

3.配合國際趨勢，建立我國營養標示制度，提升食品品質。

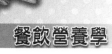

(二)那些食品應標示「營養標示」

基於業者主動標示及漸進推展營養標示制度之原則，凡標有營養宣稱之市售包裝食品，即須提供其營養標示。目前公告實施之項目如下：

1. 自九十二年一月一日起（以製造完成日期）：市售乳品及飲料。
2. 自九十三年一月一日起（以製造完成日期）：市售包裝食用油脂及包裝冰品。
3. 自九十四年一月一日起（以製造完成日期）：市售包裝烘焙及穀類。
4. 自九十五年一月一日起（以製造完成日期）：市售包裝食用罐頭及糖果。

(三)營養標示必要的項目

1. 「營養標示」之標題。
2. 熱量。
3. 蛋白質、脂肪、碳水化合物、鈉之含量（註：此碳水化合物包括膳食纖維）。
4. 營養宣稱訴求之營養素：視宣稱內容而定，例如高鈣、無膽固醇、低鈉、低糖等。
5. 廠商自願標示之其他營養素含量。

(四)食品英文營養標示

以下是英文營養標示上常出現的成分說明。

1. Serving Size（分量）：這是所有營養成分計量的基礎。有時每份的營養含量不等於每包裝的營養含量。比如說，某一份食物含有30公克的碳水化合物，而每包裝含有兩份，那麼要是你把一包裝的食物全部吃光光的話，你就等於攝入了60公克的碳水化合物。

2.Serving per container（每包裝含幾份）：即便是小包裝的食物，也常常包含一份以上。這是最容易被消費者忽略的部分，因爲底下的各種營養成分（與各種不同營養成分）都是以「一個分量」爲單位，要是只看表格，沒看"Serving per container"，就會誤解每一包餅乾的熱量並不多（每分量分隔線，食品標示的成分表都是每分量爲單位，不是每包裝喔）。

Nutrition Facts

Serving Size 1 cup (228g)
Servings per Container 2

Amount Per Serving

Calories 280	Calories from Fat 120

	% Daily Value*
Total Fat 13g	20%
Saturated Fat 5g	25%
Trans Fat 2g	
Cholesterol 2mg	10%
Sodium 660mg	28%
Total Carbohydrate 31g	10%
Dietary Fiber 3g	0%
Sugars 5g	
Protein 5g	

Vitamin A 4%	•	Vitamin C 2%
Calcium 15%	•	Iron 4%

*Percent Daily Values are based on a 2,000-calorie diet. Your daily values may be higher or lower depending on your calorie needs.

	Calories:	2,000	2,500
Total Fat	Less than	65g	80g
Sat Fat	Less than	20g	25g
Cholesterol	Less than	300mg	300mg
Sodium	Less than	2,400mg	2,400mg
Total Carbohydrate		300g	375g
Fiber		25g	30g

Calories per gram:
Fat 9 • Carbohydrate 4 • Protein 4

3.Total Fat（總脂肪）：這邊請注意，如果買的是「低脂食品」，其「每分量」的脂肪含量必須低於3公克（包含3公克）。

4.Cholesterol（膽固醇）：這項標示只有在動物性食品中才會找到。要注意的是，每人一天的膽固醇攝取量必須低於200毫克。

5.Sodium（鈉）：鈉的來源就是食鹽了。食鹽的這部分會導致血壓升高，並且讓體液滯留，引起水腫。

6.Total Carbohydrate（總碳水化合物含量）：包含所有的醣類以及纖維。

7.Sugars（糖）："No Added Sugar"（不添加糖）表示在食物的製造與包裝過程中，完全沒有再添加任何糖分，這並不代表食物完全不含任何糖分；同樣的，「不含糖」也不是眞的完全不含任何糖，只要食品中每份的糖含量低於0.5公克（包含0.5公克），就可以被視爲不含任何糖分。而且，它們可能含有糖醇類（sugar alcohols），例如做爲人工甘味劑的山梨醇（Sorbitol）和甘露醇等。

8.Fiber（纖維）：良好的食品每份應該最少含3至5公克的纖維，營養師建議每人每天攝取大約25至30公克。

9.Percent Daily Value（每日建議攝取量）：這顯示在每日2,000大卡的飲食中，這份食物發揮了什麼獨特的影響力，它所建議的攝取量有

助於大部分人維持健康體重。但是，要是你的總卡路里攝取量跟一般人不一樣（像是菲爾普斯每天就要攝取12,000卡路里），那麼這裏所建議的攝取量可能就不適合你。

10.Ingredients（原料）：這裏列出的原料按照重量來排列，從最重排到最輕。如果糖、精製麵粉以及不健康的脂肪或不想要的原料率先出現在原料清單上，那麼最好避開這種食物。

(五)台灣現行的食品營養標示

台灣現行的營養標示有五種格式，主要差別在標示的基準值不同，營養標示格式如下：

■營養標示格式(一)

A牌牛奶，960毫升／瓶	
營養標示	
每一分量　　240毫升	
本包裝含　　4份	
	每份
熱量	116大卡
蛋白質	8公克
脂肪	4公克
碳水化合物	12公克
鈉	115毫克

每喝一份的本產品（即240毫升）會喝到如標示之營養素量，本產品含四份（每一分量240毫升，本產品一瓶960毫升，故本包裝含四份），所以喝完整瓶牛奶，將吃進表格中所標示的營養素含量的四倍。

■營養標示格式(二)

B牌咖啡，250毫升／罐	
營養標示	
	每100毫升
熱量	43.2大卡
碳水化合物	8.0公克
蛋白質	1.0公克
脂肪	35.2毫克
鈉	0.8公克

每喝100毫升的本產品會喝到如標示之營養素量，所以喝完本罐咖啡，將吃進表格所標示之營養素含量的二點五倍。

■營養標示格式(三)

C牌洋芋片，210克／包		
營養標示		
每一分量30公克 本包裝含7份		
	每份	每100公克
熱量	172.3大卡	574.2大卡
蛋白質	1.6公克	5.2公克
脂肪	11.6公克	38.6公克
碳水化合物	15.5公克	51.5公克
鈉	115毫克	383毫克

每一分量30公克，本產品一包210公克，故本包裝含七份。
以每100公克之標示，還可直接與其他產品做營養素含量的比較。

■營養標示格式(四)

D牌蘇打餅乾，150克／盒		
營養標示		
每一分量30公克 本包裝含5份		
	每份	每份提供每日 營養素攝取量 基準值*之百分比
熱量	93大卡	4.7%
蛋白質	3公克	5%
脂肪	4.2公克	7.6%
碳水化合物	10.8公克	3.4%
鈉	30毫克	1.3%

每一分量30公克，本產品一盒150公克，故本包裝含五份。

＊：一般人平均每天營養素攝取量之基準值：熱量2000大卡、蛋白質
　　60公克、脂肪55公克、碳水化合物320公克、鈉2400毫克。

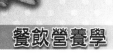

■營養標示格式(五)

E牌柳橙果汁，300毫升／瓶		
營養標示		
每一分量30公克 本包裝含5份		
	每100毫升	每100毫升提供 每日營養素攝取量 基準值*之百分比
熱量	37大卡	1.9%
蛋白質	2公克	3.3%
脂肪	1公克	1.8%
碳水化合物	5公克	1.6%
鈉	35毫克	1.5%

每喝100毫升的本產品會喝到如標示之營養素量，所以喝完本瓶果汁，將吃進去表格所標示之營養素含量的三倍。

＊：每日營養素攝取量之基準值：熱量2000大卡、蛋白質60公克、脂肪55公克、碳水化合物320公克、鈉2400毫克。

除了營養標示外，須注意產品內容物的標示應該含有：原料、容量（重量）、保存期限、有效日期、製造廠商、廠址等資訊。

三、營養宣稱

營養宣稱（Nutrient claims）分為「須適量攝取之營養宣稱」及「可補充攝取之營養宣稱」兩種。「須適量攝取之營養宣稱」，包括熱量、脂肪、飽和脂肪酸、膽固醇、鈉及糖等，如攝取過量，將對健康有不利之影響，故將此類營養素列屬「須適量攝取」之營養素含量宣稱項目；而「可補充攝取之營養宣稱」，例如膳食纖維、維生素A、維生素B₁、維生素B₂、維生素C、維生素E、鈣、鐵等營養素，如攝取不足將影響健康，故將此類營養素列屬「可補充攝取」之營養素含量宣稱項目。若該產品有特定訴求，如「高鈣奶粉」，在營養標示上就必須將鈣含量標示出來。當然，各種產品在做各種營養宣稱時，都必須符合所規範的含量範圍始得宣稱（請參考附錄Ⅰ）。

四、基礎代謝率

(一)何謂基礎代謝率？

　　基礎代謝率（Basal Metabolic Rate, BMR）是指一個人在「標準狀況」下的能量消耗，所謂標準狀況是指身心處於最舒服的狀態，好比在進餐後的十二至十八小時、室溫最舒服時；此時，維持生命所需的最低熱量消耗卡數，主要用於呼吸、心跳、氧氣運送、腺體分泌、腎臟過濾排泄作用、肌肉緊張度、細胞的功能等所需的熱量，但多半是用來保持體溫。簡單來說，基礎運作所需的活動力代謝率就是人類維持生命現象的基礎代謝率（不做任何事情時身體自然消耗的能量），若你的基礎代謝率是1,200大卡，而你整天都在睡覺，沒有任何其他活動的話，這天便會消耗1,200大卡。

　　BMR可以代表人體細胞的代謝能力。細胞的生理功能不同，其代謝能力也不同，一般而言，脂肪組織和骨骼組織的代謝作用較少，因此BMR與瘦肉組織（lean body mass）成正比關係。基礎代謝率會因年齡、性別、身體組成、荷爾蒙的狀態而有所不同，國外研究提出了下列重要的比較：

　　1.年紀愈輕，基礎代謝率愈高。

　　2.愈是高瘦，基礎代謝率愈高。

　　3.組織裏瘦肉愈多，基礎代謝率愈高。

　　4.體溫愈高，基礎代謝率愈高。

　　5.壓力愈大，基礎代謝率愈高。

　　6.環境溫度愈冷或愈熱，基礎代謝率愈高。

　　7.愈是空腹，基礎代謝率愈低。

　　8.營養失調愈嚴重，基礎代謝率愈低。

　　9.甲狀腺素分泌愈多，基礎代謝率愈高。

　　10.孕婦和小孩有較高的基礎代謝率。

　　每個人的基礎代謝率都不同，影響的因素除了遺傳之外，也和環境因

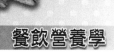

素有關，這環境因素包括年齡、飲食、運動等。然而，同時受到遺傳和環境影響的，也包括腺體分泌多少荷爾蒙及個人的身高比例。因此，雖然體重似乎是受到遺傳影響，但除了遺傳因素，基礎代謝率也和吃的食物及運動頻率有密切相關。

(二)影響基礎代謝率相關因素

1. 身體表面積：基礎代謝率和身體表面積最有關係，而和身高或體重較不相關；身高較會受制於基因，體重則同時和基因及環境有關。

2. 年齡：就身體表面積每平方英寸來算，小孩的基礎代謝率高於成人；此外，隨著年齡增長，基礎代謝率也會逐漸降低。

3. 節食：節食會降低基礎代謝率。身體降低基礎代謝率，是為了維持處於挨餓狀態的身體所需。

4. 體溫：體內溫度每增加攝氏0.5度，基礎代謝率就會增加7%，而在體溫更高時，身體的化學反應就更快；因此，病人若發燒到攝氏42度高溫，其基礎代謝率就會增加50％。

5. 體外溫度：置身於冷溫中，身體會增加基礎代謝率，以便製造較多的熱量以供應體溫所需；而長時間暴露於高溫下，則會導致基礎代謝率逐漸降低。

6. 內分泌腺：甲狀腺分泌的甲狀腺素就好比催化劑，會加速身體新陳代謝；如果罹患嚴重的甲狀腺症，分泌太多甲狀腺素，基礎代謝率會加倍。如果罹患黏液水腫症而分泌太少甲狀腺素，基礎代謝率可能會降低到正常值的70%。腎上腺素也會增加基礎代謝率，垂體前葉（anterior pituitary）也會直接透過促甲狀腺荷爾蒙（thyrotropic hormone）影響基礎代謝率。

7. 食物：由於消化需要能量，攝取食物會刺激新陳代謝，平常攝取各類食物混合的餐食，每天的新陳代謝會增加50至150大卡。

8. 運動：從事肌肉運動，會加速新陳代謝；從事劇烈運動，新陳代謝會增加達十六倍之多。

(三)基礎代謝率的測量

根據基礎代謝率的定義，測量時需要模擬人體最基本的生命狀態，其標準條件是：環境舒適，室溫合宜，不過冷過熱，靜臥，清醒狀態，且離飯後十二小時以上。要測量基礎代謝率最主要有以下兩個方法：

■採用公式計算法

將身高、體重、性別及年齡輸入公式，就可以得到基礎代謝率，利用公式的好處是簡單方便，但是缺點是目前至少有五種公式，每一種算出來的結果都不太一樣，而且這些公式大部分針對西方人所設計，東方人較不適用，再者公式也過於老舊。此外，當身高、體重、性別及年齡都相同的兩個人，經由公式計算之後，理論上基礎代謝率應該相同，但是每個人彼此都有差異，不可能相同。根據 Harris-Benedict方程式，基礎代謝率的算法如下：

男性：66＋（13.7×體重）＋（5×身高）－（6.8×年齡）
女性：655＋（9.6×體重）＋（1.7×身高）－（4.7×年齡）

體重是以公斤為單位，身高則以公分計算。例如一個68公斤重、168公分高、二十一歲的男子，其每天的基礎代謝率（BMR）是：

66＋（13.7×68）＋（5×168）－（6.8×21）
＝66＋932＋840－143
＝1,695大卡

男女天生有別，Harris-Benedict方程式對於男性與女性的基礎代謝率有不同的算法，主要是由於在一些特別的組織上，男女有著極大的差別：

肌肉：男性占45％、女性占36％。
骨頭：男性占15％、女性占12％。
總體脂肪：男性占15％、女性27％。
其他組織：男女各為25％。

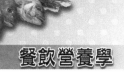

餐飲營養學

表2-2　各年齡層之基礎代謝值（BMR）

年齡（歲）	男性（大卡／公斤／分）	女性（大卡／公斤／分）
7-9	0.0295	0.0279
10-12	0.0244	0.0231
13-15	0.0205	0.0194
16-19	0.0183	0.0168
20-24	0.0167	0.0162
25-34	0.0159	0.0153
35-54	0.0154	0.0147
55-69	0.0151	0.0144
70~	0.0145	0.0144

資料來源：行政院衛生署，《每日營養素建議攝取量及其說明》，第五修訂版，1993。

　　女性脂肪中有12％是必需脂肪，為生殖所需，男性的必需脂肪則只有3％，剩下的儲存脂肪，男性是12％，女性則是15％。

　　基礎代謝率是維持人體重要器官運作所需的最低熱量，短期內很少改變，幾乎在基因裏就已經決定一個人基礎代謝率的高低，但是它會隨著年齡的增長而有逐漸下降的趨勢，一般來說，人在嬰兒時期的基礎代謝率相當高，到了孩童時期會快速下降，等到成人期後會逐漸趨於穩定。而成人期後的十八至二十五歲時是基礎代謝率最高的時候，但是過了二十五歲以後，基礎代謝率就會開始下降，大約每十年下降5％至10％，也就是說當我們五十歲時，基礎代謝率已經降低了15％至30％，故很多人五十歲以後身材逐漸走樣。

■間接測量法

　　這是利用受測者所吸入的氧氣與呼出的二氧化碳，也就是呼吸商（Respiratory Quotient, RQ）來推算基礎代謝率，優點是可個別計算出每一個人較為實際的基礎代謝率數值，但是缺點是機器造價昂貴且操作耗時，檢查起來頗費工夫；目前在美國已經發展出一種較為簡單操作的基礎代謝率測量儀，相信將來可以提供醫師及病人較為簡便且正確的基礎代謝率檢測。

　　粗略的估計以每公斤體重每一小時耗能1大卡；精細的估計則考慮性別與年齡的影響。睡眠時間BMR較清醒時低10％。有了正確的基礎代謝

率後，可以根據這個數值和每日的工作勞動度來推估一天所消耗的熱量，再根據一天的消耗量來決定一天的食物攝取量，若是要進行減重計畫時，每天攝取的熱量比消耗的熱量減少500大卡的話，這樣一個月下來可減少15,000大卡的攝取，大約可減去2公斤左右的體重，因此基礎代謝率可以說是減重計畫的基礎，也可以說是每一個減重者是否成功的魔術數字。基礎代謝率決定了大部分的熱量消耗，因此代謝率低的人，在減重時就會吃很大的虧，將來體重增加的機會一定比別人大。

五、膳食營養素參考攝取量

國人膳食營養素參考攝取量（Dietary Reference Intakes, DRIs）包含建議攝取量（RDA）、足夠攝取量（AI）、平均需要量（EAR）及上限攝取量（UL）等的標準。其中RDA、AI是個人營養素攝取量的參考標準，EAR可代表特定人群的營養素需求量，UL提供安全的攝取範圍（請參考附錄Ⅴ）。

六、攝食產熱效應

攝食產熱效應（Diet-induced Thermogensis, DIT，又稱Specific Dynamic Effect, SDE，或Specific Dynamic Action, SDA）是指食物攝食過程中消化吸收等所消耗的能量，攝食時體內代謝會加快，用於消化食物、吸收、運送、儲存利用營養素。通常在計算熱量需求量時，常多加10 %的熱量當作DIT，吃愈精緻的食物所需要用來消化的熱量愈少，吃愈粗糙的食物，用來消化吸收所需的熱量愈多。

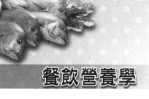

表 2-3　膳食營養素參考攝取量各項名詞說明及對照表

中文名稱	英文名稱	說明
建議攝取量	Recommended Dietary Allowance（RDA）	建議攝取量值是可滿足97 %至98 %的健康人群每天所需要的營養素量RDA＝EAR＋2 SD（標準偏差）
足夠攝取量	Adequate Intakes（AI）	當數據不足無法定出RDA值時,以健康者實際攝取量的數據演算出來之營養素量
平均需要量	Estimated Average Requirement（EAR）	估計平均需要量值為滿足健康人群中半數的人所需要的營養素量
上限攝取量	Tolerable Upper Intake Levels （UL）	對於絕大多數人不會引發危害風險的營養素攝取最高限量
國人膳食營養素參考攝取量	Dietary Reference Intakes（DRIs）	包含RDA、AI、EAR及UL

資料來源：行政院衛生署。

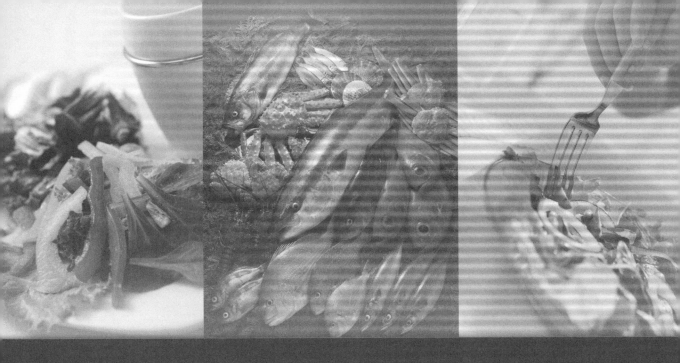

第三章　消化與吸收

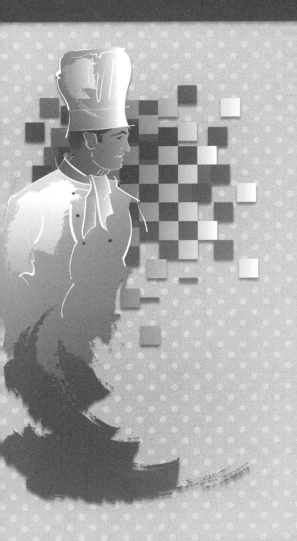

- 消化器官
- 消化與吸收
- 消化激素
- 消化吸收率

第一節　消化器官

　　在成長期的身體成長，以及成人的經常性活動的維持，都要攝取食物，要將所攝取的食物消化及營養素或水分吸收，高等動物要借助於消化器官，這系統有胃、大小腸，尚有分泌唾液的口腔，和分泌消化酵素有關的胰臟或肝臟，還包括膽囊。

　　食物成品幾乎都是高分子化合物，為吸收進入體內，要將其分解為低分子，這就稱為消化。換句話說，消化是將碳水化合物分解為單醣類，脂肪分解為脂肪酸與單甘油酯，蛋白質分解為胺基酸，以便容易在腸管被吸收。分解成低分子的消化產物會通過腸管上皮細胞，到達血管或淋巴系統，這稱為吸收。被吸收的營養素再合成為身體所需的成分，以作為身體成分或熱量源。

　　在此述及各消化器官對食物成分的消化與吸收的功用，主要食物成分的消化，吸收的機構，對消化器官作用的激素及消化吸收率。

　　由口腔、喉嚨、食道、胃、小腸、大腸至肛門約七公尺的器官稱謂消化器官。

一、口腔

　　口腔的主要功能是先以牙齒咀嚼，咬碎食物使其表面積增大，由唾液腺（耳下腺、顎下腺、舌下腺），每天分泌1至1.5公升唾液，唾液的95％為水分，剩下者為離子，有分解碳水化合物（醣質）的α-澱粉酶（α-amylase）及做為潤滑劑的稱為黏液素（mucin）糖蛋白質，α-澱粉酶會將碳水化合物的α-1,4結合鍵切斷分解為糊精，以及二個葡萄糖的麥芽糖，然而因口腔內的咀嚼時間短，所以α-澱粉酶要說是消化碳水化合物，不如說是要將殘留的澱粉加以分解，以保持口腔內的衛生來得恰當一點。黏液素由涎酸（sialic acid）、N-乙醯葡萄胺糖（N-acetylglucosamine）、藻糖（fucose）所構成，是將食物膜包裹起來以便在消化管內容易滑動的

潤滑劑。

二、咽喉、食道

　　口腔後方就是咽喉，咽喉分為喉頭與食道，食道為約25公分長，經由蠕動運動讓食物通過。

三、胃

　　嚥下的食物由賁門進入胃，成層狀集積，胃容量為1,200至1,400毫升大，食物可滯留二至三小時。胃壁由黏膜的皺紋所覆蓋，胃液由賁門腺、胃底腺及幽門腺的三種分泌腺所分泌，胃液一天的分泌量為2至3公升，含有濃鹽酸與強烈的蛋白質分解酵素的胃蛋白酶原（pepsinogen）、脂肪分解酵素的胃脂肪酶（lipase）、黏液素（mucin）等。嬰幼兒則再含有乳汁分解酵素（rennin）。因濃鹽酸的影響，其酸鹼值在1.0至1.5。胃蛋白酶（pepsin）為了不會消化胃壁本身，以不活性型的胃蛋白酶原的型態分泌，由鹽酸酸性與已存的胃蛋白液變成活性型的胃蛋白酶。胃壁有黏液素的保護，不受強鹽酸的侵蝕，鹽酸也有殺滅細菌或寄生蟲的功用。

　　胃與小腸純是調節消化管激素的調節機構與神經系，以控制內分泌系所支配的消化管激素，這些激素控制各消化器官的運動或消化酵素的分泌。

四、肝臟、膽囊

　　肝臟為最大器官，重量約1公斤，是腸管吸收的營養素最初流入的臟器。肝臟分泌的膽汁經過膽管送至膽囊（gallblader; 14至60毫升）被脫水濃縮，膽汁中的膽汁酸以鈉鹽存在，將脂質分解、乳化，作為幫助消化的介面活性劑，膽汁酸為膽固醇在肝臟的代謝產物，膽汁酸的90％由小腸下部（迴腸）自動吸收，經過門脈回到肝臟。在腸管沒有被再吸收的膽汁酸會隨著糞便排泄掉（一天約500毫克）。

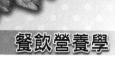

五、胰臟

　　胰臟是存在於胃與十二指腸中間的扁平器官，由胃送來酸性食物，刺激十二指腸分泌促胰液肽（secretin），以促進胰液的分泌，同時促進縮膽囊肽（cholecystokinin）合成胰液酵素。

　　胰管與總膽管合流，流進十二指腸，胰臟一天分泌1.0至1.5公升胰液，小腸內所作用的消化酵素，主要來自胰液，胰液含有蛋白質分解酵素，胰蛋白酶（trypsin）、胰凝乳蛋白酶（chymotrypsin）、羧肽酶（carboxypeptidase）、碳水化合物分解酵素的澱粉酶（amylase）、脂肪分解酵素、脂肪酶（lipase）等多種酵素。核糖核酸酶的RNase（ribonuclease）會分解RNA；脫氧核糖核酸酶的DNase（deoxyribonuclease）會分解DNA。在腸管內尚存作用於膽固醇的加水分解酵素。蛋白質分解酵素以不活化型態，以酶原顆粒（zymogerogen granule），暫時貯藏於細胞內，然後再分泌。胰臟內的酵素合成甚迅速，視食物的組成，合成量會巧妙調整。

　　胰臟除與生成胰液外分泌有關以外，尚有外分泌系的腺細胞顯然不同的蘭格漢氏島（Langerhans island；胰島），其內存於胰臟，因會分泌胰島素（insulin）或胰增血糖素（glucagon），所以是很重要的內分泌器官。

六、小腸

　　小腸自靠近胃的地方分為十二指腸約25公分，空腸約2公尺，迴腸約3公尺等三個部分，營養素迅速地在十二指腸被吸收，不完全吸收者，在迴腸再慢慢吸收，而剩下部分，則移到大腸。

　　小腸的黏膜成輪狀的皺褶狀，表面積達到700平方公尺，食物由胃部移到十二指腸，再與膽汁或胰液分解，再由腸管的腸液混合、攪拌，進行活潑的消化，胰液中的碳酸氫鈉會在胃中，將變酸性的食物中和至約酸鹼值6左右，最適合消化酵素作用的最適酸鹼值。在小腸，碳水化合物、蛋白質、脂質的消化幾乎都完成，由小腸上皮細胞將其營養素的90％以上加以吸收，胃消化的殘留物被送至大腸。

小腸黏膜的內分泌組織總會分泌各種消化管激素，代表者有分泌活素（secratin）、激膽囊素（cholecystokinin）、腸促胰酵素（pancreozymin）、腸抑胃酵素（enterogastrone）等。

七、大腸

大腸由盲腸、結腸、直腸、肛門所組成，全部可達2公尺長，食物要花十二小時以上流程通過，結腸分泌的黏液可保護黏膜，並可促進糞便順利通過。

在大腸藉由蠕動與分節運動移動殘渣，主要吸收水分與無機質，在大腸幾乎不進行消化，然而由腸內細菌進行活潑的代謝，在小腸未消化的蛋白質被分解為糞便特有臭味的吲哚（indol）、糞臭素（skatol）。食用纖維則由腸內細菌分解生成乳酸、水、甲烷等。由於水分被吸乾而固形化，最後變成糞便排泄，成人一天的排泄量平均為120公克。**圖3-1**是消化系統構式圖，並附上各器官的消化功用。

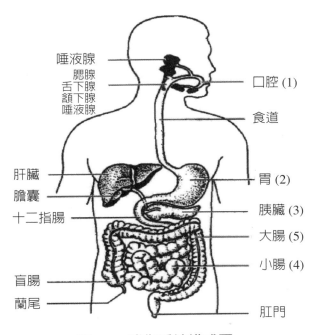

圖3-1　消化系統構式圖

消化作用(1)
　醣質

　(1)口腔　{ 熟澱粉 ──唾液澱粉酶──→ 麥芽糖
　（中性）　{ （如：米飯、麵包等）　　　糊精

　(2)胃　　{ 不具消化作用，隨著食物進入唾液中的澱粉酶繼續
　（酸性）　{ 進行消化作用，一直到胃中變成酸性後才失去作用

　(3)胰臟　　生熟澱粉 ──胰澱粉酶──→ 麥芽糖，1,6-葡萄糖苷
　（鹼性）

　　　　　　{ 麥芽糖 ──胰澱粉酶──→ 葡萄糖＋葡萄糖
　　　　　　{
　　　　　　{ 蔗糖 ──蔗糖酶──→ 葡萄糖＋果糖
　(4)小腸　 {
　　　　　　{ 乳糖 ──乳糖酶──→ 葡萄糖＋半乳糖
　　　　　　{
　　　　　　{ 1,6-葡萄糖苷 ──異麥芽糖澱粉酶──→ 葡萄糖

　(5)大腸──不具消化作用

消化作用(2)
　蛋白質

　(1)口腔　{ 蛋白質在口腔中無消化作用，但牙齒的咀嚼可增加
　　　　　　{ 消化表面積。

　(2)胃　　{ 蛋白質 ──胃蛋白酶／胃酸（鹽酸）──→ 蛋白胨＋蛋白腖
　（酸性）　{ 酪蛋白鈣 ──凝固酶／鈣──→ 副乾酪酸鈣

　　　　　　{ 蛋白質
　　　　　　{
　(3)胰臟　 { 蛋白腖 ──胰蛋白酶／胰凝乳酶──→ 複胜類、雙胜類 ──胜酶──→ 胺基酸
　　　　　　{
　　　　　　{ 蛋白胨

　(4)小腸──複胜類、雙胜類 ──胜酶──→ 胺基酸

註：二十二種胺基酸，有十四種可在體內合成，八種必需胺基酸不能自行合成。

第二節　消化與吸收

一、碳水化合物（醣質）

　　食物中的碳水化合物分為可消化與難消化者，可消化的有多醣類的澱粉、糊精，雙醣類的蔗糖、乳糖、麥芽糖等；纖維素、半纖維素等食用纖維即難消化。

　　澱粉（煮熟者）先由唾液中的澱粉液化酶作用，然而先天缺乏唾液澱粉糖化酶者，澱粉亦可消化，口腔內的咀嚼時間並不長，所以唾液澱粉糖化酶不被認為對消化是不可缺的。澱粉的消化，主要由胰液中的澱粉糖化酶來執行，其最適酸鹼值為6.6至6.8，其作用與唾液中的澱粉糖化酶相同，可將澱粉鏈α-1,4結合切成二分子，生成麥芽糖與葡萄糖。這麥芽糖由麥芽糖酶（maltase）與異麥芽糖酶（isomaltase）分解成麥芽糖與葡萄糖，這雙醣類再受到小腸黏膜上皮細胞的細胞膜中的雙醣分解酵素的消化，分解為單醣，由單醣輸送擔體輸送通過膜，則麥芽糖由麥芽糖酶、異麥芽糖由異麥芽糖酶，分解為二分子的葡萄糖；蔗糖則由蔗糖酶（sucrase）分解為葡萄糖與果糖，乳糖則由乳糖酶（maltase）分解為葡萄糖與半乳酸（lactose）然後吸收。

二、脂質

　　食物中的脂肪大部分為三酸甘油酯（triacylglycerol；中性脂肪），胰臟脂肪酶將結合中性脂肪的1與3位置的脂肪酸的酯結合，留下2位置的脂肪酸生成2-單酸甘油酯，中性脂肪的一部分會完全加水分解為甘油與3分子脂肪酸而被吸收，也有不被加水分解，而以三酸甘油酯的狀態形成脂肪球，直接由黏膜吸收。

　　膽汁酸與鈉離子、鉀離子結合成為膽汁酸鹽（bile salt），人體一天可生成20至30公克的膽汁酸，這些會與2-單酸甘油酯、脂肪酸、甘油、膽固

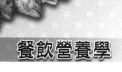

醇、卵磷脂等混合，將脂肪乳化成小滴，成為微膠粒（micelle）的小脂肪球，微膠粒在水中分散，通過腸絨毛的刷子緣的表面，到達吸收細胞的表面，被破壞吸收，此時膽汁酸鹽的90％由迴腸吸收，經過門脈回到肝臟，作為二次膽汁酸鹽被再利用，這稱為腸肝循環，一天循環六至十次，一天約有500毫克膽汁酸由糞便排出去，但這是重要的膽固醇排泄路徑。

三、蛋白質

食物中的胺基酸幾乎都以蛋白質的型態存在，但蛋白質幾乎不會直接被吸收，由蛋白酶（protease）分解為雙肽（dipeptide）、寡肽（oligopeptide）或胺基酸被吸收。

蛋白質首先由胃蛋白酶（pepsin）分解為多肽（polypeptide），但反應比較慢，又在胃中的食物並不均勻混合，就送至小腸，所以酸鹼值也無法低到胃蛋白酶的最適反應值，因此實際上蛋白質在胃中，其消化的效果並不大。

因此，部分被消化的食物塊，即在十二指腸中被膽汁酸鹽或胰液中的碳酸氫鈉的陽離子所中和。又在食物塊刺激十二指腸時，促胰液肽、催胰酸激素（pancrozymin）等激素的分泌，胰液中的蛋白質分解酵素有胰蛋白酶、胰凝乳蛋白酶、羧肽酶，蛋白質幾乎都會被這些酵素消化，其他尚有對彈性蛋白（elastin）作用的彈性蛋白酶（elastase）等特殊蛋白質分解酵素的分解。

最近有新知認為肽（peptide）比胺基酸在小腸內的吸收速度高，或以胺基酸的型態卻無法吸收等說法。

四、食用纖維

在食物成分中，不被消化酵素所消化的成分，總稱為食用纖維。食用纖維中，量最多的是含在植物細胞壁的成分，營養價值幾乎為零，但食用纖維可發揮各種功用，其營養的意義重新被重視。最近，食用纖維被報告對動脈硬化、心臟疾病以及大腸癌的預防很有效。關於食用纖維請參閱第五章第一節「碳水化合物」。

第三節　消化激素

消化液分泌或消化管的運動，都由消化管本身所分泌的激素來調節，其具代表性者如**表3-1**。現在，從消化管已發現二十種以上的肽激素（peptide hormon）。近年來，其中有很多種激素不只是對消化管作用，有些報告指稱其具有腦神經的生理活性。

表3-1　主要消化管激素

激 素	主要生產器官	特 性	主要作用、分泌的調節
促胃酸激素（gastrin）	胃	有幾種分子，最大者由三十四個胺基酸所成的肽，最小者由四個胺基酸所成的肽也保持其活性。	促進胃液的分泌，由蛋白質或胺基酸來促進激素的分泌，刺激迷走神經，也促進分泌。
促胰液激素（secretin）	小腸	由二十七個胺基酸所成的肽。	促進胰液的分泌，酸會刺激這酵素的分泌。
激膽囊素（cholecysto-kinin）	小腸	由三十九個胺基酸所組成的肽，另外有由三十三個胺基酸所成者，具有八個羧基末端胺基酸也有活性。	縮收膽囊，促進膽汁的分泌，也促進胰液的分泌，脂肪或蛋白質會刺激激素的分泌。

第四節　消化吸收率

消化吸收率可做為攝取營養素被消化的程度指標，以蛋白質為例，攝取食物蛋白質中氮含量與不被消化而在糞便中排泄的氮含量，加以測定後，以下列公式加以計算。

　　表面消化吸收率＝（攝取成分量－糞中成分量）／攝取成分量×100

攝取的氮大部分為蛋白質的氮，所以蛋白質的氮含量大致都一定，因此蛋白質的消化吸收率可以用上述公式加以計算。然而在絕食時，也會有糞便排泄，其中含有內因性氮（endogenous nitrogen）。因此，上述的表面

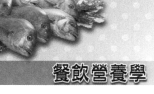

消化吸收率，應該比實際的消化率低，所以真正消化吸收率要校正內因性氮，便要把無蛋白質攝取時的糞中氮，從上述扣除掉，再按下列公式加以計算。

蛋白質的真消化吸收率＝〈攝取氮量－（實驗時攝取的糞中氮量－無蛋白時攝取的糞中氮量）〉／攝取氮量×100

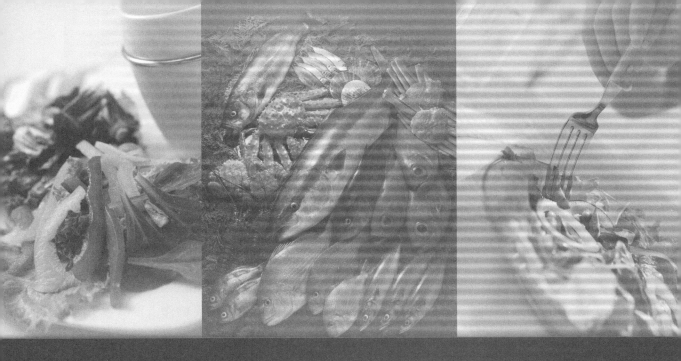

第四章　營養與生體防禦

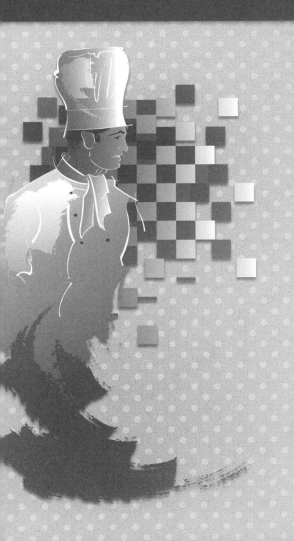

- 食物過敏
- 營養與免疫學
- 防癌——飲食與防癌

第一節　食物過敏

一、食物變成過敏原

　　過敏症（allergy）是異物侵入體內時，要將其排除的反應異常地作用而破壞體內組織或器官的現象。例如眼睛或鼻子有異物侵入時，會流眼淚、打噴嚏而將其排出體外，但這反應若過度強烈，如僅少量花粉侵入即不停地打噴嚏，或不停地流眼淚，這狀態就是所謂過敏症（例如：花粉症）。食物也是侵入體內的異物，某些特定的食物對某些人會成為過敏原（allergen），引起食物過敏症。成為過敏原的主要食物有蛋類、牛乳、黃豆、米、小麥、蕎麥、蝦蟹等。

　　食物過敏症的症狀很多，但最嚴重的症狀稱為過敏性反應休克（anaphylaxis shock），攝取食物後，只要幾秒至三十分鐘，便會發生蕁麻疹、腫脹、呼吸困難、血壓降低等全身症狀，甚至死亡。有食物過敏症的小孩，曾有在學校營養午餐吃了蕎麥麵或含蕎麥粉的點心而死亡的例子。一般看到的症狀是攝取了該食物後，幾分鐘至兩小時內，出現搔癢或腫脹、蕁麻疹等皮膚症狀，腹痛或嘔吐、下痢等的消化器官症，鼻炎、結膜炎、呼吸機能的降低等的症狀。

　　預防食物過敏的方法是訂出過敏原的食物，不要攝取它。然而如剔除廣泛的食品，就會在營養方面出問題。有一段時間，過敏症狀的特異性反應性（atopy）皮膚炎的元兇，被認為是黃豆、牛乳、蛋等食物，所以大幅度地除去這一類食物做為預防。但是如此防範，卻對生長期的小孩的身心有不良影響，現在對過敏原的認定就很慎重，不再輕易訂出除外食物名單。

二、食物過敏症是什麼？

(一)過敏原食品（易引起過敏症狀的食物）

　　日本厚生勞動省規定，食品廠商對產品的原材料有義務標示，或獎勵廠商標示的過敏原的原材料食物，包括小麥、鮑魚、螃蟹、鯖魚、桃子、蕎麥、魷魚、奇異果、黃豆、山藥、蛋、鹽漬魚卵、牛肉、鴨肉、蘋果、乳類、蝦、胡桃、豬肉、明膠、花生、桔子、鮭魚、松茸（洋菇）。

　　除了上述食物之外，尚有米、茱萸、榛子、芹菜、可可亞、腰果、杏仁、胡蘿蔔等被檢驗為可能引起過敏，今後也可能有其他食物陸續被認定為過敏原。

(二)食物過敏症的主要症狀

1.全身：發燒、休克。
2.皮膚：搔癢、濕疹、蕁麻疹。
3.眼睛：黏膜腫脹（充血）、搔癢、發紅。
4.消化器官：嘴唇、舌、口腔黏膜腫瘍，喉頭（嘴內部）的浮腫或搔癢。
5.呼吸器官：咳嗽、呼吸困難、打噴嚏、鼻塞。
6.耳朵：耳漏（耳朵腫脹流膿）。
7.泌尿器官：頻尿、血尿、蛋白尿。
8.神經系統：頭痛、頭暈、行動異常、性格突變。

三、民間有關食物的錯誤傳說

　　民間有關食物的傳說很多都是錯誤的，日本的岩尾裕之與細貝祐太郎編的《食的安全學》（榮大選書，東京，1968）中，指出下列例子：例如關於蛋類「有血絲的蛋黃不能吃」、「繫帶不能吃」，這都是毫無根據的；或者看海藻在海底搖動就聯想到頭髮，而說成「吃海藻頭髮就會茂盛」，又連結到這是由於海藻含有碘的關係。

更有很多關於對身體健康有益的傳說，例如「糙米比白米富於營養」、「醃漬梅對傳染病有效」、「紅色殼的雞蛋較為營養」、「稀飯較易消化」、「水果可以代替蔬菜」、「粗食（攝取非精緻膳食）會增加母乳」、「香菇經過日曬所以有維生素D」、「斷食對身體有益」、「吃米飯會血壓高」、「吃辛辣的食物腦筋會不好」、「魚類的血和肉不能吃」、「攝取熱燙的食物對胃不好」、「糯糬對消化不好」、「喝茶則皮膚會變黑」、「喝醋身體會變柔軟」。這些都由誤會所產生，或只在某些條件下才會發生，所以要好好思考科學上的真偽。飲食是眾人所實行的事情，除非中毒等症狀，錯誤反應並不會即刻出現，因此不要被別人的說法誤導。在附錄八有農民曆封底等常見的食物相剋中毒圖解，僅供參考。

四、如何預防食物過敏症

食物是頻繁侵入人體的異物，沒有建立好免疫機能的小孩，容易引起食物過敏症，所以要實施各種預防。

現在食物過敏症的預防要從母親懷孕時期開始，在懷孕中就讓母親減少攝取成為過敏原的食物，以防止胎兒吸收過敏原（但不是這樣就可完全預防小孩的食物過敏症）。又輕易地限制食物，就會引起營養問題。其次為從斷奶時到幼兒期的飲食，據日本厚生勞動省製訂的手冊，可能成為過敏原的食物，儘量年長一點才開始攝取。這表示等消化吸收能力發達以後，比較不會發生過敏症，所以延後慢慢攝取讓其習慣。

然而並不是如此預防，就能對所有過敏原加以防治。又小麥或黃豆等也多被用於加工食品，所以並不能看了食品就可判斷有無含有過敏原原料。因此，自二○○一年四月起，日本規定加工食品有義務在標籤上表示，其所含過敏原的原材料名稱。要表示者有蕎麥、小麥、米、黃豆、蝦或蟹等甲殼類、魷魚或鯖魚等的魚貝類、蛋類、牛奶、蜜柑、胡桃。

不使用過敏原食物的替代食品也急速被開發出來，也出現不使用黃豆的醬油、味噌、豆腐，以米做成的麵包或點心，低過敏原米等。不論那一種，這些食品都比普通食品價格昂貴，但已造就與非過敏症小孩所吃的一樣的食品了。

五、過敏原蛋白質

做為機能性食品，能增強對人體有益成分的例子甚多，另一方面，將此有害成分除去，也是製造機能性食品的重要手段。

引起過敏的成分米過敏原蛋白是水溶性蛋白質，它不成顆粒狀而廣泛存在於胚乳部分。

最近對於合成這過敏原蛋白質基因的抗過敏原（antisense）抑制生成的研究，已在進行中。由食品化學的方法，以酵素將這過敏蛋白質加以分解成低過敏原米的製造技術，也被開發，並由日本政府認可為機能性食品的第一號。另外，據稱米的過敏會由球蛋白（globulin）所引起，所以要將其除去做成適合過敏症的人食用。

六、食物過敏的對策

1. 多食用能減輕過敏症狀的食品：例如含n-3多價不飽和脂肪酸EPA、DHA的沙丁魚、秋刀魚，含抗氧化物質、維生素E、類黃酮的茶，含雙叉桿菌、乳酸菌的酸酪乳，這些食物都具有抑制食物過敏症狀的效果。
2. 替代食物：由加熱、酵素等破壞過敏原，或將其除去的食品，如肽牛奶（以酵素分解牛奶蛋白質），不使用黃豆的醬油、味噌，低過敏原米（將過敏原的球蛋白除去者）。
3. 有時過敏原並不限於一種，例如某人對牛奶過敏，改以豆漿替代牛奶，結果誘發他對黃豆過敏。
4. 有很多具過敏原的食品卻是營養上不可或缺的，若輕率地排除而拒食，很容易導致營養不良，最好先接受醫師的診斷，確認什麼是過敏原及如何對應。

七、過敏性食物中毒

吾人不會去攝取腐敗食物，除非特別的食物，如豆腐或某些民族故意

使魚類、肉類腐敗後再食用，但有些食品看不出有無腐敗，攝取後才會引起中毒症狀。此類腐敗菌引起蛋白質分解成胺基酸後，產生過量的醯胺類，尤其是組織胺（histamine），常因誤食而產生過敏症狀。此中毒症狀，快者五分鐘，慢者三至五小時，就會出現眼睛與嘴唇周圍及耳朵邊緣有灼熱感、呈紅潮，進而上半身或全身出現紅斑、頭痛、噁心、嘔吐、下痢、發燒等症狀，症狀大都在十小時內消失而復元，但也有再延一段時間才能康復者，但並無嚴重到死亡的病例。

防止過敏原及污染方法包括：

1.注意各種食物的特性及其保藏方法，最重要的是要充分冷藏，低溫不但可抑制微生物繁殖，亦可減低化學反應速度。
2.儘量不吃貯藏不宜及易腐敗的食物。
3.不吃已腐敗或感覺不對的食物。如食物的色香味不對，則不要因丟棄可惜而勉強食用。
4.不要削去腐爛部分而食用。已發霉或腐敗的食品，不要只削去或切割腐敗部分再食用，有毒成分不會只停留在腐爛部分，而可能擴散至其他部分。

總而言之，保持食物、容器、人體及環境的清潔；其次迅速處理生鮮食物及調理，剩餘食物要迅速處理；最後要注意冷藏、冷凍及加熱溫度。

 # 第二節　營養與免疫學

從病毒至人類，所有的生物所具備的特性是「生體的恆常性與物種的保存」，個體的恆常性的維持要不斷的適量確保構成生體所需要的營養成分，並要不斷反覆進行物資代謝與熱量轉換。

另一方面，如有異物侵入而擾亂恆常性時，個體會驅使其可能的防禦網以維持個體的恆常性，因此補給營養素所構築的生體與保全生體防禦的個體，可說是維持生命體不可或缺的成分。

一、生體防禦構造

感染現象是在自然界的宿主（host）與寄生體（parasite）兩個生命系的相互作用的動相平衡，兩種生命體都同樣地努力維持個體的恆常性與保存種屬的生命。

很多時候，在兩個生物間都保持平衡狀態，例如在體內存在的貢獻生理功能的多種常在菌類，都維持兩者的恆常性與種屬的保存。如寄生體變成病原體，而比宿主占有優越地位時，即宿主會發病；相反地，如宿主站在優越地位，就會排除寄生體，生體防禦就會成立。

二、單一營養素過剩或不足與生體的防禦

人的營養異常狀態常常是非單獨的營養素缺乏或過剩所引起的，因此對單一營養素缺乏所做的動物研究較多，自維生素C大量投給以增強抵抗性被提倡以後，阻止腫瘤增殖的實驗即不斷進行，但尚不能得到其結果的一致性見解。關於維生素A，最近其對發癌的啟動因子（promoter）有抑制效果的視網醇（retinol）受到注意。

關於微量營養素，對於鐵、鋅的研究則頗有進展，所以比較其他無機成分有了多方面的闡明。

對於脂肪酸的問題，反而對過剩所引起的障礙為對象的研究引起興趣，過量的膽固醇會帶來淋巴球或顆粒球膜表面的脂肪（lipid）層的變化。飽和脂肪酸的過量對某種抗原的抗體反應，阻礙對分裂誘導的淋巴球反應；不飽和脂肪酸的過量卻對淋巴球、顆粒球的功能顯現阻礙作用，抑制延遲過敏反應等，帶來各種反應的變化。其詳情因太過專業且遠離本書的範圍，所以請參閱生理的參考書。

第三節 防癌——飲食與防癌

現在台灣的死亡原因一直以癌症為最高，日本也自一九八一年以來，其死亡原因以癌症為首，而且年年增加，到了一九九五年竟達到二十六萬三千三百零二人（據日本厚生省調查），即日本四人中有一人因癌症喪命。癌症死亡者急增的原因是平均壽命延長，老人增加的結果，如考慮四十歲以上者，其疾病以癌症為多，則可知這是必然的結果，在實驗上，也證明隨著年齡的增加，細胞也易癌化。

從另一個角度來說，在肺結核為不治的傳染疾病時，在罹患癌症以前，很多人都因其他疾病喪命，另一方面現在的日本人為世界最長壽的國家，相對地卻要面對癌症這個強敵。換句話說，為了過著健康且長壽的日子，需要積極預防癌症。

人們罹患癌症的原因很多，而遺傳的影響，現在卻被認為只占1％至2％，80％以上的原因在於環境因素，如食物或香菸、紫外線、空氣污染等，在我們生活的環境中，隱藏著許多發癌物質等的危險因子，其中最要注意的是食物。根據以美國人為對象的研究報告中，食物是癌症危險因子的第一位，與食品有關的癌症，男性為40％，女性為60％。

在我們身邊有數千種的發癌物質，其強度有一百萬倍的差異，從每天以大概一大碗的分量連續食用十至三十年，就會致癌的微弱者，到僅僅1克就可致癌的很強烈者。然而說起發癌物質，有成為癌芽的「致癌發動物質」（初發因子：initiator）與將癌芽育成為熟癌的「致癌促進物質」（促進因子：promoter）兩種。首先由「致癌發動物質」作用，再其次的階段由「致癌促進物質」接手，如此始成為癌。如二者缺一，無論那一種存在都不會成為癌。

在一九七〇年代，「致癌基因」（oncogene）的存在被究明後，更明瞭有趣的事實，即我們的身體由大約六十兆個細胞所組成，但出乎意料的是，其每一個細胞都與生俱有「癌基因」，這表示所有人都帶有「癌種」。

　　這「癌基因」都在深睡中，不會活動，但是當「致癌發動物質」開始作用後，就會清醒過來，引起細胞的突變，帶領細胞進入癌化的路。在這階段所生成的只是「癌的芽」（潛在的腫瘍細胞），還不能成為真正的癌細胞，此時身體防衛系統的免疫機能會有作用，如同病原菌或病毒可將其擊毀。據說，事實上，我們的身體每天都有「癌的芽」生成。然而在此，如有另一發癌物質「致癌促進物質」出現的話，情形就大為不妙了，「致癌促進物質」會加入「癌的芽」細胞中，助它一臂之力，促進其癌化，如此則瘋狂的帶基因情報的細胞會開始暴走，任意的又無止境的增加，把其他正常的細胞加以破壞，轉移到全身，這就是真正的癌了。

　　要以食物預防癌症，知道什麼食物含有發癌物質很重要，但若太拘束，就什麼東西都不能吃了，不如將發癌性削弱或消除，積極努力預防才是上策。

　　削弱發癌性的膳食方式：

1. 一天三餐攝取營養平衡的膳食：有規律地一天三次攝取營養平衡的膳食，提高身體的抵抗力，全力摧毀「癌的芽」的機能。

2. 儘量組合多種食物：不要喜歡就繼續食用同一種食物，如此就可能大量攝取發癌物質。由分散危險的意義上，儘量食用多種食物，食物中有抑制發癌物質的作用，具有「解毒劑」的功用者，只要攝取組合的多種食物，就可期待其解毒效果。

3. 充分攝取維生素A、C、E：維生素A含量多的肝臟或烤鰻、蛋黃以及綠黃色蔬果類含有豐富的胡蘿蔔素，可發揮預防癌症的發生，因為這些成分有強化細胞膜，維護細胞免於受到「致癌促進物質」的攻擊，或降低「致癌促進物質」的效力。從免疫學調查也明瞭，經常食用綠黃色蔬菜者，其罹癌率較低。如攝取過量維生素A，則可能發生維生素A過剩症，所以儘量攝取胡蘿蔔素為宜。胡蘿蔔素的代表β-胡蘿蔔素，最近有被報告具有很強的抑癌作用。

含有多量維生素C的蔬果類或含有多量維生素E的黃豆或植物油，可減低「致癌發動物質」，或結合於強烈發癌物質中亞硝酸胺的原料

的亞硝酸鹽，阻止亞硝酸胺的形成。維生素C更能直接抑制癌細胞，或抑制腸內細菌生成發癌物質。

4. 攝取充足的食用纖維：食用纖維具有吸附發癌物質，而將其隨著糞便排出體外的作用，又可防止便秘，增強腸內細菌叢的有益菌，所以有助於大腸癌的預防。

5. 多咀嚼：唾液中含有的過氧化酶（peroxidase），與消除各種各樣的發癌物質的毒性有很深的關係，要讓唾液多量分泌，則要多咀嚼，由於多咀嚼，唾液會與食物完全混合，提高消毒的效果。

6. 一定要做好調理的準備工作：調理的準備工作，如剝皮、漂水、預燙、除澀、浸於醋液、汆燙、除肥油部分、浸泡於高湯、味噌、食用油等，不但可改善菜餚的風味，也去除發癌物質的效果。不怕麻煩，不省掉這些手續，才能做出美味且安全的膳食。

7. 不要攝取過多油脂：據醫學調查，脂肪攝取量多的國家，其大腸癌、乳癌的病患愈多，不但要注意動物性脂肪，也要注意不要攝取過多植物性脂肪。

8. 要儘量控制鹽分攝取量：食鹽本身無發癌性，但攝取過量即會溶解掉保護胃黏膜的黏液，讓胃壁成為無防備狀態，幫助癌的發生，或因胃黏膜的細胞癌化，促進其發育。雖然控制鹽分，如以甘味或辣味調成濃味時，就不會感覺鹹味不夠了。可使用高湯調味料或辣椒等的香辛料，在調味時加以變化就可。

9. 巧妙地攝取牛乳、乳製品：牛奶或乳製品對胃癌、食道癌等消化器的癌症有預防效果，因為從疾病上已明瞭，攝取較多牛奶或乳製品者較不攝取者，其罹癌率較低，尤其是小孩時期的膳食生活對胃癌的發生率有很大的關聯，小孩應從小就養成攝取牛乳或乳製品的習慣。

10. 太燙的食物要等稍冷後才食用：熱得會燙的食物會傷及胃或食道，造成易罹患癌症的狀態，例如日本奈良縣、和歌山縣、三重縣的住民中患有食道癌的人頗多，被公認為和這地方民眾喜歡食用熱茶粥的習慣有關，燙熱的食物偶爾攝取就可。

防癌效果有限，維生素補充劑恐白吃了

小心別白吃了！一天一錠維生素補充劑的神話，似乎正逐漸被打破。

許多女性與中老年人用來保健的維生素E與C補充劑，繼被發現對預防心血管疾病沒有幫助後，最新研究又發現，對於預防癌症似乎同樣無效。

全球有相當多的民眾每天服用維生素補充劑，希望能預防慢性病，但從來沒有嚴謹的長期隨機研究，來檢驗這些維生素補充劑的預防效果，不過，最近在美國馬里蘭州所舉辦的美國癌症研究協會的第七屆國際年會中，一項由美國波士頓百萊翰婦女醫院研究團隊發表的研究報告，提供了部分解答，由於是罕見的大規模追蹤研究，結果受到各界重視。

該研究資料庫來自醫師健康研究計畫（Physicians' Health Study II），共計有一萬四千五百名、五十歲以上的男性醫師參與此研究，服用受試者被隨機分為兩組，一組服用維生素E或C，另一組則服用安慰劑，受試者不知自己服用的是那一種，從一九九七年起追蹤至今，結果顯示，維生素E與C在預防各種癌症上都看不到效果。

「經過近十年的追蹤研究後，沒有證據支持服用維生素E或C補充劑有助預防癌症。」美國波士頓百萊翰婦女醫院副教授沙索說，雖然這兩種補充劑看不出有任何好處，但也沒有造成危害。

過去有些研究認為，服用富含維生素E與C的食物，可以降低罹患癌症的風險，但這項研究則證實，從天然飲食中攝取與吃維生素補充劑是兩回事。共同研究者蓋西亞諾表示，維生素補充劑無法提供均衡天然飲食的保健功效。

沙索表示，此一發現相當重要，因為過去幾乎極少有這樣的研究去測試維生素的功效，而綜合維生素補充劑的保健功效相關研究，目前還

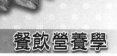

在進行中。

　　事實上，維生素E與C補充劑對預防心血管疾病無效的論文，不久前已發表在權威的美國醫學會期刊JAMA。

資料來源：王昶閔，《自由時報》，1980年11月。

在一九八○年十一月《自由時報》有上述的報導，茲將其轉載。依編著者的意見，在前面提及攝取維生素A、C、E對防癌有利，此編報導卻剛好相反，完全給予否定。編著者不加以評論，待讀者及有識者自行判斷。

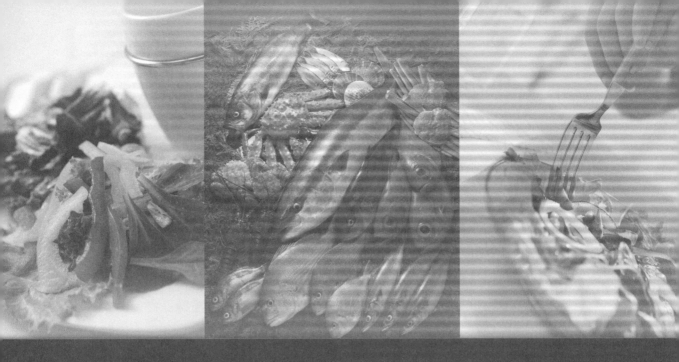

第五章　營養素

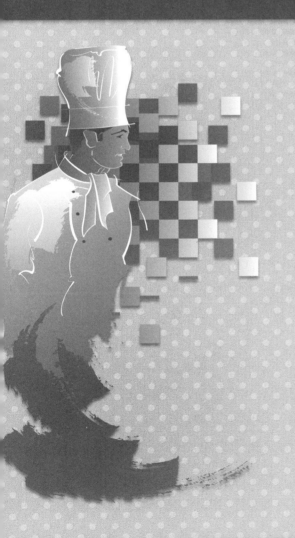

- 碳水化合物
- 脂質
- 蛋白質
- 維生素
- 礦物質
- 水
- 酸性食品與鹼性食品

第一節　碳水化合物

　　碳水化合物又稱爲醣質，因爲其含有碳、氫、氧三種元素，而其中氫與氧的比例是2：1，剛好與水分子中的氫與氧的比例相同，所以如此稱呼。我們經常食用的澱粉、蔗糖、葡萄糖等都屬於醣類。在我們所攝取的營養素中也以醣類占最多。亞洲人以米或雜糧、薯類等爲主食，歐美人士卻以麵粉與馬鈴薯爲主食，其他地區則以玉米與薯類（甘薯、芋頭、馬鈴薯等）爲主食。這些食品的主成分就是澱粉，連同蔗糖及其他醣類合起來，供給我們所需熱量的大部分。

　　因爲澱粉等產量豐富且便宜，所以是最重要的營養素。如果醣類攝取量不夠，我們勢必由其他營養素，如蛋白質或脂質來補充。然而蛋白質雖然其供給熱量與醣質幾乎相等，但價錢卻較高，其在體內新陳代謝也因太多而會呈不正常狀態。油脂類價錢也高，且攝取量太多會產生酮體（包括丙酮、醋醯乙酸、β羥酪酸），體內酸鹼度趨於酸性，會引起身體不適。

一、醣類的種類

　　不必經過消化就可以直接吸收的醣類，稱爲單醣類，其中呈甜味者即以「糖」稱呼，然而最重要的所謂含有六個碳的六碳糖爲最多且最重要，如蔗糖、果糖、半乳糖。另有木糖、阿拉伯糖等，這些五碳糖在食物中含量較少，有些不能被人體所利用，但像木糖醇反而因爲這特性，則雖然有甜味卻不能被人體所利用，也不被微生物所利用，而做爲無熱量的甜味劑，被利用做爲糖尿病患者的甜味料，或做爲不會引起蛀牙的口香糖原料。

　　由兩個單醣組成的醣類稱爲雙醣類，包括蔗糖、麥芽糖、乳糖。由幾百個，甚至幾千、幾萬個單醣組成的醣類便稱爲多醣類，除澱粉以外，尚有肝醣及澱粉的部分分解物糊精等。另有完全不被人體所消化的纖維素及只一小部分可利用的果膠、洋菜等海藻類；所謂食用纖維等也屬於多醣

類。

二、纖維素與食用纖維

如前所述，纖維素爲醣類的一種，然而在食品成分表所表示的醣質是由計算出來者，這是由下列公式所算出。

$$醣質（\%）＝100－（水分＋蛋白質＋脂質＋灰分）$$

這表示醣質除了一部分以外，都非直接定量出來的，是以100克扣除水分、蛋白質、脂質、灰分的總量所剩下來表示。食品所含的碳水化合物，如果都是澱粉或葡萄糖，就很容易定量，但實際上，食品所含的碳水化合物的內容是多醣類、寡醣類，爲多種多樣，對其構成的碳水化合物，要正確地加以測定，則頗爲困難。

近年來，在營養上受到注意的食用纖維（dietary fiber），在食品成分表上所表示的纖維，跟其實際成分有相當的差異。食用纖維依聯合國的農糧組織（FAO）的報告，則定義爲「由人類的消化酵素無法消化的多醣類與木質素（lignin）」，一般食品成分表卻是定義爲「由人類的消化酵素無法消化的食物中的成分的總和」。一般的食品成分表所列的纖維是將試樣以稀硫酸溶液及稀氫氧化鈉溶液，依順序加熱處理後，所留下來的殘渣的有機成分，已失去半纖維（hemicellulose）及部分纖維，其內容與實際有很大差異。食用纖維的定量法，尚無確定方法，但據日本在一九九二年的調查，在日本的食物中的食物纖維成分表，這兩種成分經分析，結果頗有差異（如**表5-1**），大概可以說，「食用纖維」比「纖維」多三至五倍。

三、醣類的化學

澱粉是植物利用太陽光的能量，由水和空氣的二氧化碳，經過葉部的葉綠素等觸媒所合成，儲藏在根莖部或果實的主要醣類營養素，澱粉的基本構成單位是葡萄糖。不同植物所合成的澱粉，由於其合成的葡萄糖結合排列方式不同，大小不一而顯示不同的型態與特性。例如其葡萄糖排列爲

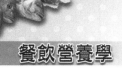

表5-1　四訂日本食品標準成分表（1982）所示的纖維含量與日本食品食用
纖維成分表（1992）的數值比較

食品名稱	一般食品成分表	食用纖維成分表		
		水溶性（克）	不溶性（100克）	總量
小麥				
粗小麥	2.1	0.54	9.84	10.38
高筋麵粉	0.2	1.20	1.53	2.73
吐司	0.1	0.40	1.89	2.29
米				
糙米	1.0	0.98	2.37	3.35
精白米	0.3	0.03	0.80	0.83
白米飯	0.1	0.02	0.42	0.44
蕎麥				
全蕎麥麵粉	1.0	0.82	3.50	4.32
蕎麥麵	0.3	0.99	1.73	2.72
蒟蒻片	0.1	0.07	2.10	2.17
馬鈴薯（生）	0.4	0.12	1.01	1.13
芋頭（生）	0.5	0.46	1.42	1.88
板栗（生）	1.0	0.39	4.45	4.84
花生（生）	3.0	0.27	6.86	7.13
浦瓜（乾）	8.7	6.78	23.31	30.09
蘿蔔（生）	0.6	0.37	0.84	1.21
竹筍（生）	0.7	0.22	2.96	3.17
鳳梨（生）	0.4	0.13	1.39	1.52
蘋果（鮮）	0.5	0.33	1.01	1.34
香菇（鮮）	8.9	2.09	40.42	42.51
松茸（鮮）	0.9	0.26	4.42	4.68
海帶（乾）	3.3			27.06
海菜	0			80.87

資料來源：科學技術廳資源調查會（1992），「日本食品食物纖維成分表」。

直線狀者為直鏈澱粉（amylose），黏性低，即所謂「在來米」（秈米）的主要澱粉。如排列多為分枝即稱為枝鏈澱粉（amylopectin），煮熟後黏性高的糯米所含的主要成分。蓬萊米則枝鏈澱粉含量較多（約80%），其餘為直鏈澱粉，所以黏性比在來米高。

　　生澱粉的葡萄糖排列整齊又密集，不易消化。加水煮熟後就呈糊狀，容易被消化吸收，稱為α澱粉；相反地，不經過煮熟的就稱為β澱粉，所

以冷飯比熱飯味道差，再加熱還可以恢復黏性，變成 α 澱粉。但是如餅乾類產品，在加熱同時促使大部分水分逸去，即可保持 α 澱粉的狀態。因此這種現象，稱爲澱粉的老化現象，跟澱粉的水分含量、儲存時間與溫度、酸鹼值等有關。

雙醣類的蔗糖由葡萄糖與果糖結合而成，是日常使用量最多的醣類。雙醣不但賦予甜味，也是我們所攝取的熱量的主要來源。相反地，蔗糖因爲是蛀牙的原因而被忌諱，也是糖尿病者所不能食用者。部分學者認爲攝取過多時，血脂肪量會提高，也會使人因血糖增加而失去食慾。

奶類所含乳糖由葡萄糖與半乳糖結合而成。這可由腸內乳酸菌利用而產生乳酸，促使腸內酸度增加而有利於鈣質的吸收。東方人與黑人長大後，約有三分之二的人，腸液中乳糖分解酶不足，所以會引起腸內發酵增強而腹痛或下痢（即所謂的乳糖不耐症）。

麥芽糖爲兩分子葡萄糖結合而成，是澱粉、肝醣或糊精分解時的中間產物，也存在於麥芽中。

雙醣類的熱量爲每公克3.9大卡，比單糖的3.7大卡稍高，但比多醣類的4.2大卡稍低。

表5-2 醣類之分類

1.單醣類：
　(1)三碳醣。
　(2)四碳醣。
　(3)五碳醣：核糖、阿拉伯膠糖、木糖醇。
　(4)六碳醣：葡萄糖、果糖、半乳糖、甘露糖。
2.雙醣類：
　(1)蔗糖。
　(2)麥芽糖。
　(3)乳糖。
3.寡糖類：由二至十個單糖分子脫水縮合所成的直鏈狀或分枝狀聚合物，如水蘇四糖（stachyose），由一分子果糖，二分子半乳糖，一分子葡萄糖所成。
4.多醣類：
　(1)澱粉。
　(2)肝醣。
　(3)木纖維質。
　(4)半木纖維質。

纖維素及食用纖維則如前述，可促進腸管蠕動，預防便秘，等有利於健康。

四、甜味物質的甜味度

甜味物質的甜味度通常以蔗糖的甜味度為標準（甜味度1.0），數值愈高，表示愈甜。各種甜味物質的甜味度詳見**表5-3**。

五、神奇果

神奇果（miracle fruit, miralin）是西非產的一種深紅色果實，長2至3公分，呈眉毛形，會將酸味變成甜味，當地人在喝酸味酒之前，先吃這果實，則酸酒會變成甜酒。

會產生這種作用的物質是味覺變化蛋白質，分子量4,400的高分子蛋白質，據研究，這蛋白質含有阿拉伯膠糖與木糖醇的糖分，但蛋白質本身並不甜，這蛋白質含在口中三分鐘，再以水漱口，也可保持三小時以上有效。又酸味物質，不管是檸檬或酸梅，其酸度愈強愈會感覺甜，酸味以外的甘味、鹹味、苦味均無效。

表5-3　甜味物質的甜味度

甜味料	甜味度
葡萄糖	0.70
果　糖	1.20
蔗　糖	1.00
麥芽糖	0.50
木糖醇	1.00
山梨糖	0.50-0.60
果寡糖	0.30
棉子糖	0.22
麥芽糖醇	0.60-0.95
赤藻糖醇	0.70-0.85
寡半乳糖	0.30
甜菊糖	200-300
甘草素	150
索馬甜	2500-3000
阿斯巴甜	180-200
羅漢果	300

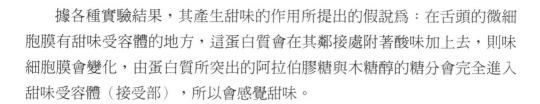

據各種實驗結果，其產生甜味的作用所提出的假說為：在舌頭的微細胞膜有甜味受容體的地方，這蛋白質會在其鄰接處附著酸味加上去，則味細胞膜會變化，由蛋白質所突出的阿拉伯膠糖與木糖醇的糖分會完全進入甜味受容體（接受部），所以會感覺甜味。

六、抗性澱粉

最近不在體內分解、吸收的抗性澱粉（resistant starch）因具有降低膽固醇或預防糖尿病的機能性，而受大眾重視。米也含有抗性澱粉，而在直鏈澱粉中含量較多。

七、發芽米（米的其他機能性成分）

將米的胚芽保持在高溫高水分狀態，則會蓄積多量 γ 胺丁酸（gamma amino butyric acid, GABA），由老鼠的實驗，可能期待此成分對預防高血壓的效果。

發芽糙米據報告對改善便秘、降低血中膽固醇有效，且藉由類澱粉（β-amyloid）改善老人癡呆，降低血中膽固醇。

對精白米接種紅麴菌製成紅麴，則有較低血壓，抑制黑色素。此外，從青稻發現具有除去活性氧的SOD或過氧化酶，具有抗氧化功能的維生素C以及對改善持久的二十八醇（octacosanol）等機能性成分。

專欄

膳食纖維的新來源

大家都知道，燕麥麩是一種膳食纖維的來源，現在椰棗、胡蘆巴、馬齒莧、甘薯葉正在興起，被當蔬菜食用，因為它們含有益人體的特性而進入新興的膳食纖維行列。

在二〇〇八年的食品科學學會（IFT）的年度會議和食品展中，幾位科學家和商界領袖召開會議，討論膳食纖維的功能與新來源。

位於加拿大薩斯喀徹溫省的Emerald Products公司總裁Cal Kelly提到：「這些新來源為食品工業開創了絕佳商機，消費者都知道，膳食纖維對人體是有益的，也因此我們需要吃更多的膳食纖維，該公司種植和生產豆類及胡蘆巴做為膳食纖維新來源。」

纖維藉由飽食感來幫助調節食慾，它可促進腸道的健康和調節血糖。此外，纖維降低低密度脂蛋白（壞膽固醇），增加高密度脂蛋白（好膽固醇）。纖維也在增進食品的質地、提供穩定性和取代脂肪等功能上扮演一定的角色。

在阿拉伯聯合大公國地區，椰棗是日常飲食的一種重要材料，其果實纖維在烘焙食品中扮演討喜的角色，所以椰棗種植是被鼓勵的，用椰棗纖維取代10％至30％的麵粉所製作的麵包、餅乾、鬆餅與完全使用麵粉製作有相同的口感，且更健康。Isameldin Hashim博士指出，使用更多的椰棗纖維，麵包的體積也隨之變小。

阿拉巴馬州的Tuskegee大學食品科學系的Norma Dawkins博士指出，馬齒莧這種綠色植物為地中海居民常見的食物；但對西方人較陌生。它含大量膳食纖維、Omega-3脂肪酸和植物化學物質。若以膳食纖維含量來看，它已超過其他綠色蔬菜，如綠色萵苣和菠菜等。

Dawkins的研究指出，甘薯葉及一部分的藤與馬齒莧的膳食纖維含量相當，且能提供維生素B和β-胡蘿蔔素。馬齒莧和甘薯葉在減少心臟病和癌症方面似乎有效，但需要更多的研究。

一個全球性的商業諮詢公司的董事Sakharm Patil博士則警告，若提出錯誤的膳食纖維，將會失去消費者。他看到膳食纖維在速食產品的潛力，因為「我們不咀嚼這些食物，我們只是吞下它」。

Sakharm Patil說：「最終，口味將會決定哪一種膳食纖維來源是最成功的。」Cal Kelly說：「在市場上是否會成功，口味是最後的仲裁者。」

資料來源：IFT Newsletter, July 16. 2008.

第二節　脂質

　　現在大家都關心飲食中脂質（油脂）對健康的影響。那麼油脂是對人體有害的食品成分嗎？其實這並不能一概而論。

　　嬰兒所攝取的母乳或牛奶，其所含的脂質占總熱量的一半。雖然奶類的油脂含量那麼高，我們喝奶時並不會覺得很油膩，這是因爲奶類中的油脂爲乳化狀態，成爲小脂肪球存在的緣故。嬰兒出生後經四至五個月的餵乳期才斷奶，開始吃斷奶食物，由此可知油脂在營養上的重要性。

　　雞蛋等蛋類是被認爲營養最高的食物，但可發現其所含熱量的約三分之二爲油脂所供應。這些油脂以均勻的乳化型態存在於蛋黃中，蛋黃所含的成分，可供應小雞（或鴨）胚胎經孵化後育成小雞（或小鴨）所需要的所有營養分，由此可知脂肪（油脂）的重要性了。

　　嬰兒身體小，生理機能仍然未完全發達，但是爲了快速生長，其熱量需要量卻是成人的兩倍以上，如果要以醣類及蛋白質來供應，因這兩者每克只能供給4大卡，所以食量必須很大，對消化機能尚未發達的嬰兒是一個很大的負擔。因爲油脂類每公克可供9大卡，所以可減少食物的體積。

一、脂質化學

　　一般所稱的油脂，大都是三酸甘油酯（又稱中性油脂），也是一分子甘油與三分子脂肪酸所結合的營養素。習慣上，在室溫呈固體狀的，如牛油、豬油、乳酪等常稱爲脂肪，而在室溫下呈液體狀的，如黃豆油、花生油、麻油等稱爲油。

　　脂肪酸是油脂中最重要的成分，脂質可供給大量熱能，大部分是由脂肪酸所供給的。脂肪酸的種類很多，但都由碳、氫、氧組成，碳數多的長鏈脂肪酸比碳數少的短鏈脂肪酸可產生較多的熱量。

　　脂肪酸可分爲飽和與不飽和脂肪酸兩種，凡是脂肪酸分子內，碳與碳間，均以單鍵結合者稱爲飽和脂肪酸，在脂肪酸的碳鏈中有雙鍵的就稱爲

不飽和脂肪酸，在營養上占很重要的地位。有兩個雙鍵的亞麻油酸，有三個雙鍵的次亞麻油酸及有四個雙鍵的花生油酸等；人體不能自製，必須取自食物，所以稱爲必需脂肪酸。一般認爲成人在飲食中攝取的必需脂肪酸，如果只有飽和脂肪酸的一半或一半以下時，則血中膽固醇含量很容易偏高。

油脂中如果飽和脂肪酸較多，油脂就呈固體狀，相反地，不飽和脂肪酸多就呈液體狀。因此液體狀的植物油含有較多不飽和脂肪酸，動物油則是飽和脂肪酸較多。例外的是椰子油及棕櫚油，雖然是植物油，但其含飽和脂肪酸較多，所以在常溫下也呈固體狀。同樣道理，魚油雖然是動物油，但呈液體狀。

表5-4　各種食油所含脂肪酸不同

		飽和脂肪酸（%）		不飽和脂肪酸（%）		
		棕櫚酸	硬脂酸	油酸	亞麻油酸	次亞麻油酸
動物性	豬油	30	16	41	7	0
	雞油	25	4	43	18	0
	奶油	25	9	30	4	0
	牛油	29	21	41	2	0
植物性	花生油	8	4	53	26	0
	黃豆油	9	2	29	51	0
	玉米油	13	3	31	53	0

表5-5　自然界飽和脂肪酸

中文名	英文名	分子式
酪酸	Butyric acid	C_2H_7COOH
次亞椰脂酸	Caproic acid	$C_5H_{11}COOH$
次椰脂酸	Caprylic acid	$C_7H_{15}COOH$
椰脂酸	Capric acid	$C_9H_{19}COOH$
桂油酸	Lauric acid	$C_{11}H_{23}COOH$
豆蔻酸	Myristic acid	$C_{13}H_{27}COOH$
棕櫚酸	Palmitic acid	$C_{15}H_{31}COOH$
硬脂酸	Stearic acid	$C_{17}H_{33}COOH$
花生酸	Arachidic acid	$C_{19}H_{39}COOH$

表5-6　自然界存在的主要脂肪酸

飽和脂肪酸	碳數	不飽和脂肪酸	碳數	雙鍵數
酪酸	4			
己酸	6			
辛酸	8			
癸酸	10			
十二碳酸	12	棕櫚油酸	16	1
十四碳酸	14	油酸	18	1
棕櫚酸	16	亞麻油酸	18	2
硬脂酸	18	次亞麻油酸	18	3
花生酸	20	花生油酸	20	4

　　不飽和脂肪酸多的植物油，可用化學方法將氫氣附加於碳鏈上雙鍵處，就成為較少雙鍵的油脂，這操作就稱為氫化作用。液態的植物油經此法，就可變成固態或半固態。食品工業上或餐飲學上所使用的人造奶油、烤酥油就是以此法做成。然而氫化油脂，因為在氫化過程中會產生反式油脂，攝取量多則可能會不利健康，而受到消費者的關心。

二、中長鏈脂肪酸

　　中長鏈脂肪酸（medium chain fatty acid）是由八至十個碳所形成的脂肪酸，在棕櫚油、椰子油與乳製品有少量存在。與長鏈脂肪酸（十二至二十二個碳）其代謝循環不同，其消化吸收極優，熱量效果也高，再者不易蓄積於脂肪組織。又在三酸甘油酯的第三碳結合必需脂肪酸，第一與第三碳結合中長鏈脂肪酸的結構脂肪酸，消化容易且熱量低等，可作為醫藥脂質而受到重視。

三、黃豆油的特性

　　黃豆油的主要成分為亞麻油酸，多為不飽和脂肪酸，其亞麻油酸降低膽固醇的作用受到重視，不過也因為黃豆製品或黃豆油因此而容易被氧化，其磷脂質含量也多，大部分為卵脂質。

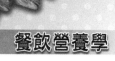

四、油脂的變質

一般來說，飽和脂肪酸在空氣中比較穩定，不飽和脂肪酸卻不然，尤其在高溫且日照下更容易變質。這油脂的變質稱爲氧化或酸敗（油耗味產生）。這變質的油脂，經食用後對健康不利。油炸食品如速食麵或炸馬鈴薯片，如放置不當或太久就易產生油耗味，則爲酸敗現象。

在加工上，常用豬油或黃豆油油炸食物，但以豬油油炸食物較以黃豆油油炸者不容易酸敗。這是因爲豬油較黃豆油中飽和脂肪酸含量高的緣故。據老鼠飼養實驗，餵食變質油脂比較對照組，其生長速度有趨於緩慢的結果。

五、廚房的清潔與食用油的關係

最使家庭主婦傷透腦筋的是廚房的清潔，尤其是抽油煙機的清潔。在祖母燒飯的時代並不使用抽油煙機，但不曾聽到埋怨這種問題。

原因在於從前燒菜都使用豬油，然而後來被媒體報導，動物油爲飽和脂肪酸，易引起心臟疾病，又因油廠的擴大廣告，家庭主婦都改用沙拉油（其實這是黃豆油），因此揮發的不飽和油黏在廚房牆壁、食器等，引起聚合作用，形成不易擦洗的問題。然而在營業用的餐廳爲了香味問題，還是多用豬油、乳油等動物性油脂。

六、炸油的劣化

在食物油炸時，因爲炸油的發煙溫度低於攝氏170度，如在高溫油炸，則油色變深，稠度增加，冒起泡沫，有顯著異味（油耗味），如酸價超過2.5，油內極性物質超過25％時，就會發生變質，不適合食用。

通常如果油溫超過攝氏120度，食品本身所含的澱粉或蛋白質即會產生丙烯醯胺，具有相當毒性，經動物實驗有致癌可能性。丙烯醯胺產生的原因則是含有澱粉質食物經油炸所產生。

速食店被驗出油炸油大都已劣變不堪使用

經衛生署抽查七百零五家餐飲店，有五十二家的油炸油，被檢驗出酸價超過，不合格率為7.4％。

然而衛生署已核准「合成矽酸鎂」即為濾油粉為食品添加物，但使用量限制於2％以下。這是由矽酸鈉與可溶性鎂鹽沈澱反應生成，內含多樣組成物質，不溶於水及酒精，可幫助油脂過濾，其原理類似活性碳，可將劣化的炸油脫色，使用壽命延長。但有人懷疑能否除去有害成分，就需要進一步探討。

根據從速食店驗出食物中含過量砷。魚等食材都含有微量砷、汞等，尤其所謂「大魚吃小魚」，體型愈大者因其食用小魚，所以蓄積的重金屬等物質當然愈多。其中炸油砷量也被檢出1 ppm者。砷除了魚類以外，其他海產、藻類都有，然而有機砷化合物卻對人體無害。

油炸油的砷來源可能與使用不合格的濾油粉，劣質鋼具、食材等有關。

資料來源：《自由時報》，2009年6月23日，B3版。

第三節　蛋白質

構成人體的成分有水分、蛋白質、脂質、醣質、礦物質及維生素，其中含量最多的是水分，約占體重的三分之二，其次為蛋白質，約占體重的15％，具有重要的生理作用的內臟器官、肌肉、血液等，除了水分以外，蛋白質占最大部分。其他，促進新陳代謝的酵素、部分激素（荷爾蒙）、對抗疾病的抗體等，也都是蛋白質。保護身體的皮膚、毛髮以及指甲等，也都以蛋白質為主要成分。

　　蛋白質的英文protein源於希臘字protos，即「第一」、「最重要」的意思。人體如缺乏蛋白質，則不但無法產生防禦及免疫力，更容易感染疾病。在飼養家畜、家禽時，如飼料中缺乏蛋白質，不但影響其生長，其產乳、生蛋量等也會受到影響。

一、蛋白質的化學成分

　　當我們將蛋、肉、牛奶或豆腐等蛋白質吃下後，消化液中的蛋白質分解酵素就把大分子的蛋白質分解為其最基本單位的「胺基酸」。蛋白質要被分解為胺基酸，才會被身體所吸收。

　　現在已知的胺基酸有二十二種，由這些不同種、不同量的胺基酸，以不同方式結合，就生成不同大小及特性的蛋白質。在這二十二種胺基酸中，有十四種可以在體內由別的物質轉變合成，所以稱為「非必需胺基酸」，其他八種無法自行合成者，就必須由食物獲得，而稱為「必需胺基酸」。其名稱如下：

色胺酸（tryptophan）	離胺酸（lysine）
甲硫胺酸（methionine）	酥胺酸（羥丁胺酸）（threonine）
纈胺酸（valine）	白胺酸（leucine）
異白胺酸（isoleucine）	苯丙胺酸（phenylalanine）

　　在非必需胺基酸中有兩種，為酪胺酸（tyrosine）及半胱胺酸（cysteine），須由必需胺基酸合成，所以相當重要。另外還有兩種胺基酸：組胺酸（histidine）及精胺酸（arginine），雖然人體可自行合成，但是不敷嬰兒需要，所以要由食物補充，發育才會更佳，這兩種胺基酸稱為「半必需胺基酸」。但也有人將上述十種全部合起來稱為必需胺基酸。其他尚有下列非必要胺基酸：

甘胺酸（Glycine）	麩胺酸（Glutamine acid）
丙胺酸（Alanine）	絲胺酸（Serine）
天門冬胺酸（Aspartic acid）	脯胺酸（Proline）

　　胺基酸除碳、氫、氧（碳水化合物與脂質亦含有這三種元素）以外，還含有氮爲其特性，所以通常以測定氮的含量再乘以6.25來計算蛋白質含量。

二、蛋白質需要量

　　嬰兒及青春期的青少年生長發育都很快，所以需要多量的熱量與蛋白質。依衛生署訂定成人每天的需要量，對每公斤體重爲1.1克蛋白質，婦女懷孕期，在前半期需要較少，但在後半期胎兒成長快，所以要攝取蛋白質含量豐富的食品，其所需要量要達到70克（一天），餵哺母乳時要更多的蛋白質（**表5-7**）。

表5-7　不同年齡及性別之每天蛋白質需要量

年齡	男女相等（克×體重）	年齡	男（克）	女（克）
0-1月	3.0×公斤	10-12歲	60	60
2-5月	2.7×公斤	13-15歲	70	65
6-11月	2.6×公斤	16-19歲	80	60
1歲	25	成人	65	55
2歲	30	孕婦		
3歲	35	（後半期）		70
4歲	40	哺乳婦		85
7-9歲	50			

註：1.年齡均以足年足月計算。
　　2.10歲以上男女情況不同，所以需要量也不一樣。

三、吃素者的蛋白質營養

　　通常我們都認爲動物性蛋白質比植物性者好，那麼吃素者其蛋白質是否足夠？其實吃素的方式有幾種，第一種是吃全素者，即一點動物性食物都不碰；第二種是不吃肉與魚，但是可以吃沒有受精的蛋，也可喝牛乳，所謂蛋奶素；第三種是只在早餐吃素，或只在農曆初一及十五吃素。這些吃素者以第一種較會有問題，尤其是因爲不吃奶類，而缺乏鈣質及維生素B_2、B_{12}、D等營養素不敷人體所需，尤其是小孩子更甚，而需以鈣片及綜合維生素錠劑來補充，那麼蛋白質營養是否足夠？這就要看其豆類及豆製

品的攝取量了，幸運的是吃素者所攝取的食物中，黃豆製品及麵筋類食品占很大的比例，而且吃素者都以成人為多，所以只要搭配得好，也不至於發生問題。另外，懷孕婦女及餵乳婦女也要注意。

黃豆的蛋白質高達37％以上，所以雖然含硫胺基酸稍嫌不足，但如多攝取或可由麵筋及堅果類製品來補足離胺酸。依據三大營養素的含量，豆類與堅果類可分為三種，第一類是油脂與蛋白質多，醣類少的如花生與黃豆，第二類是蛋白質含量中等，醣類較多，油脂少者，如紅豆、綠豆、豌豆、蠶豆等。第三類是各種成分都少與一般蔬菜相差不大者，如敏豆、荷蘭豆、菜豆等。吃素者可考慮在菜單擬定時做適當的選取。

表5-8　各種食物蛋白質淨利用率

食品	淨蛋白利用率	食品	淨蛋白利用率
牛奶	82	麵粉	52
蛋	90	麵筋	37
牛肉	80	黃豆粉	65
魚	83	馬鈴薯	71
米	57	豌豆	44
玉米	55	甘薯	72

表5-9　幾種食品蛋白質含量

食品名	蛋白質含量	食品名	蛋白質含量	食品名	蛋白質含量
玉米	9.0	黃牛肉（瘦）	18.8	鮮人奶	1.5
白飯	2.8	黃牛肉（半肥）	16.7	脆魚丸	11.7
白米	6.5	鴨肉	21.5	虱目魚	19.2
低筋麵粉	9.0	豬血	4.0	雞蛋	11.1
高筋麵粉	12.0	豬肉（肥）	3.0	烏賊（小管）	16.5
甘薯	1.8	豬肉（瘦）	14.6	旗魚	23.5
豌豆	23.1	鴨蛋	13.0	蘿蔔	0.7
花生米	24.7	鮮牛奶	3.0	菠菜	2.3
黃豆	36.8	全脂奶粉	26.0	木瓜	0.5
豆腐	6.4	脫脂奶粉	35.0	酵母粉	42.8

註：每100克食品所含蛋白質克數。

第四節　維生素

一、維生素的發現

維生素缺乏症自古即有的是壞血症，是從前長期航海的船員最懼怕者。如長期不攝取新鮮的蔬果類，就會發生皮下出血，生成暗紫色的斑點，牙齦或關節、胃腸會流血，甚至於死亡。一七五七年英國的軍醫林渡發現每天食用檸檬、桔子、萊姆等，就可預防壞血病，而發現其元兇就是維生素C，是到了一九七〇年的事情了。

日本人與維生素的關聯是在江戶時代，以白米爲主食後，很多民眾患了腳氣病、雙腳麻痺、易疲倦、食慾差、心臟衰竭而死亡。這病因好久都查不出來，遂被懷疑是否因傳染病所引起。到了明治時代，日本海軍發現白米膳食可能是原因，而採用混合小麥，或攝取麵包，以補充蛋白質而收到消除這症狀的效果。

同時期印尼也多發生腳氣病，而由荷蘭的愛克愛醫師發現，在米糠中含有預防腳氣病的成分，在一八九〇年由日本的鈴木梅太郎教授自米糠中萃取對預防腳氣病有效成分，命名爲Oryzanin，這成分不是純粹化合物（主要成分爲維生素B_1），次年波蘭的芬克也萃取相同成分並命名爲維生素（Vitamin）。如此，腳氣病被確認是由這成分的缺乏所引起的，而後來就稱爲維生素B_1。以後，佝僂病或癩皮病（pellagra）被推測可能由維生素缺乏所引起，並相繼地發現新的維生素。

二、維生素的種類與名稱

維生素的辭源是生命所必需的胺（amine）之意，由波蘭的芬克所命名。之後被發現多種胺類（含氮有機物）以外的化合物也包括在內，所有有機微量營養素全都被稱爲維生素。

有很多研究者逐漸發現新的維生素，因而以英文字母的順序命名。然

而由於後來發現者明瞭與前人所發現者為相同物質，或對動物所需、卻對人體無維生素功效等，所以有些有重複或錯誤者即被取消，而有相當的出入，所以後來不再以傳統字母命名了。

又在發現時，雖然稱為維生素，但後來其化學構造被弄清楚後，就也有以其化學名稱稱呼者。例如維生素C，當加工食品的添加物時，成分表示欄卻以抗壞血酸（ascorbic acid）來表示，就是一例。現在維生素的種類有A、B群（B_1、B_2、B_6、B_{12}、菸鹼酸、泛酸、葉酸、生物素）、C、D、E、K共十三種。

在台灣，從前稱為「維他命」，這是將vitamin以音譯過來，然而現在學術上都改用「維生素」的名詞。

三、為什麼需要維生素？

維生素為食物的成分五大營養素：醣質（碳水化合物）、脂肪、蛋白質、礦物質、維生素之一。醣質或脂肪、蛋白質的一部分為熱量源，蛋白質與礦物質的一部分則被用於人體的構成物質。

相對地，維生素則是為了各種營養素的作用能順利進行，即所謂扮演像潤滑油的功用的微量營養素。在科學上有輔助酵素的功用，所以也可以稱為輔酶（coenzyme）。

維生素種類頗多，各有特殊功用，其中主要的維生素如下：

1. 維生素A能促使在陰暗處保持視力，皮膚或黏膜健康，增加對細菌的抵抗力，不易罹患疾病。
2. 維生素B_1與醣類代謝有關，在其轉換熱量時所需。又可促使腦部或手腳的神經正常作用。
3. 維生素B_2對蛋白質、脂質、醣質等所有營養素的代謝不可或缺。幫助及保護皮膚或口腔內黏膜的發育。
4. 菸鹼酸與維生素B_2相同，與醣質或脂肪代謝有關，具有皮膚或黏膜的發育作用。
5. 維生素B_6與蛋白質代謝有關，具有促進發育或強化生殖機能的功

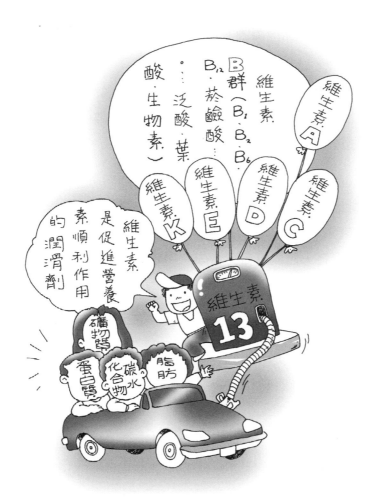

能。

6.維生素B_{12}與蛋白質代謝有關，紅血球或核酸的合成則需要維生素B_{12}與葉酸，維生素B_{12}與泛酸對醣質、脂肪、蛋白質的所有代謝有關，生物素對蛋白質或脂質的代謝有關。

7.維生素C對血管或細胞與細胞之間的膠原蛋白質（collagen）的形成有所關聯。可防止氧化作用，抑制體內形成過氧化脂質。

8.維生素D幫助鈣與磷合成骨骼、牙齒，即對發育正常化有功用。

9.維生素E防止細胞的氧化，過氧化脂質的形成。又能擴張血管，改善血液循環。

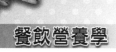

10.維生素K具有血液凝固的重要性。

四、維生素類似物質是什麼

維生素被正式承認的有十三種，但尚有近似維生素功用，幫助維生素的作用者，這些類似維生素者，稱為維生素樣物質。其主要者有：

1. 泛醌（ubiquinone）又稱為coenzyme Q，形成細胞時，細胞所必要的熱量即需要依賴這物質，在人體內可自行合成。
2. 核醣核酸（RNA）：核酸、維生素B_1在體內作用時，形成熱量所需物質。但在人體內可自行合成。
3. 維生素P：蕎麥所含的芸香苷（rutin）或蜜柑皮的桔皮苷（hesperidin）等，具有防止毛細血管或身體抵抗力劣化的功用，也有補強維生素C的作用。
4. 維生素U：高麗菜內含維生素U，具有防止胃潰瘍的功用。為必需胺基酸，是甲硫胺酸的衍生物，平常都不列為維生素。

五、脂溶性與水溶性維生素

維生素類由其溶解特性可分為溶於油脂與水溶的兩種型態。可溶於油脂者稱為脂溶性維生素，維生素A、D、E、K四種屬於這一類。另一方面，可溶於水的維生素稱為水溶性維生素，維生素B群（B_1、B_2、B_6、B_{12}、菸鹼酸、泛酸、葉酸、生物素）與維生素C等九種即屬於這一類。

維生素特性的差異也與攝取方法有關，脂溶性者與油脂一起被攝取則效果更佳，像是維生素A原料的胡蘿蔔素，其吸收利用率尤其會大幅提高，又有蓄積於體內的特性，所以在多量攝取時，會將其蓄積起來。即當天沒有利用完而殘餘者，在第二天可再加以利用。水溶性維生素則不能，然而如攝取過量確有過剩症之虞。

水溶性者在烹飪時，易流失於水中，所以要迅速處理。又如果攝取超過需要量時，卻會排泄於體外，因此水溶性者每天每餐適量攝取為宜。其他的特性是對酸不耐者有維生素A，對鹼不耐者為維生素B_1、B_2、C等。

容易被氧化者爲維生素A、B_1、C、E。對光線不安定者爲維生素A、B_2、B_6、C、E等。對熱則菸鹼酸以外，幾乎都不安定。

這些特性，在食品的保藏或調理時，要特別留意。

六、維生素不足會有什麼症狀

維生素不能在體內自行合成，少量合成者也因不能達到需要量，所以需要自食物中攝取。雖然是微量，但每天要攝取適量，如食物中的維生素含量不足，而體內的維生素也不足，就會引起各種缺乏症，無法維持健康。主要維生素的輕微缺乏狀態如下：

維生素A缺乏的人，眼睛久久不能適應光線不足的黑暗處，或有乾眼感覺。又抵抗力降低，易感染疾病，容易感冒，若嚴重缺乏維生素A就會造成視力不佳，或在夜晚看不見景物，這現象稱爲夜盲症。

維生素B_2不足會引起皮膚發炎，嘴角及周圍發生粒狀異物，稱爲口角炎，舌頭會呈紫紅色，表面有顆粒突起，多攝取油脂的人易罹患維生素B_2不足症。

菸鹼酸不足的症狀是食慾不振或消化不良、下痢等胃腸障礙。另外身體皮膚的黏膜層受到影響，發生皮膚炎，稱爲癩皮病。

維生素B_6不足的症狀是飲食不振，維生素B_{12}是惡性貧血，如長期缺乏者則有神經障礙。泛酸與頭痛或皮膚炎，葉酸與下痢或舌頭炎有關，生物素與筋肉痛或疲勞感的狀態發生有關。

維生素C缺乏會使全身有倦怠感或飲食不振以外，牙齦流血，輕微碰撞就會引起內出血、凝血，也容易罹患感冒。

維生素D缺乏易使焦慮不安，並與全身痙攣的發生有關。

維生素E或維生素K缺乏症人體不易發生。

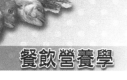

表5-10　維生素的特性與功用、分布的食物及缺乏時的症狀

	名稱	特性與功用	分布的食物	缺乏時症狀
脂溶性維生素	A 胡蘿蔔素	不溶於水，易被氧化，不耐氧氣與光線，胡蘿蔔素呈黃色，維生素A在體內由胡蘿蔔素合成	乳酪，魚肝油，葉菜，紫蘇，海藻，胡蘿蔔	夜盲症，有關生長障礙的（骨頭、牙齒），角膜，乾眼症，易感冒
	$D_1 D_2 D_3$	對熱，氧化穩定，有關骨骼的發育，有關鈣或磷的代謝	魚肝油，蛋黃，乳酪，酵母，綠黃色蔬果	對嬰幼兒成長有關，成人對骨頭軟化症有關，全身痙攣
	E	對熱，氧化穩定（適合於調理），與生殖有關	米，小麥等胚芽，植物油，綠黃色蔬菜	早產，流產，不孕，精蟲虛弱
	K	不耐鹼性與光線，與凝固血液所需有關	綠黃色蔬菜	血液的凝固，防止出血有關
水溶性維生素	B_1	抗熱，但對鹼性弱，易溶於水，為脫碳酸酶的成分，與醣類代謝有關	米或小麥，米糠，酵母，豆類，海藻，內臟中含量多。豬肉、蛋黃亦含有	腳氣病，食慾不振，神經炎，便秘，運動麻痺有關
	B_2	耐熱，但不耐光，不耐鹼，和促進皮膚、黏膜有關。與各種營養素燃燒發生熱量的反應有關	胚芽，酵母，蛋黃，綠黃色蔬菜	口角炎，嘴唇炎，角膜炎，皮膚發炎
	菸鹼酸	可耐熱，酸，鹼，與產生熱量有關	酵母，肉類，肝臟，豆類，胚芽	癩皮病，皮膚炎，神經症
	B_6	對酸，鹼，熱穩定。不耐光。有關胺基酸，醣類，與鐵造血色素有關	酵母，肝臟，米糠，豆類，胚芽，玉米	貧血，痙攣，老鼠的癩皮病，飲食不振
	B_{12}	對調理穩定，胺基酸或核酸代謝有關	肉類，肝臟，乾酪，蛋，魚類	貧血，長期缺乏則有神經障礙
	葉酸	對調理稍微穩定，不耐光線	酵母，胚芽，蛋黃，牛奶，豆類，綠黃色蔬菜	貧血，下痢或舌頭炎
	泛酸	難溶於水，不耐鹼性，是和醣類或脂肪代謝有關的輔酵素（$C_o A$）的組成成分	胚芽，酵母，牛奶，豆類，肝臟	腳痛，眩暈，皮膚炎，脫毛，食慾不振，睡意
	C	不耐鹼性，熱，空氣。與氧化還原有關。強化骨骼	新鮮蔬果類，綠茶	壞血病，皮下出血，食慾不振，牙齦流血

七、要攝取什麼，多少維生素

台灣訂出的需要量只有八種。但維生素的必需要量，並未顯示出缺乏症的最低量，須將這必需量乘以安全率，且要考慮個人差異來決定。我們每天的營養所需要量，每年都由行政院衛生署訂出。

相對於台灣，日本厚生省所定的日本人營養需要量表中，只有維生素A、B_1、B_2、菸鹼酸、C、D等六種。台灣的衛生署訂定者卻包括維生素A、B_1、B_2、菸鹼酸、C、D以外，尚有D、E、B_{12}、葉酸。以下以日本的訂出表加以討論。

維生素A因男女別與年齡別稍有差異。成人男性為2,000國際單位，成人女性為1,800國際單位，相對地，剛出生的嬰兒為1,300國際單位，授乳嬰兒的比例高，表示發育期的重要性。

維生素B_1、B_2、菸鹼酸，除了男女別、年齡別以外，加上身高別，生活活動度別而有差異。這與維生素B群與營養素的代謝有關，所以營養攝取量愈多，B群的需要量被認為會愈多。

三十歲年紀的男性，由其活動程度或身高來看，其需要量B_1為0.7至1.6毫克，B_2為0.1至2.2毫克，菸鹼酸為15至23毫克的幅度。同樣三十歲，女性在比較下，其需要量B_1為0.6至1.4毫克，B_2為0.8至1.9毫克，菸鹼酸為12至18毫克，幅度稍低。

維生素C與D則不同年齡只有少許的差異。維生素C是男女都為50毫克，小學生都各為40毫克。維生素D是小學生以上都是100國際單位。然而嬰兒至小學都一律為400國際單位，跟成人比較則有很大差異。這與維生素A相同，表示對成長與發育很重要。

八、有目標攝取量者

維生素E幾乎找不到缺乏者，所以不訂出需要量。然而維生素E會抑制體內的過氧化脂質的形成，擴張血管，改善血液的循環，更被認為有防癌的功能，而有訂出其攝取適量的必要。在美國已訂出其需要量對男性成人

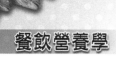
一天為10毫克，女性為8毫克，在日本即在一九八九年訂出希望攝取量，以目標攝取量表示。其男性成人為一天8毫克，女性卻為7毫克。表示這目標攝取量的營養素者尚有鈉、磷、鉀、鎂等的礦物質類。

又對於微克、毫克、國際單位等的單位在下面再加於說明。

九、不訂出需要量與目標攝取量者

不訂出需要量與目標攝取量者的其他維生素又如何呢？

葉酸的缺乏症，在日本被發現過，這是葉酸含在蔬菜等很多食品中，而可充足攝取的緣故。據說，作為參考，世界各國的需要量成人一天被訂為200毫克。

維生素B$_6$因為多含在穀類，所以幾乎不會發生缺乏症，僅作為參考值而已，世界各國的需要量對成人幾乎都訂為一天2毫克。

維生素B$_{12}$的必需量，成人一天為2微克，但由於食物攝取不足所引起的惡性貧血很少發生，且食品中含量不明者多，所以幾乎都不標示需要量。

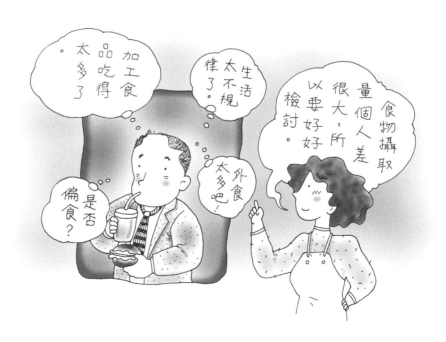

維生素K的需要量，成人暫訂為一天100微克，但是藉由平常食物，在腸內細菌一天都可生成1至1.5毫克。除了新生嬰兒或胎兒以外，幾乎無維生素K的缺乏症。

十、維生素的小知識

為什麼維生素的單位有好幾種？無論哪一種維生素，其需要量都很微量，但由於種類的不同，其所使用單位也都不相同。

現在所使用的單位為毫克（mg；miligram）、微克（μg；microgram）、國際單位（IU；international unit）等三種。

毫克被使用於B_1、B_2、B_6、菸鹼酸、泛酸、C、E（1毫克為0.001克）。微克被用於B_{12}、生物素、K等（1微克為0.001毫克）。國際單位為國際所定的微量，專為維生素所用，被用於維生素A與D。用於維生素A時，1國際單位等於0.3微克，用於維生素D時，1國際單位為0.025微克。

十一、攝取過量的維生素有什麼後果

攝取過量的維生素，其影響視特性（脂溶性、水溶性）而異。脂溶性維生素攝取過量，即蓄積於肝臟以及身體各組織，但如果這過量攝取的狀態持續，就會發生過剩症，尤其要注意的是A與D，A的過剩會引起頭痛或嘔吐，如長期過剩也會生成腫瘤。D對成人較不成問題，但對嬰幼兒卻有內臟蓄積過多鈣的報告。維生素E為脂溶性，但攝取過多，則吸收率會降低，不過好像沒有過剩之虞。

如脂溶性維生素攝取過剩，超過其安全範圍時，則以其所需要量為基準，維生素A與D以十至五十倍，K以五十倍，E以一百倍為超過上限。不過如果是從食物攝取的程度卻不必煩惱，如果是維生素錠等大量繼續攝取者要小心。

水溶性維生素即因容易溶於水，所以服用多量也不會留在體內，而由尿中排出，因此無攝取過剩的問題。據稱水溶性維生素的安全範圍是B_1、B_2、B_{12}、泛酸、生物素、C的各需要量的一百倍，菸鹼酸、葉酸為五十至

一百倍，B$_6$為五十倍。然而安全性高的維生素C，如持續過量攝取，而急速降低攝取量，則會陷入維生素C缺乏症。維生素錠的服用者，雖然是水溶性，也不要持續過量服用為宜。

十二、攝取維生素的情況

在日本每年都有國民營養調查，據一九九○年度所做結果，日本國民的不足營養素只有鈣，其他都足夠了。尤其關於維生素類，以平均值來說，都超過需要量，被調查者的平均所攝取量比較，結果其攝取量，維生素A多一點四倍，B$_1$、B$_2$一點五倍，C為二點五倍。

但是最近已明瞭蔬菜實際所含的維生素C比一般食品成分表所示的少，更者維生素C等容易被破壞，如考慮實際調理時的損失，能攝取到的卻意外的少。

又這些數據是平均值，食物的攝取法個人差異頗大，已充分攝取者不少，反面不足的人也不少。個人需要回顧自己的飲食生活，算算看才好。

尤其是有偏食趨勢的人，生活不正常者，常吃加工食品者，外食多的人，都容易罹患維生素不足，換句話說要特別注意膳食生活的平衡。

表5-11　十三種維生素的名稱與化學名

維生素名稱	化學名
維生素A	視網醇（retinol）
維生素B$_1$	噻胺（thiamin）
維生素B$_2$	核黃素（riboflavin）
維生素B$_6$	吡啶素（pyridoxin）
維生素B$_{12}$	鈷維生素（cobalamin）
菸鹼酸	niacin；nicotinic acid
泛酸	pantothenic acid
葉酸	folic acid
生物素	biotin
維生素C	抗壞血酸（ascorbic acid）
維生素D	麥角固醇（ergosterol）
維生素E	生育醇（tocopherol）
維生素K	phylloquinone；menadione

十三、要瞭解適合自己的維生素攝取量

維生素並非存在於特別的食品，而是含在所有食品中，在一種食品中含有混合的數種維生素。大家常有一種錯覺，認為只要攝取某種維生素含量多的食品就好，但是健康的飲食生活的基本原則，是將所需要的營養素不過剩或不足的攝取。只要過著平衡的飲食生活，自然可攝取到平衡的維生素。

必需的營養素量視年齡、性別、活動而異，食品所含的主要營養素的特性分類，觀察其與維生素的關係與四種食品群，以成人女性輕勞動者的食品一天的需要量為例，則如**表5-12**。將這些食品組合於每天的菜單食用，就可攝取到充足的維生素。

然而雖然是屬於同食品群，由於食品不同，其營養素含量亦不同，例如都是肉類，雞肉與肝臟則相差甚大，綠黃色的菠菜與胡蘿蔔也不相同。

十四、多含維生素的蔬果類食物

含豐富維生素B_1的食品包括：糙米、胚芽米、小麥、豬肉、牛豬與肝臟、蛋黃、豆腐、豆漿、納豆等黃豆製品。

富含維生素B_2的食品包括：肝臟、乾酪、蛋黃、牛乳、魚卵、菠菜、小松菜、杏仁。

葉酸含量多的食物包括：菠菜或小松菜等綠黃色蔬菜或肝臟類、牛乳。

含多量泛酸的食品包括：牛乳、肝臟、穀類（糙米、小麥、胚芽米）、黃豆、魚類。

含多量維生素B_{12}的食物包括：牛豬的肝臟、牡蠣。

維生素C含量多的蔬菜包括：菠菜、青椒、花椰菜、芫荽、蘿蔔、甘藷、馬鈴薯。

維生素C含量多的水果包括：桔子、夏蜜柑、檸檬、柿子及其葉子、金桔、草莓、綠茶、番石榴、木瓜、龍眼。

維生素A含量多的食物包括：鰻魚、小魚、牛乳、綠黃色蔬菜、蛋、牛雞肝臟。

含有維生素E的食品包括：花生、杏仁、榛子（豆）、納豆、豆腐、豆乳、黃豆製品、豆漿、酪梨油、小麥、芝麻、糙米。

含有維生素D的食品包括：乳酪、蛋黃、牛豬雞的肝臟、牛乳、香菇、小豆乾、鰹魚、鰮魚。

含多量維生素K的食品：白蘿蔔葉、胡蘿蔔葉、菠菜、洋芫荽、豌豆、甘藍、肝臟、納豆、乾酪。

如要更平衡的攝取，就儘量增加食品的種類，有效的組合維生素含量多的食品。個人的生活模式不同，如還是不能由食物來補充時，以維生素劑來彌補，也是不得已的方法。

不至於嚴重到得去看病，但易疲勞，身體懶散的半健康狀態者，亦多是潛在性的維生素不足者。常常將自己的生活模式與飲食生活對照看看，早發現自己所需維生素來補充為宜。

表5-12　希望一天要攝取的食物數量

食品種類	一人一天的大約攝取量	所含主要維生素類
牛乳	250克	B_2、A、菸鹼酸
蛋類	50克	B_2、A
肉	100克	肝臟（B_2、A、菸鹼酸、B_1）
魚		豬肉（B_1）、雞肉（菸鹼酸）
豆、豆製品	80克（豆腐1/4塊）	B_1、B_2、菸鹼酸、
黃綠蔬菜	100克	A（胡蘿蔔）、C、E
淡色蔬菜	200克	C
薯類	100克	C
水果	200克	C
穀類	180克	B1
油脂	20克	植物油（E）、人造奶油（A、E）

第五節 礦物質

一、礦物質是什麼

構成自然界的物質可分為有機質（含碳化合物）與無機質（有機質以外的成分）。在食物的成分中，三大熱量素（碳水化合物、脂質、蛋白質）及維生素，其大部分的芳香與呈味物質為有機質，並除水以外，人體大半是由有機物質所構成，然而構成人體的元素組成中，碳、氫、氧以及氮，就占人體重的18 %、10 %、65 %、3 %，總計為96 %。

剩下的4 %，則以2至3公斤為礦物質（無機質），其種類與概量如**表5-13**。量多者為骨骼與牙齒主成分的磷酸鈣，細胞內所存在的鉀鹽，細胞外液中所存在的鈉鹽等。硫也不少，這以蛋白質的成分存在。磷、鐵、鋅、碘、鈷等也是蛋白質以及各種有機質的成分。

表5-13 構成人體的礦物質的種類與其概量（體重70公斤）

礦物質	概量（毫克）
鋅	微量
矽	
氟	
鈷	
碘	0.028
銅	0.105
錳	0.21
鐵	2.8
鎂	25
氯	106
鈉	105
硫	175
鉀	245
磷	840
鈣	1540

資料來源：小池五步（1985），《やさしい營養學》，頁136（東京都：女子大學出版部）。

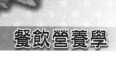

　　有時將食品或人體成分燒成灰塵所留下來的灰分，稱爲無機質（礦物質），但在燃燒時，部分元素會以氣體損失，所以嚴格地說，灰分不過是無機質的一部分而已。

二、礦物質的分布

　　在自然環境中，存在九十多種元素。動植物會選擇性地占其中的約四十種。在這約四十種的元素中，除了構成水與有機物的碳、氫、氧、硫以外，約有二十一種被認爲是維持人類的健康所必需。

　　必需礦物質中，在人體中的含量每公斤體重超過0.5克，其需要量每天超過 100毫克的鈣、磷、鉀、鈉、氯、鎂，被稱爲多量元素。在人體中的含量在每公斤體重低於0.1克，且其需要量每天只有幾毫克至幾微克的元素，則稱爲微量元素。

三、礦物質的生理功能

　　礦物質的生理功能，因其種類各有其特性，但可大別爲構成身體成分與調節代謝的功能者。

(一)構成身體成分的功能

1.做爲骨骼、牙齒的堅硬組織的成分，給予這組織堅固的特性。例如骨骼組織，最初主要以膠原纖維的蛋白質爲主，形成其型態，然後將其磷酸鈣沈澱，做爲梁狀的硬組織來完成。
2.做爲軟組織的成分。例如所有細胞的細胞膜或細胞內所含的核酸都含有磷，蛋白質，部分含有硫黃。
3.構成身體組織的不可缺的礦物質，有甲狀腺激素（荷爾蒙）、甲狀腺素的碘，維生素B_1爲硫，維生素B_{12}爲鈷，血紅素爲鐵，碳酸脫水酵素含有鋅。

(二)人體調節功能

1.保持體液的滲透壓爲正常，細胞外液含有鈉鹽，但細胞內液卻爲鉀

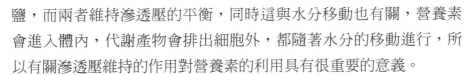

鹽，而兩者維持滲透壓的平衡，同時這與水分移動也有關，營養素會進入體內，代謝產物會排出細胞外，都隨著水分的移動進行，所以有關滲透壓維持的作用對營養素的利用具有很重要的意義。

2.保持肌肉正常的作用。心肌如無鉀則會呈鬆弛狀態而停止活動，鈣過多則會痙攣，鉀過多卻相反地完全鬆弛下來。如無鈣與鉀而只有鈉，心肌也會遲緩下來，不只對心肌，對全部肌肉，這些礦物質都會呈現同樣的作用。

3.有效地保持體液的酸鹼值呈中性狀態（嚴格地說，應為微鹼性）。鈉、鉀、鈣、鎂呈鹼性，氯、磷、硫等會形成酸性狀態。

4.其他神經保持正常功能，或血液凝固都需要鈣，酵素中也需要鎂來呈現活性。

四、礦物質各論

(一)鈣

體內鈣的99％存在於骨骼、牙齒，而以磷酸鈣、碳酸鈣存在，骨骼做為身體的支柱而支撐身體及活動，又頭蓋骨保護腦部，胸骨、肋骨、脊椎骨保護心臟、肺部。在牙齒表面的琺瑯質中，鈣含量特別多。

■生理功能

鈣的攝取量不足時，骨骼的含鈣量會稍微減少一些，對生命的維持，活動並無大礙，但在血液或其他軟組織廣泛分布的鈣，如有減少的現象，則生命會受到很大的威脅。例如健康者的血液100毫升中含有9至11毫克的鈣，須保持一定的量，如果減少30％以上，就會發生痙攣，血液凝固不良，心臟的活動、肌肉的收縮都會不順利。

骨端部的梁表面，血管密集而深入骨髓裏面，來交流血液中的鈣，當軟組織的鈣不足時，骨頭可做為鈣的儲藏庫，以保持血液中的鈣量使其不會減少。從副甲狀腺分泌的激素與此有關。又在餐後鈣開始吸收時，將其儲藏於骨骼組織時，甲狀腺激素（甲狀腺降鈣素）及維生素D與此有關。

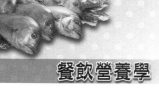

■消化管吸收

據說成人的骨骼組織，一天需要游離鈣約700毫克，其中一部分留住在體內，再介入骨骼組織或被其他組織所利用，但一部分會分布在尿、糞、汗而損失於體外，因此要將其損失量以食物攝取補充，在被消化管吸收時，與下列因子有關。

1. 作為促進吸收因子可舉出胃酸與維生素D：胃酸可將不溶於水的鈣溶解，使其容易吸收，攝取的鈣主要在內容物的酸鹼值低的十二指腸及空腸上部進行。維生素D對於鈣離子通過腸黏膜的細胞膜的機構有很重要的功能（請參閱維生素D的功用）。
2. 穀類所含植酸，蔬菜所含的草酸，穀類或動物性食品所含磷酸，都會與鈣形成不溶性的鹽類而妨礙其吸收。尤其是植酸很重要，因為由乳類、乳製品攝取多量易吸收性鈣者，如改換以穀類為主的低鈣膳食時，則因其所含植酸的關係，鈣的大半不被吸收而在尿中排出損失，所以有鈣的排出成為暫時性的負狀態，但在幾週後，人的腸道會變成可消化植酸鈣的狀態。

■成人所需量

成人的鈣需要量被訂定為平衡維持量，即對體重1公克為10毫克。經人體試驗後，對成人其平衡維持量為5至10毫克，所以需要量稍微寬鬆。

(二)鐵

成人的體內所有的鐵量約3克，其中55％至60％以血液中的血紅素成分，擔任搬運氧氣的重要任務，其他肌肉中的肌紅素占約7％，還有其他組織存在約16％，以及細胞色素等的成分，和支配各細胞的呼吸作用等有關（主要存在於氧化血紅素），其餘即做為儲藏鐵蓄積於肝臟或脾臟，以及骨髓中（主要為非氧化血紅素）。

■血紅素鐵的代謝

血紅素主要在脾臟，每天各分解一百三十分之一，置換為新紅血球，而其新生所需的鐵為一天需要約20毫克，其大部分由體內所存在的鐵反覆

使用，而每天分泌在尿中所損失者不過約1毫克，但這要由食物補充。

■消化管吸收

食物所含的鐵在消化管吸收率，會受到下列條件影響：

1. 多含在動物性食品的heme（原血色素）鐵（肉、魚）等的鐵平均40
%，其吸收率比較高，但非heme鐵卻甚低。
2. 非heme鐵的吸收率在動物性食品的攝取量愈多，則維生素C的攝取
量也會愈多，據世衛組織的報告，如日本人，其動物性食品的攝取
熱量比約20%時，鐵的吸收率的上限為15%。
3. 體內儲藏的鐵量少者，鐵吸收率高，多者卻較低。

■成人的鐵需要量

成人男性及停經期女性的一天對體重1公斤所損失鐵的量為0.014毫
克，此稱為基本的鐵損失。男性的平均體重假設為63公斤，女性為52公
斤，則基本損失重，男性為0.9毫克，女性為0.7毫克。對男性時，其消化管
吸收率為10%，加上若干的安全量，一天平均算為0.5毫克，加上基本的損
失量，吸收率設為10%，而假設需要量為12毫克。年輕女性被認為易發生
鐵不足的貧血，然而如攝取這樣的程度，就無此顧慮了。又如食品的調配
適當時，對於1,000大卡的膳食要攝取6毫克的鐵應該沒有困難了。

(三)氯化鈉

氯化鈉即食鹽是不可缺的日用品，但與砂糖或胡椒不同，不但是調味
料，在生理上也是必需的營養素。無食鹽就不能維持正常生活，仍是眾所
周知的事情，然而對生理的最少必需量卻尚有爭論，而一般被認為一天5至
8克為限。患有腎臟病者習慣於無鹽食，則不怎麼攝取食鹽亦可活下去，然
而這是例外，缺少食鹽就不能從事於激烈勞動者也頗多。日本人一天平均
10至15克食鹽，然而有些地區卻攝取雙倍此量的食鹽。

■生理的功能

體內的大部分鈉都存在於細胞外液中，而以鈉離子與氯離子電離狀態
存在，與體液的滲透壓維持有關，又鈉離子與鉀離子或鈣，鎂離子共同呈

鹼性，氯離子卻與磷酸、硫酸、有機酸離子當作酸來作用，而與體液的酸鹼平衡有關。其他，鈉離子與神經刺激的傳達，消化管的水分吸收有關，氯離子為胃液的成分，又有唾液澱粉酶的輔酶功能。

■缺乏的影響

體內缺乏氯化鈉，則在成長期者會食慾不振而發生成長障礙，對成人卻會有頭痛、疲勞感、食慾不振等而失去工作意願。

■過剩的影響

繼續攝取過剩氯化鈉對健康並不宜，據調查，攝取過多氯化鈉會出現高血壓的結果。習慣於高鹽的膳食，味覺會遲鈍，對於鹽分高的醃漬物亦不感覺鹹，因而過剩攝取有害健康。

大量氯化鈉貯蓄體內，則水分也隨著儲存，而出現水腫現象。

■體內氯化鈉的調節

暫時的多量攝取氯化鈉，則多餘者會在幾天內排出於尿中。其實幾乎不會排出於尿中，因體內的氯化鈉大都保持大略一定量。攝取量少則不會。

如攝取多量的蔬菜，即因鉀攝取量增加，所以如不多攝取鈉，就不能取得平衡。農民比都市人多攝取氯化鈉的原因在此。蔬菜類或薯類、西瓜等的鉀含量頗多，但撒鹽就是變成鹹味，就會特別好吃，這就是鉀與鈉保持平衡的關係。

(四)碘

在成人的體內有28至30毫克的碘，大半集中在喉嚨附近的甲狀腺內，成為甲狀腺素的激素材料。

■生理功能

甲狀腺素是由胺基酸的一種酪胺酸與碘為原料在甲狀腺形成者，由血液運送至全身的臟器促進其代謝。甲狀腺腫脹，其機能異常高昂的疾病，稱為甲狀腺腫瘤病（Basedow）。患了此病就會體溫升高，脈搏數增多，基礎代謝亢進，逐漸消瘦，又眼球會突出。

■缺乏的影響

缺乏碘時，甲狀腺會增加分泌功能，以補償其不足，所以甲狀腺會腫脹，這稱爲單純性甲狀腺腫。

這種疾病曾經在中國東北的熱河，瑞士的阿爾布斯地方，喜馬拉雅等地方發生過，這都在離開海洋遙遠的地區發生，近海地區則不會發生。在胎兒期缺乏碘，則出生後，甲狀腺即停止發育，就可能發生呆小症，身體發育非常遲緩，尤其是長骨發育被阻止，只變大但不變長，成人後還具有小孩的體格，精神發育也緩慢而低能。

■必需量

成人一天攝取0.075毫克，就不會發生不足狀態，據世衛組織的說法，成人男性0.14毫克，女性0.10毫克爲其需要量，攝取的碘30 %被利用於甲狀腺激素的構成，多餘的就排泄於尿中。

在美國或加拿大，有法令規定食鹽中要強化碘，所以只要攝取6至7克的食鹽，就可攝取0.48毫克的碘。日本及台灣一般都無缺乏碘之虞，但偶爾在山間地區可看到甲狀腺腫。**表5-14**爲含碘量多的食物。

(五)其他的礦物質

■氟

氟主要以氟化鈣存在於骨骼或牙齒，使其成爲堅固的組織。氟離子對生物有劇毒，但微量反而可預防蛀牙。在美國的自來水中混有1ppm濃度的氟，而對小孩的蛀牙預防有了成果。

對於預防蛀牙也有將約3 %的濃氟化鈉液塗布於牙齒的方法，其中一部分會成爲氟化鈣而覆蓋於牙齒表面。

然而飲用水中含有過多的氟離子則反而有害，尤其是乳齒換爲永久齒時，如飲用水的氟含量有3至5 ppm，則健康的牙齒會被損及而成爲斑狀齒，這是牙齒表面會成爲斑點的白粉筆狀而失去光澤、變脆弱的疾病，之後會變黃、變黑。

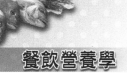

表5-14　含碘量多的食品（微克％）

牛奶	3.5	螃蟹	30.8
乾酪	5.1	牡蠣	52.7
乳酪	5.1	蝦	102.0
雞蛋	9.3	小蝦	130.0
羊肉	2.7	米	2.2
牛肉	2.8	玉米	2.7
豬肉	4.5	小麥	3.7
培根	7.7	萵苣	2.6
豬油	9.7	胡蘿蔔	3.8
鰊魚	28.4	蘆筍	4.2
鯖魚	37.1	馬鈴薯	4.5
比目魚	52.0	甘藍	5.2
鱈魚	146.3	菠菜	20.1
鱒魚（海）	32.0	豌豆	2.3
鮭魚	34.1	桃子	1.0
鯉魚	1.7	番茄	1.7
鱒魚（淡）	3.1	蘋果	1.6
鮭魚油	245.0	蠶豆	3.6
鱈肝油	838.7		

資料來源：小池五步（1985），《やさしい營養學》，頁136（東京都：女子大學出版部）。

■磷

磷占體重的約1％，是次於鈣的多量礦物質，在體內以磷酸存在，具有如下的重要功能：

1.做爲磷酸鈣或磷酸鎂，成爲骨骼或牙齒的構成成分。

2.在細胞外液中以磷酸鈉，內液中以磷酸鉀存在，做爲緩衝物質，有關酸鹼值的調節。

3.在葡萄糖於消化管吸收時，成爲磷酸酯來促進吸收。

4.當肝醣或葡萄糖在體內燃燒時，先成爲葡萄糖磷酸酯，再經過糖磷酸酯、甘油磷酸酯等而分解。

5.葡萄糖等熱量素在體內燃燒成爲二氧化碳與水時，其有關的酵素都要將維生素B_1、B_2、菸鹼酸、泛酸等的磷酸化合物做爲輔酶來作用。

6.維生素B_6的磷酸酯在色胺酸的合成或分解反應時，成為有關酵素的輔酶。

7.由熱量素的燃燒而游離的熱量，會成為ATP（腺核苷三磷酸）或磷酸基肌酸（creatine phosphate）的高熱量磷酸化合物。

8.在細胞內，有關蛋白質合成反應或遺傳情報有關的核酸都是含有磷酸的化合物。

磷酸是如此重要的化合物，但在日常的膳食中，已含有足夠量，所以並無不足之虞。日本人的平均一天攝取量為1.3克，但與鈣含量比較甚為重要，國人的攝取量應該也差不多。

磷與鈣的比例如高於2：1以上，就容易在消化管內成為不溶性的磷酸鈣，容易攝取不足的鈣而吸收率會降低，然而磷比起鈣在烹飪時的損失比例高，所以日本人的平常膳食中的磷與鈣比例，平常都保持平衡，其攝取目標都認為與鈣相同就可。

■硫

硫以如胱胺酸（cystine）、甲硫胺酸（methionine）的含硫胺基酸的構成成分，含在蛋白質中，又由這些胺基酸形成麩胱苷肽（glutathione）在體內參與氧化還原反應，這些化合物，最後在體內燃燒時，硫就成為硫酸，使體內的酸鹼平衡傾向於酸性。

■鉀

體內的鉀量為鈉的二點五倍，主要存在於細胞內液，跟滲透壓的維持有關或調節酸鹼值等有關，又對神經系統及細胞中的醣質代謝有重要的功用。

一天需要攝取的鉀量，相對於鈉量的4至5克，只需要2至4克，在日常膳食無缺乏之虞。

■鎂

在體內熱量燃燒時，尤其對有關ATP生成的輔酶是不可缺的成分，成人體內每公斤體重以0.47克的比例存在，其70％存在於骨骼與牙齒。

成人被認為一天需攝取0.2至0.3克，在慢性胃腸障礙、急性下痢、慢性腎障礙、慢性酒精中毒症、蛋白質、熱量不足所引起的營養失調症等，就

有不足的情形發生，而會有情緒不穩、易怒、痙攣發生。

■銅

銅為分解酪胺酸的酵素，生成尿酸的酵素的構成成分，也被認為與體內氧化還原反應有關，已明瞭在鐵的消化管吸收或血紅素及其他鐵化合物的化合中所必需，但其參與方式卻尚未究明。

銅尤其是在成長期所必需，嬰幼兒每公斤體重需要80微克，小孩為40微克，成人則要約30微克，平常膳食一天所攝取者含有2至3毫克的銅，所以不至於缺乏。

■鋅

鋅為紅血球內碳酸脫水酵素及其他幾種酵素的構成成分。又與某種激素的作用有密切關係，也被認為是蛋白質或核酸的合成所必需。

成人的鋅需要量，據實驗，一天約可攝取15毫克，缺乏症狀有成長緩慢，免疫抵抗性降低，味覺異常。

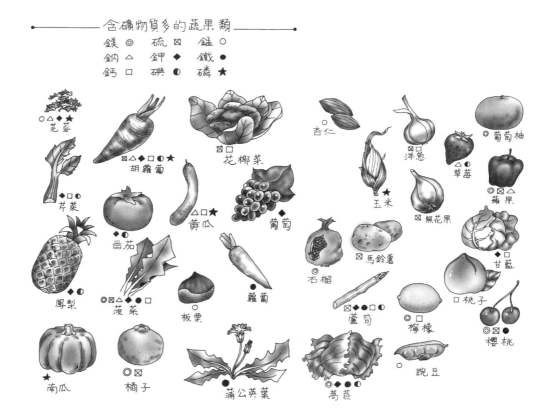

含礦物質多的蔬果類

鎂 ◎　硫 ⊠　錳 ○
鈉 △　鉀 ◆　鐵 ●
鈣 □　碘 ◑　磷 ★

■鈷

鈷為維生素B$_{12}$的構成成分，我們以維生素B$_{12}$攝取，如直接攝取鈷離子也無幫助，家畜如缺乏鈷，成長就會受阻，無精打采，漸漸衰弱、食慾不振。

■鉬

鉬在體內成為與核酸的分解有關的黃嘌呤（xanthine）氧化酵素的構成成分，每公斤體重一天攝取約2微克即可，而通常不會產生缺乏症。

■鉻

鉻對人體內醣質代謝為不可缺的成分，如缺乏則耐糖能力降低，一般被認為一天需要攝取20至50微克，但日常膳食不會缺少。

表5-15　重金屬中毒之致病來源及症狀

中毒疾病	致病原因及其來源	潛伏期	症狀	有關食品	導致食物中毒之因素
水銀（汞）	工業廢物中的甲基與乙基汞化合物以及殺菌劑中的有機汞	一星期或更長	麻木，腿無力，症變性麻痺，視力減弱，失明，昏迷	以含汞殺菌劑處理的穀物，暴露於含汞化合物中的豬肉，魚貝類	被汞化合物污染的河流，以經汞殺菌劑處理之穀物飼養動物，攝食經汞化合物處理過的穀物或飼養此種穀物的動物的肉
鎘中毒	電鍍器具中的鎘	十五至三十分鐘	噁心、嘔吐、腹絞痛、下痢、休克	高酸性食品及飲料，蛋糕裝飾物	購買含鎘器具，將高酸性食品儲存於含鎘容器中，攝食含鎘食品
鉛中毒	陶土器皿、農藥、油漆、石膏及油灰中的鉛	三十分鐘或更長	金屬味，口部灼熱、腹痛、乳狀嘔吐物、血便或黑便、呼氣惡臭、休克、牙齦線發藍	儲存於含鉛器皿中的高酸性食品與飲料，任何無意中被污染的食物	購買含鉛皿，將高酸性食品儲存於含鉛器皿中，將農藥與食品儲存於同一地區
鋅中毒	鍍鋅容器中的鋅	幾分鐘至幾小時	口及腹部疼痛、噁心、嘔吐、頭暈	高酸性食品及飲料	將高酸性食品儲存於鍍鋅罐頭中
銅中毒	管線及器具中的銅	幾分鐘至幾小時	金屬味道，噁心、嘔吐（綠色嘔吐物）、腹痛、下痢	高酸性食品及飲料	將高酸性食品儲存於銅製容器或以銅製管線輸送高酸性飲料

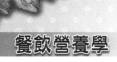
■硒

硒爲體內針對亞麻油酸等高度不飽和脂肪酸易生成的過氧化脂質加以分解的酵素（麩胱苷）的構成成分若甚爲重要，若其不足就會產生慢性的心肌症，一九七九年在中國所發生的「克山病」即爲硒的缺乏症，具有將水銀無毒化的功用。

 第六節　水

從前在營養學中營養素不包括水，因爲當時被認爲水與空氣（氧氣）一樣，雖然是人類以及各種動物生存所必需，但不虞匱乏。後來有人提出，人無食物可生存差不多一個月，但如缺水、滴水不飲，則很難撐過一星期。因此後來的營養學都要將「水」列爲營養素之一，而加以述及。

於是水被認爲最重要的營養素，而在生命活動中，被認爲是不可缺的重要成分，對人體來說，體重的50至60％爲水，然而除去脂肪的LBM（lean body mass），則是73.2％爲水。構成身體的細胞，在裏或外都是水，其生命活動都藉水來進行。

一、生理機能

水的生理機能有如下幾項：

1. 在體內的各種成分，其移動以及細胞體外的移動，均由水分做仲介來進行。
2. 與體溫的維持有關。環境溫度較體溫低時，體溫不容易降低，都是因爲水的比熱大的緣故，又在體內，營養素的燃燒多而體溫上升時，藉由發汗能有效地降低，這都因水的蒸發大的緣故。
3. 眼球的水晶體所含的水，由屈折光線而跟視覺有關，內耳的水對應空氣振動而有關於聽覺。

二、出納

　　健康的成人一天平均有2.2至2.4公升的水出納，相當於細胞外液的20％至30％，其詳情如**表5-16**。

表5-16　水的出納（毫升）（成人）

水的收入	調理的飲用	食品中	燃燒水		總計
	1,000	700	300		2,000
水的排出	尿液	由皮膚	由肺部	其他	
	1,200	400	300	100	2,000

　　收入中的燃燒水又稱為代謝水，是葡萄糖等熱量素燃燒時所生成的水，一天300克中約80％來自醣質的燃燒。支出中，自皮膚及腹部而來的都變成水蒸氣排出。相應收入而排出的調節，是由尿量的增減以控制。水分不足則尿量會減少，但是尿素以其他須排泄物的溶解，一天需要500毫升的水。腎臟要有效率的形成尿，則尿要有約1,200至1,800毫升為宜。

三、對流汗的水分的補充

　　為了補充流汗所損失的水分，尤其是流汗量多的日子連續時，要喝白開水，不如喝鹽水來得有效，在汗水中含有鹽分，尤其是鹽分含有0.3％至0.6％的比例，會繼續被排泄。

　　汗水的食鹽濃度在一開始為0.3％，但在高溫環境下勞動的熟練工人，其流汗量多了以後，其鹽分的喪失也不會增加，然而不習慣於流汗的人，其汗腺的機能不完整，所以隨著流汗量增加，汗中的鹽分也會增加，達到血液中的濃度約0.6％，因此，隨著流汗，其食鹽喪失量也會增加。國人一般食鹽的攝取量都太多，所以偶爾流汗也不必加以補充。

　　然而喝了大量水分以後，就開始激烈運動，在經過肌肉，回流腎臟的量減少，不能排出稀釋的部分，因此神經的機能會被侵蝕而產生休克狀態，甚至喪命。這就稱為熱痙攣。為了防止這種情況，宜喝0.3％至0.5％的淡鹽水為宜。

大量流汗後的口渴，可以藉由補充水分來解渴，但只要補充流失的幾分之一的水，就可解渴，便可繼續照常工作。這稱為水負債的狀態，反而會提高肌肉勞動的效率。但是如果這水負債，在當天無法獲得清除，則疲勞不能充分消除，會被帶到第二天。可在工作之前，預先喝200至300毫升的水，就可延緩肌肉疲勞的出現。關於運動飲料，請參閱本書第八章第六節運動飲料。

 ## 第七節　酸性食品與鹼性食品

最近常聽到酸性食品與鹼性食品的講法，然而在加工上所謂的名稱與保健為前提所指者有些差異性，因此特闢一節加以說明。

在食品加工上，稱為鹼性及低酸性食品，要以該食品的酸鹼值來決定。據規定，酸鹼值4.6以下的食品稱為酸性食品；而酸鹼值4.6以上至7.0則為低酸性食品，當然酸鹼值7.0以上就是鹼性食品。酸性食品在加工上，其殺菌溫度在攝氏100度以下即可達到目的，如果汁、水果、醃漬物、乳酸飲料等可在攝氏80至90度施予加熱殺菌即可。相反地，如洋蔥、蘆筍、竹筍等低酸性食品罐頭就要在100度以上施以殺菌，才符合安全規定。

在保健上，被論及的酸性與鹼性食品，則藉由以下的原因來加以定義。

人體的酸鹼值都在7.8至7.5的範圍，尤其是血漿以及細胞外液的酸鹼值都在7.3至7.4之間，而經常保持在一定的數值。細胞的作用對酸鹼值的變化極為敏感，如果其值改變，則有迅速恢復至原來數值的特性。各種緩衝物質的存在以及腎臟的尿液排泄等都有這功能。

欲將酸鹼值改變者，有由熱量素的燃燒所生成的二氧化碳，醣質的不完全燃燒所產生的乳酸，脂肪的不完全燃燒所生成的酮體，胺基酸的燃燒所產生的硫酸等。然而攝取的食品中，其成分在體內代謝後，有產生較多的酸類與鹼性物質等兩種，這就各分別被稱為酸性食品與鹼性食品。

某種食品是酸性或鹼性，要由其所含硫、磷、氯等的量以及鈉、鉀、

鈣、鎂等的量的平衡來決定，前者在體內變成酸，後者卻具有將其中和的效用。水果所含的檸檬酸、酒石酸等有機酸會給予酸味，然而在體內被吸收、燃燒，所以與酸度、鹼度無關。

　　某種食品是酸性或鹼性，要加以檢定，則將此食品置於攝氏550至600度的灰化爐，將其燃燒灰化後，取其灰分加入蒸餾水溶解後，測定其酸鹼值，如在酸鹼值7.0以上則爲鹼性，在酸鹼值7.0以下就是酸性。

　　平常我們食用食品，其酸度、鹼度列於**表5-17**。蛋白質源的食品，一般說來其酸度都較高，所以要與蔬菜、水果、薯類等鹼性高者一起食用，以達到平衡，才對健康有利。

表5-17　食品的酸度、鹼度

酸性食品※		鹼性食品※※			
白米	4	牛乳	0.3	洋蔥	2
麵粉	3	蛋白	3	茄子	2
大麥	4	黃豆	10	黃瓜	2
麵包	1	紅豆	7	甘藍	5
牛肉	5	豆腐	0.1	菠菜	16
豬肉	6	菜豆	19	板栗	8
鮪魚	15	甘薯	4	柿子	3
魷魚	30	馬鈴薯	5	蜜柑	4
花生	5	芋頭	8	西瓜	2
味噌	0	牛蒡	5	葡萄	2
蛋黃	13	胡蘿蔔	6	梨子	3
小魚乾	8	南瓜	4	蘋果	3
		蘿蔔	5	草莓	6
		松茸	6		

註：1.酸度表示對食品100克相當的1 N-HCl的毫升數。
　　2.鹼度表示對食品100克相當的1 N-NaOH的毫升數。
資料來源：小池五步（1985），《やさしい營養學》，頁159（東京都：女子大學出版部）。

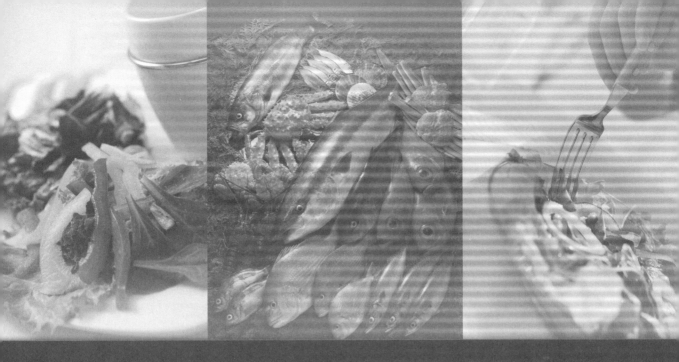

第六章　特殊成分與生體防禦

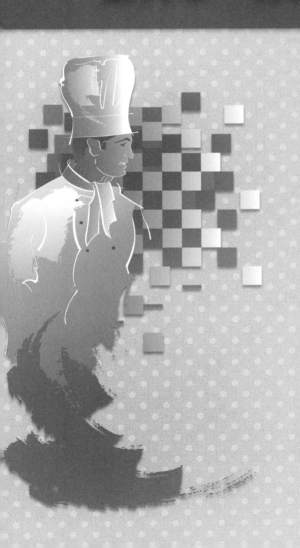

- 嗜好性成分
- 保健食品
- 變異、發癌物質
- 天然食品（有機食品）的利弊
- 污染的食品

第一節　嗜好性成分

據辭典的定義，嗜好食品是不以攝取營養的目的而以得到其香味或刺激的飲食品，如酒、茶、咖啡、香菸、飲料等。對於人類來說，食物本來就以健康與營養為首要目的來製造、攝取者，所以應無異議。然而食物只以健康與營養為目的來攝取，則飲食生活或日常生活會變得枯燥無味。

一、嗜好性食品

嗜好性食品其範圍頗廣，在這裏先分為甜食及非甜食部分。然而嗜好性食品是否可定義為三餐以外所攝取的食物，當然暫時不包括飲料（各種飲料、酒類等）。

首先述及糖果、糕餅等產品。從前有人說，以砂糖的消耗量，就可衡量一國的國民生活程度。不過台灣的消費者大都對糖果類不太熱中，相反地，台灣一般消費者卻喜愛甜飲料，而對蔬菜汁（番茄汁）等卻興趣缺缺。

不過最近確有共同的趨勢，就是保健的觀念普遍了，糖果、糕餅、西點等不像從前那麼甜了，這是由於保健又怕胖的觀念，促進嗜好改變的關係吧。因此牛奶糖、水果糖之銷路較差。相對地，像咖啡、可可、辣味、肉桂、咖哩、五香等調味點心受到了歡迎。

台灣的糖果、糕餅、西點等製品以內銷為主，外銷有限。糖果、糕餅、西點等主要原料為砂糖，然而台灣的糖價已比外國貴。其他原料的麵粉、椰子粉、可可粉、奶油、香料等都由外國進口，因此無法與外國貨競爭。又因國際貿易自由化，大量外國製糖果、餅乾類等湧進台灣。進口的糖果、烘焙食品中，數量較多的有糖果、可可、巧克力、堅果、餅乾類等。

米果原來是日本特有的點心，從前都由日本進口，但台灣的糯米比日本便宜，所以有廠商將製造機械、技術引進而取代日本貨，甚至到中國設

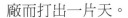

廠而打出一片天。

　　如前述，糖果類其銷售量已受到影響，相反地，由外國進口的巧克力、水果糖等高級糖果類，仍然有其愛用者。另一方面，由於派對、情人節、訂婚禮餅等特別用途，大家喜歡送高級禮餅、巧克力、糖果等，因而有了特別的銷路。

　　現在所謂烘焙食品，究竟包括什麼？據參考書的定義是將穀類為主原料，添加副原料（砂糖、油脂、膨發劑、蛋、食鹽等），做成麵糰，以烤、炸、蒸、煎等加工者，自一九六六年以後，萌芽發展，種類可分為：

1.麵包類：吐司、餐包、硬式麵包、甜麵包、丹麥麵包等。

2.蛋糕類：麵糊類蛋糕、乳沫類蛋糕、戚風蛋糕。

3.西點：派、披薩、鬆餅、空心餅、甜圈餅。

4.餅乾：硬質餅乾、軟質餅乾、蘇打餅乾、煎餅餅乾。

5.中點：水調麵、發酵麵、酥皮、糕皮類。

　　除了甜點以外，不可忽視的各種點心類，可分為中式、和式（日本式）及西式。然而市面上，各種點心類都混在一起，有時很難加以分類。

　　和式點心〔菓子（日語，指的是甜點）〕包括：

1.蒸菓子：蒸饅頭（這裏所指的饅頭，並不是中式的饅頭，而是紅豆餡的麵粉皮甜點）、羊羹（洋菜紅豆凍）。

2.糬糬類：大福、草餅、櫻餅（日語的餅是糬糬）。

3.練羊羹：以紅豆及洋菜所製成的。

4.烘烤：栗饅頭（餡為板栗的麵粉皮甜點）。

5.半生菓子：最中（日語讀音為Monaka，烘烤的糯米皮及餡為紅豆）。

6.煎餅。

7.打錠餅：落雁（日語，以炒米磨粉加糖粉製成，類似台灣的綠豆糕）。

8.砂糖漬：甘納豆、文旦皮漬（蜜餞）。

9.米菓：鹹煎餅（台灣的米菓就是）。

10.Snack：馬鈴薯炸片、爆米花。

西式點心則包括：

1.蛋糕、派、甜甜圈。

2.餅乾：小餅乾、甜餅、脆餅。

3.巧克力：各種巧克力。

4.糖果類：牛奶糖（caramels）、水果糖（drops）。

5.口香糖：泡泡糖、板狀口香糖。

除了和式、西式點心（甜點）以外，台灣各地名產或傳統點心的種類，也不勝枚舉。

1.米類：年糕、發糕、蘿蔔糕、紅龜糕、八寶粥、粽子、米苔目、板條、龍鳳糕、鳳眼糕。

2.麻糬：甜糕糬〔紅豆餡、綠豆餡、鹹麻糬（包碎肉）〕。

3.打錠糕：綠豆糕、黑糖糕類。

4.地方餅：太陽餅、老婆餅、訂婚餅。

5.烘烤：牛舌餅等。

台灣的點心類，因國人生活程度提高，已在追求美食的時代，又出國旅遊者眾多，接觸外國的各種點心，又貿易自由化後，關稅降低，在上述各種因素下，促使點心糖果類的發展。

在此值得一提的是健康與營養問題。在生活上，除了三餐以外，點心糖果對營養健康的影響不可輕視。現在國人的營養都足夠，甚至煩惱肥胖問題。嗜好性食品大都含有多量糖分與油脂，如何才能享受美味嗜好食品，就要靠消費者的節制與智慧。

二、茶

(一)茶葉的起源與歷史

　　茶葉的種植歷史悠久，相傳遠在西元前二七三七年，就有「神農氏嚐百草，一日遇七十二毒，得茶而解之」的紀錄。中國最早產茶，然而將其外銷至世界各地，茶一詞即tea，也由「茶」字的福建話發音而來。

　　台灣茶起源於清朝嘉慶年間（一七九六至一八二〇年），由中國運入茶種及製茶方法，台灣初期製茶全爲烏龍茶，到了一八九五年台灣割讓給日本後，爲了應付國際市場，獎勵生產紅茶。二次世界大戰後，以紅茶最多，包種茶次之，一蹶不振，而綠茶漸露頭角。最近因爲綠茶有益健康更受到歡迎，另一方面，老人茶等流行，高級烏龍茶再度受到重視。

(二)茶葉的化學成分

　　茶葉中乾物重所含的成分名稱及其乾物中的百分率如**表6-1**。

表6-1　茶葉中成分分析

蛋白質	15-23 %	胺基酸	2-4 %
咖啡因（茶葉）	3-4 %	多酚類	15-30 %
單醣類	4 %	果膠質	4-7 %
澱粉	1-2 %	粗纖維	13 %
半纖維	7 %	脂質	2-3 %
礦物質	5 %	維生素	―
植物色素	0.16 %	揮發性物質	0.01-0.02 %
有機酸	0.5 %		

　　表6-1成分中，以多酚類與兒茶素對茶品質的影響最大，其他果膠質、粗蛋白質、胺基酸、多種醣類以及有色物質也有關係，然而這些成分中約35 %至40 %可溶於茶湯中，但還是以可溶性多酚及兒茶素爲主體。

(三)茶的分類

　　茶的種類甚多，由其發酵程度的不同可大概分爲三種：

1. 不發酵茶：在採收茶葉後要想保留葉綠素，則不經過焙烤等，因保持其綠色，所以稱為綠茶。

2. 半發酵茶：將採收的茶葉，經過揉捻，使茶葉中的組織輕微的破壞，其所含葉綠素在揉捻時浸透到葉面所含酵素開始作用，即所謂發酵，再烘烤使其乾燥，生成色香味俱佳的茶葉。

3. 發酵茶：比半發酵茶，其揉捻程度更厲害，所以發酵程度更深，烘焙程度也更大，所以成為色香味更高的茶葉。

茶類以發酵過與否以及發酵程度不同可製成不同色香味的產品，詳見表6-2、表6-3。

表6-2　依發酵程度不同分類表

發酵程度	學名		成茶名稱
不發酵茶	綠茶類		龍井、碧螺春、明前蝦目（又名珠芽）以外銷為主的珠茶、龍井、煎茶。至於市面上冠以各商標名稱或產地名稱的「○○綠茶」，就總稱為一般綠茶。
半發酵茶（部分發酵茶）	青茶類	輕發酵茶（包種茶）	文山包種茶（俗稱清茶）、宜蘭包種、南港包種、白茶（雖屬輕發酵、但卻重萎凋）、凍頂茶、松柏長青茶、明德茶、鐵觀音、武夷、水仙。
		重發酵茶	烏龍茶、普洱茶。
全發酵茶	紅茶類		按品種可分為紅茶、阿薩姆紅茶（大葉）兩種。若按形狀可分成「條狀紅茶」與「碎型紅茶」。至於市面上冠以各商標名稱或產地名稱的「○○紅茶」，就總稱為一般紅茶。

表6-3　各類茶發酵程度

0 %	綠茶、龍井、碧螺春、明前蝦目、眉茶、珠茶、煎茶
10 %	白茶類
20 %	文山包種（清茶）、香片
30 %	明德茶
40 %	松柏長青茶、凍頂茶
50 %	鐵觀音、武夷、水仙
60 %	
70 %	烏龍茶、普洱茶
80 %	紅茶類
90 %	
100 %	

(四)茶的機能

▇茶的抗氧化作用

自一九七五年以後即有研究報告，食品中的脂質受到陽光等影響，經過空氣中的氧氣作用迅速氧化脂質，這過氧化脂質對體內組織臟器產生障礙，因此如何防止食品中脂質的氧化，乃是食品學的重要課題。

據實驗，自綠茶的熱水萃出物以溶媒處理所得的粗兒茶素與其構成成分的EGCg、ECg、EGC、EC，將其微量添加於各種食品，就可得到很高的抗氧化效果，這包括豬油、黃豆油等在內。

兒茶素與各種相乘劑一起添加，則有相乘作用，但各種胺基酸除了甲硫胺酸以外，效果並不顯著。在有機酸的實驗中，對添加EGCg的豬油，添加蘋果酸、檸檬酸或酒石酸各50毫克，均有相乘效果。

將L-抗壞血酸5或50 ppm與EGCg 5毫克添加於豬油，結果是其抗氧化效果比有機酸強。

將混合生育醇（dl-α-生育醇30 ％與天然生育醇30 ％）100 ppm與EGCg5 ppm添加於豬肉及不添加後者的豬肉，試驗其氧化結果，發現有優異的效果。

在生體內的活性氧或過氧化脂質一直受到重視，對這些自由基，茶中的兒茶素具有不活化性作用已被研究，由老鼠的肝臟變化，已知EGCg比α-生育醇具有更強的抑制作用。

▇茶的抗突變、抗癌作用

茶的機能性最近受到大家注意的是癌症的預防，據推測，人類罹患癌症的原因約80 ％與飲食生活或抽菸等生活環境因素有關，如能改善生活，則有加以預防的可能性。如能由茶的飲用，將發生癌症的危險性減少，則對茶的普及有無限的希望。

茶葉的已知成分中，被認為對發癌具有抑制因子者有咖啡因、維生素C及單寧（兒茶素類），茶類都含有這些成分。

抑制突變作用可由茶的抽取物或其所含成分作用，這在一九八〇年代以後，相繼被研究，這些報告都是綠茶的熱水抽出物與其主成分的表兒茶

素有關者。

在抗腫瘍性方面，經過動物試驗後，對於抗癌等的茶成分，被認為經過生體的免疫機構的抑制較直接的增殖抑制更有意義。

■飲茶究竟對癌的預防有效嗎？

以上介紹茶的抗突變、抗癌作用，但這並非全部，有關研究範圍更廣大，研究者也更多，尤其是關於綠茶的研究報告壓倒性的多，這是綠茶的主要兒茶素的化學構造已被研究清楚，且比較容易獲得的關係。

■茶的各種機能

除了抗癌及預防癌症以外，茶的各種機能廣泛被研究，已被研究的有下列幾種：

1. 降低血液中膽固醇作用。
2. 抗菌作用：茶聚酚類對食物中毒及植物病原細菌有抗菌效果。
3. 茶聚酚類對蛀牙有預防效果。
4. 茶聚酚類有抗濾過性病毒效果。
5. 攝取茶對抑制血壓上升有效（茶的兒茶素）。
6. 兒茶素對血小板凝集有抑制作用。

三、紅茶

很多人認為紅茶與咖啡、可可亞等都是由西洋傳來的飲料。的確現在的紅茶飲用法是要添加牛奶、檸檬、砂糖，而這是西方傳來的，然而紅茶的發祥地卻在中國。

單寧是決定紅茶品質的第一因子，單寧決定紅茶的色香味，所以單寧少的不能說是好紅茶，單寧在製作過程中被氧化變成不同的型態，紅茶所含的單寧可分為無氧化的兒茶素類與輕度氧化的氧化型單寧與氧化進行聚合單寧，這不同型態的單寧所占比率適當者才是好紅茶，換句話說，氧化的兒茶素澀味也強，聚合多者水色即不佳，其中間者愈多，水色好，香氣佳，味道也不帶澀味；帶有微甜，即澀味豐富的紅茶。

表6-4　紅茶的成分

成分	乾燥茶葉	1.5克茶葉以100毫升熱水浸出者
水分	9.0 %	99.7 %
蛋白質	22.6 %	0.1 %
脂質	2.4 %	0
醣類	47.5 %	0.1 %
纖維	10.7 %	0
灰分	5.1 %	0.1 %
茶鹼	2.7 %	0.02 %
鈣	460毫克	2毫克
磷	310毫克	3毫克
鐵	17毫克	0.1毫克
鹽分	23毫克	5毫克
維生素A	2,000國際單位	0
維生素B_1	0.09毫克	0
維生素B_2	10.56毫克	0
菸鹼酸	10毫克	0
維生素C	0	0

資料來源：摘自日本食品標準成分表。

　　單寧是紅茶色香味的關鍵決定因素，但其藥效也被知曉，單寧酸具有促進各種毒物如礦物質、生物鹼、蛋白質沈澱的作用。麻藥等也是生物鹼，所以可由兒茶素來抑制。如要飲用不甚乾淨的水，可加上紅茶飲用，則能使其所含細菌沈澱，變成可堪供飲用。

　　相反地，飲用紅茶時單寧酸會與鐵結合，所以其效果會盡失，因此服用藥物時，不宜與紅茶飲用。葡萄酒最近受國人的喜愛，不過因其含有鐵分，所以不宜與紅茶一起飲用。又裝酒的容器或酒杯，都避免使用以金屬製成者，這樣可避免金屬離子轉移到紅茶中，尤其是鐵製者，因其與單寧結合會變黑。

　　印度所產的乾燥紅茶葉含有2.7 %咖啡因，如與綠茶比較，番茶2 %，煎茶3 %，玉露4 %，其成分在番茶與煎茶之間，所以不是很高。如前述，咖啡因稍有毒性，不常喝茶的人一下子喝得太多，則會有激烈悸動，產生嘔吐或頭暈，又有妨礙睡眠等現象，這都是咖啡因惹的禍。然而咖啡因也有下列功用：

1.適量促使神經興奮，消除疲勞。

2.對大腦的中樞神經刺激，增加思考力。

3.有利尿作用，所以可提高新陳代謝。

4.可促進肌肉收縮，增加肌肉力量。

四、咖啡（coffee）

咖啡是常綠植物小果咖啡的種子，採收的生豆以乾式（曬乾除外皮與果肉）或濕式（壓碎外皮在水槽內發酵除掉果肉）去除外皮與果肉後，碾去內果皮，在攝氏200至250度焙炒十五至二十分鐘即為咖啡豆。

咖啡的代表種類、產地、特性如**表6-5**。

咖啡的泡法有滴漏式、滲透式、真空虹吸式、煮沸式等。咖啡豆以採收後經三年者最美味，但因產地其苦味的強弱不同，又因焙炒程度而有異，可依自己嗜好來選擇。一般來說，將多種咖啡豆混合，能得到好喝的咖啡，咖啡的香氣來自揮發性成分，所以宜用剛焙烤、剛磨，泡好後即時趁熱飲用，才能享受其風味。苦味可由砂糖、酸味則由牛奶來調整，但也有喜歡喝原味（所謂黑咖啡）者，即不加糖、不加奶油飲用者。

表6-5 常見咖啡的種類、產地與特性

品種	產地	風味、香氣的特性
摩卡	阿拉伯	強烈的苦味，酸味強，潤滑的濃厚味
巴西	南美	適度的苦味，多用於調和
墨西哥	中美	酸味、香氣都適宜，帶有高級的風味
哥倫比亞	南美	濃厚味，屬於高級品
瓜地馬拉	中美	甜香與高級的酸味，濃厚感的特性
康那	夏威夷	強酸味與甜香，帶野性的風味
委內瑞拉	南美	輕酸味與適度的香氣，有澀味
吉林馬北羅	東非	強酸味與甜味香，高級的風味
藍山	南非	甜、酸、苦的三味度調和，香氣強，被稱為咖啡之王，具有芳醇風味與香氣

資料來源：河野友美（1987），《新食品學》，頁133，化學同人出版。

專欄

咖啡因的生理效能

　　除了茶葉以外，咖啡豆、可可椰子、可樂堅果等中含甲基化幾丁聚醣（methyl chitosan），自茶、咖啡、可樂飲料等都可以攝取到咖啡因。全人類每人每天所消費的咖啡因量，平均為50毫克，美國人竟高達每人每天平均為200毫克，很多人甚至自茶與咖啡攝取到700毫克以上的咖啡因。

■咖啡的急性生理效果

　　咖啡因速效的作用是由中樞神經系統的興奮而來，其刺激迅速傳至末梢神經系統、血管、內臟、骨骼等全身，因此被用於常用藥品中，如頭痛、感冒藥、防止睡意藥（覺醒劑）、強心劑、過敏減輕劑。

■攝取咖啡因過剩的有害作用

　　對成人，咖啡因的攝取量達到200至300毫克，也對人體無不良影響，這等於五至八杯濃茶，三至四杯咖啡的咖啡因量。但一般來說，攝取到500毫克以上，則有頭暈、耳鳴、嘔吐、失眠、心律不整、心悸亢奮等急性中毒症狀。

　　咖啡因對發癌的可能性，雖然已經過免疫學的研究，但尚未有發癌的證據。

　　關於咖啡因對膽固醇的上升問題，經動物試驗，給予含有咖啡因的飼料後，老鼠的血漿膽固醇會升高，這對咖啡是肯定的，但對於茶葉則不然，這可能是茶葉中所含的兒茶素類具有降膽固醇作用的緣故。然而有咖啡的消費與血漿膽固醇濃度間有正關係的報告，卻也有相反的報告，所以尚無明確的結論。

■鈣尿症

　　由咖啡因的攝取，尿中的鈣排泄量會增加，這已經動物試驗後加以證實，因此警告更年期後的婦女，如攝取過多的咖啡因（咖啡）則可能有誘發骨質疏鬆的危險。

　　現在也有即飲咖啡的產品出售，這是將咖啡之萃出物，以冷凍或噴霧乾燥製成者，取一點五至二茶匙以熱水沖泡即可。泡出的浸出液以透明茶褐色、香氣濃者為佳。裝咖啡的容器或杯子以非金屬且厚實的琺瑯、玻璃製為宜，這是有利於保溫，而冷卻則會顯得苦澀的緣故。

(一)咖啡的成分

　　曾經有媒體刊登飲用咖啡對健康尤其孕婦有害的說法，這是咖啡含有咖啡因與單寧的緣故，如此說來，如前述，紅茶與綠茶、可樂飲料等也都屬於危險食品。咖啡的成分到了一八二○年就被德國的化學家弗利度屬布‧倫蓋究明，如**表6-6**。

(二)咖啡因

　　構成咖啡風味的主要成分、味苦，因此最近推出的不含咖啡因的咖啡則不能稱其為咖啡了，咖啡因不溶於冷水但可溶於熱水，所以咖啡所含的咖啡因，會由於泡法及加熱時間的長短而不同，換句話說，加熱時間愈長，咖啡因的浸出量愈多。

　　咖啡因為氧化合物，本來就有毒性，但要大量攝取才有毒害，平常就喝慣茶的國人，一天喝五杯咖啡，大概不至於有副作用，反而適量的咖啡因帶來的助益會更大。

表6-6　咖啡的成分分析

成分	生豆（％）	焙炒豆（％）
咖啡因	1.5	1.5
礦物質	4.0	5.0
單寧酸	6.0	4.0
醣類	8.0	1.5
水分	11.0	2.5
脂質	11.5	13.0
蛋白質	13.0	14.0
萃取分	17.0	29.5
粗纖維	28.0	29.0

適量的咖啡因會刺激神經，使精神爽快，活化大腦的功用，提高思考力，疲勞時來一杯咖啡，可提神醒腦，使精神一振，是大眾皆知的事實，咖啡因不但對人體的中樞神經，對消化器官也有益。因此餐後來一杯咖啡，有利於刺激胃部或腸道，活化消化作用。

(三)單寧

咖啡或茶的澀味來自單寧的作用，高品質的單寧，剛開瓶時會感覺澀味，但漸漸轉為甜味，劣質的單寧則只有澀味而無甜味，單寧放置在空中，很快就會被氧化，所以吸濕性會很強。咖啡要儲藏於密閉的容器或真空容器較好的原因就在這裏，又泡好的咖啡，經過一段時間後，其咖啡顏色會呈混濁，這是轉變為氧化單寧顏色的緣故。如此已氧化的單寧會影響風味，對身體亦不好，又泡咖啡時不宜使用太燙（高溫）的水，也是因為單寧經加熱過度時，會分解成酸而影響風味。

(四)脂肪

咖啡含有脂肪可由下列事情看出一端，將一杯咖啡放在陽光之下，其表面會有白色的閃光者就是脂肪，從**表6-6**可看出咖啡含有相當多量的脂肪，在這裏面就有脂肪酸而會影響咖啡的酸味，脂肪酸接觸空氣後就會氧化，劣化咖啡的風味，所以要注意其保存法。

(五)糖分

喝咖啡時，除了酸味、苦味、澀味的感覺以外，尚有甜味的感覺，這是單寧的作用以外，同時咖啡豆本來所含有的糖分的作用。

其他，咖啡與顏色有很大關係的粗纖維與不能算是很優質的蛋白質，還有含有酯類的脂肪酸，而這是構成芳香的一種成分。

五、可可

所謂可可是可可豆的加工品，可可豆經過發酵、焙炒、去殼、粗碎，就可得到可可碎片，將其磨粉就可得到可可粉。可可粉的成分是脂肪55 ％、

蛋白質10％、醣質9％、水分2％，其他尚含有生物鹼、纖維、單寧、有機酸等。可可粉的特別成分為可可鹼，是一種生物鹼（1％至2％），具有興奮劑的生理作用，為咖啡因的前驅物質，但其作用較溫和。

可可飲料是將可可粉溶於熱水，添加砂糖與牛奶者，這不同於茶、咖啡，較適合年輕人飲用，是受小孩子喜愛的飲料。

六、巧克力

可分為含有奶粉的牛奶巧克力與不含奶粉的黑巧克力，但尚有白色的巧克力，含酒、堅果類、水果等的巧克力，以餅乾覆蓋（包裹）的巧克力等種類，型態變化亦多。

小孩對嗜好品的喜好程度，據日本愛育研究所武藤博士對東京都內小孩（二至五歲）七百七十八人所做的調查如**表6-7**。

對茶（番茶與煎茶）、紅茶、可可亞及咖啡的調查結果，95％以上的小孩，對這些嗜好品有普通以上的喜愛。另一方面，做為母親者抱著什麼態度給予呢？在同樣的調查研究中得知，小孩攝取機會較多者為茶與紅茶，咖啡為65％，可可卻約有半數不曾給予。

有報告提出可可所含草酸會妨礙鈣的效果，咖啡因對發育有負面影響，然而前者是對動物飼料中，添加16％可可的飼養結果，但是平常以小孩所攝取的可可量應無不良影響。關於後者，卻有相反結果的報告，經動物實驗咖啡因對發育並無影響。

重要的是，為了使小孩的飲食生活愉快而樂於接受，適度的使用嗜好品並非不可取，例如對不喜歡牛奶的小孩，給予添加可可或巧克力，使其

表6-7　小孩對嗜好品的喜好程度

喜好程度 嗜好品	很喜歡	普通	很討厭
茶	24.4	73.1	2.5
紅茶	41.3	57.6	0.6
可可	39.9	57.7	2.4
咖啡	35.9	60.2	3.5

樂於飲用，這樣媽媽的用心，不但可使小孩對媽媽的信賴感增加，也可培養很好的親子關係。

七、調味料

調味料是在食品調理時，使食品材料的原味顯現出來，變成更美妙的香味為目標而添加者，所以可稱為食品的副材料。然而調味料主要是針對味道而所使用的副材料，將材料所隱藏的風味展現出來，但也有醬油或味噌，附帶的賦予顏色、香氣者。又可使食品材料增加保藏性，增添其流變學（rheology）的優點。

調味料也有富於營養價值者，但一般其使用量與主材料相比，其量極少，所以在食品的營養面來說，亦可忽視者為多。但是如食鹽卻與健康有密切關係者。

調味料的存在，有時可使主材料顯現出來且增加食慾，以這觀點可說在營養上亦有不可忽視的貢獻。

(一)糖類

糖類除了常用的蔗糖（砂糖）以外，包含葡萄糖、麥芽糖、果糖等。又可包括麥芽糖（水飴）、蜂蜜以及將葡萄糖以酵素異化的含多量果糖的異性化糖。糖類主要以化學上近於純粹者為多，所以大都可認為只供給熱量源者。

砂糖的主成分為蔗糖、葡萄糖與果糖各一分子結合的雙糖類，因其有很好的甜味，廣泛地被利用於甜點、飲料、菜餚等。

砂糖很久以前就被製造利用，尤其具有歷史的是由甘蔗所製成的甘蔗糖。甘蔗在西元前兩千年的原始時代已經在印度被發現，供為食用。在西元前幾世紀時，已將甘蔗榨汁濃縮加以利用。到了五世紀至六世紀，甘蔗的栽培地域才自印度擴大至越南，傳至中國南部、爪哇、泰國等。當時另由敘利亞、波斯、阿拉伯、埃及、希臘、羅馬等路徑傳播至西方世界。到了十一世紀，製糖工業擴大，建立了眾多製糖工廠。哥倫布（Columbus）發現美國大陸後，葡萄牙人或西班牙人就在古巴、墨西哥、巴西等栽培甘

蔗。這些國家，現在也是世界首屈一指的砂糖生產國。另一方面，由甜菜所做的甜菜糖，首次於一七七四年由德國人馬爾克具拉夫所發現。

日本在足利時代，因與中國通商，始由中國引進砂糖。然後到了明治時代才急速增加砂糖的消費，發展製糖工業。

■砂糖

砂糖可大分為甘蔗糖與甜菜糖。甘蔗糖由甘蔗榨汁，再將其濃縮結晶者。甘蔗糖將其分為糖蜜與蔗糖來精製。精製的砂糖特別稱為精製糖。甜菜糖是甜菜的根部以熱水抽出的糖分，將其濃縮成結晶狀者。

精製糖由結晶的生成法或其他性質可大別為兩種。其一是粗糖（粗結晶糖），結晶的型態清楚且大。另一種稱為粒狀結晶糖，即結晶最小的製品。這些都是純粹的蔗糖而水分也很少。冰糖是將砂糖做成大結晶者。

紅糖是在精製過程中，未將糖蜜完全去除者，因為含有少量糖蜜，所以雜質較多，風味也不同。因為糖蜜含有少量維生素B及礦物質，所以被當作甜點的特別原料，反而受到部分消費者的歡迎。

至於砂糖的甜度，純度愈高，其甜味因給予清純的感覺，所以已被利用於藥酒等製造原料。但是對味覺來說，紅糖反而比冰糖會感覺得甜些。

■葡萄糖、異構化糖

將甘薯澱粉做為原料加上酵素或草酸來加水分解，就可做成異構化糖。葡萄糖比砂糖，甜味稍差，但將澱粉糖化成葡萄糖液者，將其異構化為果糖來利用。異構化可利用異構化酵素。如眾所周知，果糖比砂糖甜度高，如與葡萄糖或砂糖混合，則可以使用較少的糖分，即可得到爽快的甜味。如將兩者的比例改變，就可由目的的不同加以調整。

葡萄糖主要用於粉狀飲料、口香糖、冰淇淋等原料，又在罐頭與糖漿製造時，做為砂糖的代替品。

■蜂蜜

蜂蜜是由蜜蜂從草木的花朵收集的花蜜所成者，從古代人類將其作為甜味料來利用。其風味與顏色即因草木的種類及採收期而異。在台灣，以龍眼蜜最受歡迎。

蜂蜜的主成分為果糖與葡萄糖。其他尚含有蔗糖、蛋白質，以及各種有機酸、樹膠質、蠟質、無機質等。純蜜呈透明且有香氣，當溫度下降時，會有白色葡萄糖結晶析出。在維生素方面以泛酸較多，尚含有B_1、B_2、菸鹼酸等。無機質有鐵、錳等各種微量元素。作為營養食品受到很高的評價。

(二)食鹽

對幾乎所有的菜餚調理所需的調味料。又在生理上、營養上很重要。如直接不用食鹽時，也使用食鹽含量多的調味料如醬油、味噌的型態使用食鹽。

一般家庭所用食鹽有（家庭用）食鹽、精製鹽、餐桌用鹽等，食鹽其氯化鈉規定在99％以上。食鹽有故意含有苦汁（氯化鎂）者。苦汁會含有濃厚味，也對蛋白質的凝固有利，所以調理時使用這種食鹽較有利。精製鹽是將食鹽再給予精製再添加少量鹼性碳酸鎂，使其不易結糰者。餐桌鹽比精製鹽加入更多的鹼性碳酸鎂，故更不容易結塊。其他還有將麩酸鈉、核苷酸等調味料覆蓋於食鹽表面者出售。

粗鹽不經過精製，所以含有鎂鹽等雜質，但在醃漬物製造時，卻有利於材料的前處理及發酵。

(三)味噌

有人說日本人到世界上任何地方，都離不開味噌與疊（稻草蓆，榻榻米）。不過也有人提出，味噌含鹽量高，也是日本人健康的一大威脅。然而近幾年來，味噌卻被認為與納豆對健康有益。

味噌在日本人的膳食中占很重的比例，每餐幾乎離不開味噌湯，其他也應用於蔬菜、畜肉以及魚肉類的醃漬。從前還有直接拿來做配飯、配酒之用。

味噌的主原料為黃豆與米，因此其蛋白質與脂肪含量頗高，營養價值頗高。因含有相當量的鹽分，可抑制有害菌的繁殖，所以頗耐儲藏。

因為黃豆及小麥等原料富含蛋白質，在發酵中會被分解為麩胺酸等胺

基酸呈味物質，可使菜餚增添風味，減低腥味，另外因含木糖醇或阿拉伯糖等五碳糖，在製造中會有褐變，促使產品產生誘人的色香味。

製法是將原料黃豆、白米、小麥中的白米在水中浸泡一夜，瀝水，蒸煮三十至四十五分鐘，放冷後混合麴種，堆積在攝氏30至45度的室內中製成種麴。將米麴、食鹽與蒸煮熟的黃豆混合，在發酵桶中入槽，表層蓋塑膠布，壓上重石，在20度30度發酵熟成，水分多的產品要在85度加熱十分鐘，立即密封包裝，有必要時添加防腐劑以利保存。防腐劑可使用己二烯酸或酒精。

(四)醬油

醬油被當做調味料使用已有悠久的歷史。在台灣有台式與日式兩種醬油。前者照古法是將黑豆製成豆豉，再與鹽水混合入缸，一面曬太陽、攪拌、熟成。經過一段時間熟成後，壓榨、裝瓶。為了蘸食時使用，也以糯米漿賦予黏稠性樣油膏出售。現在台灣大量生產的醬油卻是用日式醬油製造法，以小麥、脫脂黃豆製造種麴，以機械自動操作來生產。日式醬油較鹹，台灣醬油卻偏甜味。然而前者香氣較耐煮。醬油的鹽分含量在16％至18％，但也有低鹽醬油販售，這是為了不能攝取太多鹽分的人所準備的。醬油的甘味來自麩胺酸等胺基酸、多醣類、有機酸鹽等。具有甜酸鹹苦等複雜的風味，甜味以葡萄糖、麥芽糖為主，尚有少量甘油所致。酸味卻來自醋酸、乳酸、琥珀酸，苦味則由胺類、胜肽、鎂、鈣鹽等而來。醬油的香氣為醇類、醛類、酮類、酯類、揮發酸、酚類等的混合，主要為黃豆蛋白質的甲硫胺酸等，在醬油熟成時被酵母菌等所分解生成的硫醇基丙醇等所致。

醬油的等級由其所含的總氮量、胺基態氮、總固形物含量來加以區別，據中國國家標準規定，有甲、乙、丙級之分，其含量都以甲級最高、乙級次之，而以丙級最低。

(五)食醋

食醋有釀造醋與合成醋，前者有米醋、水果醋（葡萄醋、鳳梨醋、蘋

果醋等）、酒粕醋等，做法是先將澱粉糖化後，再以酵母發酵轉爲酒精，再由醋酸菌轉爲醋。爲了節省成本，也有以酒精做爲原料，將其由醋酸菌發酵爲醋酸。

合成醋是將冰醋酸加以稀釋，再加胺基酸、甜味料、色素、香料等調配所成。其中酸味來自食醋中的4 ％至4.5 ％的醋酸，其他尚含有琥珀酸、酒石酸、乳酸、葡萄糖酸、胺基酸、醣類等，由這些成分賦予甘味、濃厚味、爽快感、刺激食慾，所以這是很重要的調味料。

食醋還有下列功用。例如降低食物的酸鹼值，延遲腐敗；促使魚肉蛋白質變性、緊縮（脫水）；減低魚腥味、蔬菜澀味；防止蔬果類褐變，由酸性使花青素系色素呈鮮豔色澤；使魚類骨頭、小刺軟化；防止砂糖在調理、烹調時形成結晶；除去食物的黏液；利用於醃漬物（防腐）；促進新陳代謝而被利用爲健康食品。

(六)香辛料

香辛料是將植物的種子、果實、根、莖、葉子、花朵、花蕾、樹皮等做爲材料。因爲其對味覺、嗅覺有刺激性的香味，可對食物賦予風味，幫助增進食慾。原來是做爲藥物使用，然而因爲對動物或水產物肉有消臭，附加風味於菜餚等功用，以後也被應用到甜點。更被認爲對氣氛有所幫助，而用途擴大至現狀的廣泛範圍。

香辛料的型態有保持植物原形而乾燥者、粉狀或調和者。又香辛料有賦予香氣爲目的者、辣味、色澤，或二種以上的目的混合者。由其種類可分爲辣味料、香味料、著色料（色素）、苦味料、香精等。

在歐美將香辛料清楚地分爲香辛料（spice）與藥草（herb）兩種。香辛料是種子、樹皮、根、莖、花等，藥草是指草類，雖然都是植物，種子爲香辛料，葉子卻爲藥草，例如芫荽。

因其葉子及種子均可加以利用。葉子可直接食用。果實可經乾燥，萃取精油利用於烘焙食品等。

■辣味料
主要賦予菜餚辣味，有增進食慾的功用。由強烈的刺激而覆蓋不愉快

的腥味及味道，而覺得好吃。因為能刺激促進酵素的分泌，故可幫助消化。另外亦可期待防腐作用或醫藥上的效果。辣椒、薑、芥末等都屬於此類香辛料。

■香辛料

香辛料屬於本類者頗多，例如被用於消除肉類腥味的月桂樹葉，廣泛被使用的胡椒、肉桂等。

■著色劑（色素）

要讓食物顯現亮麗的顏色所用的香辛料，如黃色的鬱金，紅色的匈牙利椒，又如番紅茶可賦予香氣，同時使食物染上漂亮的黃色。

■苦味劑

賦予苦味者，有如啤酒花。

■香精

香氣的精髓的意思。此語源自拉丁語，把植物所含的香辛料的精髓給予萃取的意思。其種類頗多，普通都使用天然物，但也有調配化學合成者。使用天然物者有香草、檸檬、杏仁、薄荷、大茴香等。化學合成者為數很多，最近被使用的水果香者多由化學合成所製成。

表6-8 各種香辛料的原料、產地用途

	名稱	原料	產地	用途
具有辣味者	胡椒 pepper	胡椒的果實	印度、馬來西亞、印尼	各種料理
	芥末 mustard	丁字科植物的種子	世界各地	各種料理
	辣椒 Cayenne pepper	辣椒的乾燥果實	世界各地	各種料理
	薑 ginger	薑的根莖	爪哇、印度、中國	各種料理、清涼飲料
	蒜頭 garlic	地下部由蒜瓣集合成的蒜球稱為蒜頭	中國、埃及、印度、台灣	肉、沙拉料理、醃漬物
	月桂樹葉 bay leaf	月桂樹葉的乾燥品	歐洲各地、尤其希臘	煮沸料理、湯類、醬類、醃漬物
	肉桂 cinnamon	錫蘭肉桂肉及乾燥者	錫蘭	糕餅類、醃漬物、火腿、培根

（續）表6-8　各種香辛料的原料、產地用途

	名稱	原料	產地	用途
具有特殊香氣者	豆蔻 nutmeg	蒜頭種子的乾燥者	印度、印尼、馬來西亞	絞肉料理、麵包、甜點、雞尾酒
	百味胡椒 allspice	甜椒的乾燥者	墨西哥、牙買加、其他西印度群島	肉料理、魚料理、醬料、甜點
	匈牙利椒 paprika	西洋辣椒的果實乾燥者	匈牙利	湯類、醬類、沙拉等配色
	丁香 clove	丁香花蕾的乾燥者	馬來西亞、錫蘭	肉料理、糕餅
	鼠尾草 sage	鼠尾草的葉子	南斯拉夫	香腸、醬類、湯類、乾酪
	辣根 horse radish	淡黃色、類似日本山葵辣味	歐洲南部、土耳其	肉料理
	小豆蔻 cardamon	果實與種子	印度、錫蘭	牛肉餅、烘焙麵包、酥點蛋糕
	大茴香 anise	大茴香種子磨粉	西班牙、希臘、墨西哥、敘利亞	肉料理、魚料理、甜點、醃漬物
	姬茴香 caraway	葛縷子果實	荷蘭、英國、北歐	利口酒、甜點
	芹菜仔 celery seed	荷蘭的三葉種子	世界各地	沙拉、醃漬物
	芫荽 coriander	洋芫荽的乾燥成熟果實	摩洛哥、荷蘭、阿根廷	利口酒、各種料理、甜點
	蒔蘿 dill seed	蒔蘿種子	印度、歐洲各地	醬料、醃漬物
	茴香 fennel	茴香的乾燥果實	地中海沿岸、印度	甜點、利口酒、醃漬物
	肉豆蔻花 mace	豆蔻的花	印度、印尼	果漿、甜點、醃漬物
	馬郁蘭 marjoram	馬郁蘭取其蒸餾油	法國、利智	香腸、醬類
	番紅花 saffron	番紅花的乾燥雌性的花柱頭	地中海沿岸	湯類、利口酒
	風輪菜 savory	紫蘇科植物的乾燥花部及葉子	歐洲	醬類
	百里香 thyme	麝香草的香油	歐洲、伊朗	醬類、乾酪、燉湯
	鬱金 turmeric	鬱金的地下莖	印度、亞洲南部	著色料、咖哩粉
	馬芹 cumin	乾燥果實	亞洲西部	咖哩粉、香腸、乾酪

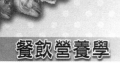

(七)咖哩粉

咖哩粉是多種香辛料的混合物，日本販售的都是已調配好，甚至已調好油脂、黏稠劑者。在生產地的印度各家庭都有獨自的配方。做為辣味者有胡椒、紅辣椒、薑，香味料則有芥末、肉豆蔻、丁香、肉桂、芫荽、小茴香、茴香、蒔蘿、小豆蔻、陳皮等二十種以上的香辛料所調和，而以鬱金、匈牙利椒來著色。至於其配合比例，各家庭都不一樣而顯出各自特有的色香味。

第二節　保健食品

一、保健食品的定義和範圍

據行政院衛生署所頒布的「台灣健康食品的定義」：健康食品是指「提供特殊營養素或具有特定之保健功效，特別加以標示或廣告，而非以治療、矯正人類疾病為目的之食品」。

然而健康食品的範圍可包括：

1.特殊營養食品。
2.機能性食品。
3.膳食補充食品。
4.有機食品。
5.計畫性食品。
6.微生物健康食品。
7.類藥劑營養品。

二、保健食品的來源

(一)動物來源

雞精、魚油、燕窩、鮫肝油、蜂王漿、胎盤粉、蜂膠、蜂原質、葡萄糖胺、幾丁聚醣、免疫蛋白、胜肽。

(二)微生物來源

巴西蘑菇、靈芝、樟芝、舞菇、綠藻、螺旋藻、乳酸菌、雙歧桿菌、嗜乳酸桿菌、紅麴、酵母菌、冬蟲夏草。

(三)植物來源

西印度櫻桃、藤黃、山楂、棗、梅、番茄紅素、蔬果萃取物、絞股藍、大蒜、金線蓮、薑黃、複方藥草、山藥、茶多元酚、人參、蘆薈、麥苗、南瓜子、小麥胚芽油、生育醇、月見草油、亞麻仁油、植物固醇、大豆卵磷脂、葡萄子、燕麥、薏仁、天然穀粉、大豆蛋白。

(四)其他（合成／發酵）來源

胺基酸、核酸、維生素C、維生素E、胡蘿蔔素、食物纖維、寡糖、多醣體、鈣、鋅。

三、健康管理法之實施

因為外國紛紛設定健康食品管理法以管制其生產、販售、製造的產品，台灣也要因應進口以及自製的健康食品，遂於一九九九年二月三日正式公告，自該年八月三日起，健康食品將以「健康食品法」有關規定加以管理。

四、保健功效的分類

在健康食品管理法實施辦法中，屬於中央主管機關所認定的保健功效

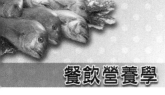

有：

1.調節血脂功能。

2.調節腸胃功能。

3.調節免疫機能功能。

4.改善骨質疏鬆功能。

5.牙齒保健功能。

6.調節血糖功能。

7.護肝功能。

8.消除疲勞。

9.延緩衰老。

10.免疫調節。

11.促進鐵吸收功能。

12.補助調節血壓功能。

　　到二〇〇五年九月二十八日已通過認證者總共有八十五件，其中第1項有三十一件，第2項有八件，第3項有二十七件，第4項有一件，第5項有二件，第6項有二件，第7項有八件，第9項有三件，第10項有一件，到了二〇〇八年八月，通過認證者已增加至一百三十二件。

五、健康食品的實況

　　日本現在市面上被稱為「健康食品」者，其種類可能達到一百種，品名則超過一千種以上，其中也有確實有效的產品，但也有騙人的粗劣產品，在台灣也不知有多少這種產品，常常在媒體的廣告上看到見證者說「飲用〇〇〇後，病痛全消失」，或「被醫生宣告只剩下幾個月的生命，但使用後變成這樣健康」，但實際上很多產品一點效果也沒有，不但如此，因在廣告花大錢，在原料上卻使用廉價低品質者，很多產品在衛生上也不加注重，而常常引起糾紛。

　　關於醫藥品，衛生署訂有嚴格的標準加以約束，也要經過反覆的臨床試驗才准上市，過去健康食品卻當做食品販售而沒有嚴格把關，因此有攝

食過多，發生副作用，經過長期儲存或不當的保存而發霉等報告。因此衛生署遂決定另設置「保康食品」的認證而與過去的「健康食品」劃出界線，訂出一套管理辦法；要經過臨床試驗，有無損害健康等檢查，才准許在其產品貼此憑證。

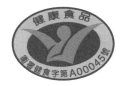

　　另外值得一提的是，照規定，保康食品在其包裝、所附說明書等，都不得有治療某種疾病等文字出現，在經過認證，即經過臨床或動物試驗者，也只能註明「對某種症狀有益或有利」的文字而已。

六、健康食品盛行的背景

(一)對健康的不安

　　由於生活型態的改變，生活環境的惡化，膳食的西化，而引起成人病的增加。

(二)資訊的發達

　　經由媒體的宣傳，對於各種成人病、健康食品的報導，遂成為一種流行。

(三)營養學的進步

　　例如維生素B_1被發現對腳氣病有效，而腳氣病是因攝取白米而引起的，這結果是造成食用胚芽米或燕麥片等的流行。

(四)對醫生的不信任

　　有些疾病很難判定，又有些疾病很難醫治，尤其是老化、不規律的生活等所引起的不適，無法或很難治療的疾病，遂使病患去尋找健康食品。

(五)藥品的副作用

　　藥品如刀的雙刃，都非常有效，不像從前的草木根皮等草藥自然藥品，無法一針見血，然而化學藥品在非常有效的反面，也帶來了副作用，

幾乎找不到無副作用的藥品。這一點健康食品比較溫和，引起副作用者極少。

七、健康食品的問題

被稱為健康食品（非經認證者）的一堆食品也具有各種問題，這包括其用法、廣告以外，也容易成為偏食的食品。

一說某種食品對健康「有益」，國人的性格上，很容易對其密集食用，即會偏食特定的食品，這樣當然會發生營養上的問題。偏食在平時的膳食生活會連接到疾病，信奉健康食品的偏食也會有不良結果。如此則健康食品是否健康就值得考慮了。例如必需胺基酸，如攝取過多就促使胺基酸的平衡被破壞，對健康就產生不宜的結果，因此要注意健康食品是否含有這種成分。

又因攝取健康食品，所以對其他飲食生活就馬虎了，常聽到自己無法禁菸，所以注意到以健康食品來彌補抽菸的害處，這是本末顛倒，停止抽菸應該比攝取健康食品對健康有利，這也已由統計數字來加以證明。又健康食品中常有將一般食品少有的成分加以濃縮或萃取而至濃厚狀態者，這被認為是健康食品應有的型態。

一般在食品中分散存在的成分則不會有問題，如將其取出或加以濃縮後，多量攝取即表示不是以通常食品型態攝取的情況。這種食品的攝取法究竟對人體有益與否，有很大的疑問，如此考慮則會回到食品是什麼的原點。

換句話說，健康食品能稱為健康食品，在其營養、衛生以及其他有關健康的各方面都有很大的貢獻，為必要條件，但現存的健康食品都具備這些條件嗎？

健康食品的另一個問題是價錢。同樣的食品，高價者常常會給予具有較高價值的錯覺，一般食品也有屬於健康食品者，這在一般食品賣場以平價供應，但稱為健康食品而提高價格，就有很多人認為這是特別有效的健康食品。

當然不能忽略心理上的效果，因為攝取健康食品而給予安全感，而有

表6-9　台灣各類保健食品未來三年產品項目及功能訴求趨勢

項目名次	產品項目	項目名次	功能訴求
1	膠原蛋白	1	美容相關保健食品
2	乳酸菌／腸道益菌類	2	減少體脂肪保健食品
3	輔酶Q10	3	改善更年期障礙保健食品
4	大豆異黃酮	4	防癌保健食品
5	胜肽類／胺基酸	5	延緩衰老保健食品
6	酵素類產品	6	調節血脂保健食品
7	茶多元酚	7	調節血糖保健食品
8	樟芝	8	改善性功能保健食品
9	紅麴	9	護肝功能保健食品
10	鈣	10	改善骨質疏鬆保健食品

緩和緊張的感覺，則在想求救於別人時，相信對健康有益而攝取某種健康食品時，這些人會有得救了的安全感。人類是在心理上很容易被左右的生物，所以每天攝取某種健康食品而得到安全感，則緊張就會鬆懈，例如高血壓者血壓會降低。

　　以上舉出的各種問題，反而成為心理上的效果，這是不曉得要相信什麼的不安感帶給我們的結果，因此做為健康食品的問題，上述的幾點就不能全部給予否定了。

第三節　變異、發癌物質

一、變異原性、發癌性的檢出

　　因為過去一段很長的時間，在使用動物的發癌試驗時，需要長期且龐大的經費以及人力，所以要早期發現，幾乎是不可能的事，然而最近因為利用微生物的變異原性試驗法的進步，結果很多化學物質很容易在短時間內，就可以加以試驗，這變異原性與發癌性已被弄清楚，有很高的相關性，其代表例如Ames氏化學性致變劑試驗（AMES-test），其最大的優點是可以使用培養皿檢出。

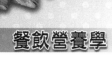

餐飲營養學

二、天然食品由來的變異原物質、發癌物質

　　天然食品中本來就含有的發癌物質，首先被舉出來的是關島原住民的主要澱粉源，也是日本九州南部至琉球野生的蘇鐵植物種子中所含的蘇鐵苷（cycasin）或日本的代表性山菜（野菜）的蕨（羊齒）類所含的一種配糖體，然而這配糖體可用漂白水，除澀或以酒精來分解、除去，所以被認為發癌的危險性甚低，但也要加以注意，然而被當做健康食品利用的フキノトウ、コンフリー（蕗之薹；蕗花蕾；confrey）也被證明含有致癌成分。

　　另一方面，從真菌生產，在食品安全上成為很大問題的黴毒素（mycotoxin）發癌物質，這從進口花生等穀類被發現，多濕高溫的台灣也被發現，而在出口時，常引起輸入國的禁止，其中最重要的是由*A. flavus*，

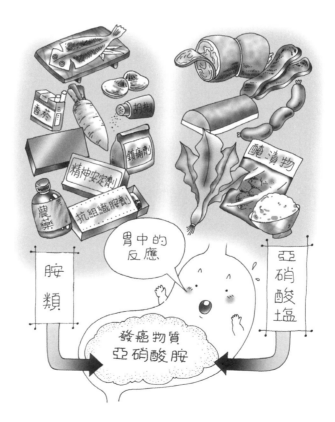

發生癌症的物質

154

或*A. parasiticus*所產生的黃麴毒素。

　　食品成分間相互反應生成的變異、發癌物質的生成，會引起發癌而受到關注。如後面所述亞硝酸鹽所生成的亞硝酸胺等，則為引發癌症的物質。

三、發癌原性、發癌性的抑制機構

　　從天然食品成分中，或食品加工、烹飪、保藏會產生各種致癌物質，然而從疫學上的研究，被認為自蔬菜或水果，例如芹科、油菜科、柑桔類、茶葉等的攝取，可降低發癌的危險性，其分子構造的有關性等為今後的研究課題。

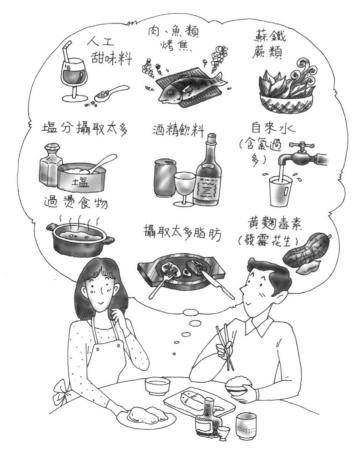

食物組合

　　最近從天然成分中發現，可抑制發癌性或突然變異性的各樣成分，尤其作用機構的差異可分為幾個型態，第一種為抑制發癌性或突然變異性物質的DNA有直接作用，促使其不活化者，機械上由抗氧化物質或還原劑等的化學修飾型，由氧化酶等的修飾，由多醣類或纖維等的生體高分子的吸著等多種多樣。

　　尤其最近幾年來，茶葉的茶多酚的EGCg或植物的葉蠟所得到的β-diketon type的抗氧化成分，找出抗發癌促進的活性物質，而被推測在發癌的促進過程中，與自由基的關聯是否很大。

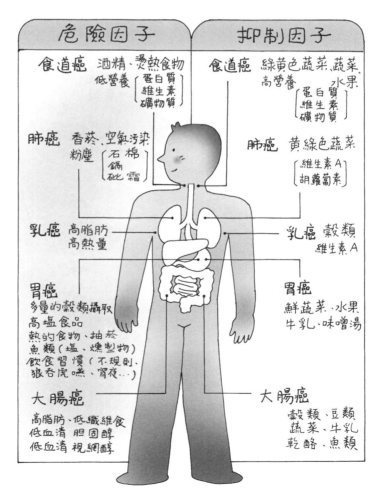

癌預防決定因子由食物來決定

四、梅納反應生成物

梅納反應（Maillard reaction）是胺基酸或蛋白質的胺基與糖等的羥基之間所產生的反應（也稱爲amino carbonyl reaction），是大部分食品所含的成分中，互相作用所生成的極普通反應，因此其反應生成物則廣泛地分布在各種食品中，尤其是咖啡、紅茶、味噌、醬油、麵包等所謂褐變的食品中含量較多。

食品中所含的梅納反應生成物，有反應初期階段所生成的安瑪多立（Amadori）化合物，中期階段所生成的二羥基（dicarbonyl）化合物，後期階段生成的梅納汀（Melanoidin）等。梅納汀是呈褐色，很難明確訂出其化學結構的複雜集合物。

食品中的蛋白質產生梅納反應後，離胺酸等營養學上重要的胺基酸殘基會被修飾而降低營養價。梅納丁等容易與蛋白質結合而降低食品蛋白質的消化性，也會與糖化酶（amylase）等結合而降低其活性，所以也降低醣類的消化性，更因爲安瑪多立化合物或梅納丁容易與金屬離子結合，所以會與鐵等生理上重要的金屬離子結合而阻礙其吸收。

第四節　天然食品（有機食品）的利弊

天然食品的定義是「不使用在工廠大量生產的化學肥料，也不借助於殺蟲劑或除草劑，加以管理生產，在產物儲藏或加工時不使用食品添加物所製造出來的食物」。

然而所謂天然食品（有機食品）都不能使用化學肥料、殺蟲劑或除草劑，或植物荷爾蒙，加工時也不得添加食品添加物，這都是對生產者所言，而消費者不能得知其眞僞。另外有一群消費者發現現代的膳食生活有衆多錯誤，所以拒絕攝取有關肉類或加工食品，蔬果類也只攝取以有機農法所栽培者，麵包等也選擇不經過漂白的麵粉所製成者，或只食用糙米飯。

可悲的是，如自然食主義者同時認爲人口增加會引起糧食危機。解決

之方法是不吃牛或豬肉，將飼養家畜的飼料做為糧食食用，即可節省很多糧食，解決地球的農作物短缺問題。

但是自然食主義卻很容易發生缺乏蛋白質與維生素類的問題，如眾所周知，人類所必需的蛋白質由約二十種胺基酸所構成，其中約十二種能在體內自行合成，但其餘八種須取自膳食的必需胺基酸，蛋白質只要缺乏其中一種則不能成為蛋白質。這結果是以蛋白質為基礎的酵素或激素不能合成，身體的代謝不能順利進行，容易生病，甚至因營養失調而死亡。不但阻礙生長，健康也受到影響。

蔬菜或穀類中，沒有一種含有很均衡的這些必需胺基酸，所以要將蔬菜或穀類多少組合攝取，以避免因偏食所引起的營養障礙。

自然食主義者另一個容易引起的錯誤是維生素B群，尤其B_{12}的缺少，這種維生素多含在動物的肝臟，但蔬菜類或穀類其含量幾乎為零。

維生素B_{12}的功用是幫助核酸的作用，促進細胞分裂的活潑化，因此細胞不能分裂，而且逐漸變大，但細胞數量不增加，血液中的紅血球如引起這種現象，即成為惡性貧血。這對自然食主義者是無理的要求，解決的方法只有靠攝取維生素劑。

再附加一句是蔬菜與穀類，僅含有少量核酸，我們的身體超過二十幾歲之後，體內的核酸合成能力會逐漸降低，除非由膳食補充，否則會引起核酸不足的老化現象。台灣的素食主義者也有類似問題發生，所以要多注意營養均衡問題。

其他尚有主張生食各種食物者，在日本就曾發現，由於多攝取生菜沙拉而受到蛔蟲等寄生蟲侵害的問題。

另外，天然食品（有機食品）主義者也排斥農藥及化學肥料的使用。關於這一點，在「污染的食品」一節中，對農藥的使用也有詳細的介紹，請參閱。

然而所謂天然食物主義，如回顧全球人口一直在增加，農業不斷地進步，如今再回到從前的農業時代，結果如何，則不敢想像。地球上的人口要減少一半以上，尤其貧窮國家要如何自給自足呢？雖然污染難免，但相信由於大家的努力可減少其害處於最低。

第五節　污染的食品

所謂污染的食品，由於污染來源的不同，可分為原料污染與環境污染及人為污染。

原料污染即所謂使用含有不能食用或對健康不利的添加物，例如農作物為原料時，因環境受到重金屬的污染或不當的噴灑農藥，引起農作物含有這些有害物質。在食品方面，除了原料本身污染以外，在加工時受到污染，不當的加工方法，或使用不當的食品添加物引起食品中毒，也常常聽到這方面的報導。

環境相關之有毒物質包括：

一、重金屬

攝取微量時便顯出有症狀的金屬，就是有害性金屬，而這種金屬都屬於重金屬。此種污染成分的特性是不像有機物，不被分解，永久殘留於環境中，侵入生物體不會被分解。

重金屬的毒性有兩個特性：

1.金屬本身產生的毒性，與有機物顯然不同。
2.重金屬離子與其他離子或生成反應，生成各種化合物，尤其型態變化影響其毒性。

存在於環境中的重金屬由各種途徑進入生物體內，水裏的重金屬被飲用，也會由水中生物攝取，在土壤中經牧草、蔬菜、穀類等吸收，大氣中者由呼吸侵入。但有的是污染的水、污染的食品經口進入體內。

重金屬的毒性輕重會受到下列因素影響：

1.攝取量。
2.侵入途徑以攝取及呼吸為主，皮膚則為其次。其產生的毒性也不同，例如金屬汞由經口與呼吸道侵入者，比以蒸氣吸入者為嚴重。

3.由化合物的種類而不同，例如氯化汞轉移變碘化亞汞即毒性更強。

4.慢性中毒即長時間低量接觸，急性中毒則是短時間接觸高劑量，其毒性及中毒情形亦有所不同。

5.接觸重金屬時，要注意其複合污染，有時會毒性相加、相乘或互相抑制，值得注意所謂相互作用。

重金屬在生物體內的中毒機構是以金屬與蛋白質及核酸間的反應為主，就是使其生物活性（功能）消失，以顯出毒性。

以下就各種重金屬的毒性列舉：

(一)砷

一般食物的含砷量甚低，都低於0.5 ppm，甚少超過1 ppm。海鮮類尤其甲殼類含量較高，通常為2至8 ppm，牡蠣更高為3至10 ppm，蝦、貽貝、斑節蝦更高至42至174 ppm，然而淡水的魚貝類含量都較低。

植物會吸收土壤中的砷，通常會超過0.5 ppm，但蔬菜、水果類表面所殘留者可以用水沖洗掉。

砷的經口急性中毒症為攝取後約一小時，發生咽喉食道的收斂、嚥下障礙、激烈的腹痛、灼熱感、腹瀉等。慢性中毒卻會引起紅血球破壞而貧血、食慾不振、發疹、色素沈著、慢性腸胃障礙、肝臟肥大、腹瀉、微熱等。其中毒劑量對成人為5至50毫克，致死量則為100至300毫克。

砷中毒的原因是因砷與體內酵素結合，抑制其作用之緣故。慢性中毒可能會引起劇痛的神經炎、皮膚潰瘍、黑皮症、角化症、指甲、毛髮脫落，亦可能成為癌症。砷污染多來自殘留農藥，誤用食品添加物、器具、包裝材料等。

砷中毒事件曾經轟動世界的是日本，森永公司的嬰兒奶粉中毒事件。這是由於該公司為了改善奶粉的速溶性，而添加了磷酸鹽，因磷酸鹽在製造中污染砷，遂引起抵抗力低的嬰兒中毒事件。

在台灣南部因飲用地下水引起烏腳病，也是砷中毒引起的。

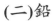

(二)鉛

　　平常無污染的食品，含鉛量在1 ppm以下。牛奶在0.02至0.08 ppm，牛肉筋肉含有量約在0.1 ppm。動物體中，生鮮的骨頭含鉛量爲5至20 ppm，由此可知鉛與骨頭的親和力甚強。

　　據估計人自食品中所攝取的鉛並不多，只有0.22至0.4毫克，並會由飲水中攝取少量鉛。從空氣中也吸入少量鉛，吸菸時也會吸入少許。人體從食品中，只能吸收其中的5％，其餘大部分都在糞便中排泄。

　　鉛的急性毒性較弱，但連續多量攝取，或微量但被蓄積於體內時，會引起慢性中毒。其症狀是肌肉、顏面神經、骨頭等的麻痺，腸壁肌、腸血管痙攣、消化障礙、便秘、血壓升高、目眩、精神障礙、痙攣、關節痛、視力障礙等。

　　在台灣，前幾年因皮蛋製造時，爲了縮短製造時間以及促進蛋白質凝固而添加氧化鉛、氧化鐵等重金屬，引起衛生機構的注意。現在已規定其含鉛量不得超過2 ppm。

(三)汞

　　在生物界廣泛存在的汞，被認爲是造成職業病的有毒成分，在生物體尚未發現有不可缺的功用。其亞急性中毒症狀爲流口水、胃炎、腹瀉，有時會有神經障礙、帕金森氏震顫、頭暈、過敏、憂鬱症。經口攝取100毫克氯化汞即有中毒症狀發生，如達500毫克即可致命。

　　穀類、蔬果類、肉品、乳品中的含汞量爲0.005至0.035 ppm，海鮮類又以體型大者其汞含量較高（0.02至0.18 ppm）。人類自食物攝取的汞，平均每天爲0.5毫克。

　　日本熊本縣曾經發生水俣病，症狀是神經障礙、四肢麻痺、步行困難、言語障礙、視野狹窄等，約經六個月即死亡。其原因是水俣灣的魚貝類受到附近工廠排放的廢液含有機汞所污染，而攝取外觀正常的魚貝類所引起者。

　　無機汞化合物如爲不溶性時毒性較低，有機汞或汞蒸氣的毒性極強。

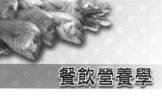

現在規定的各種食品衛生標準中，含汞量規定魚蝦類不得超過0.5 ppm，罐頭食品0.5 ppm，食用油類每公斤0.05毫克。

(四)鎘

牡蠣含鎘量特別高，約為3至4 ppm，其他食品即只有其十分之一至百分之一。從飲水或空氣中，因環境污染而會有相當量被攝取入人體內。工廠內污染，工人常因此得到職業病，其肝臟、腎臟的鎘濃度比常人高。因此，尿中排出的鎘較多，並含低分子量的蛋白，可能轉變為氣腫。攝取高量的鎘則會引起急性中毒症狀，甚至致命的肺炎。急性中毒症狀有嘔吐、頭暈、腹瀉及虛脫現象。鎘濃度在15 ppm可能引起中毒症狀。

在日本富山縣曾經發生高齡女性患痛痛病（肩、腰、膝部的神經痛）。原因是長期飲用鎘污染的水及含鎘的農作物所引起者。這是該縣的神通川上游的精鍊金屬工廠排出的廢水含有高量鎘所致。

(五)鋅

成人自膳食攝取平均12至15毫克的鋅。一次大量攝取可溶性鋅鹽時，會因其強烈的刺激作用引起嘔吐、噁心、血性下痢、腹痛等症狀。成人致死量為硫酸鈣是3至5克，氯化鋅為1至2克。過去有因使用鋅管或鋅容器及膳具而中毒的報告，但鋅引起的食物中毒卻很少見。

(六)錳

如與上述重金屬比較，錳的毒性並不強。普通食品中，錳含量為20至30 ppm至0.2至0.5 ppm（肉、魚、乳品等），成人每天平均攝取量為2至8毫克，此量比動物試驗中會引起中毒作用的濃度低得多。除非因工業污染產生或職業病，很少引起困擾。錳被用在合金、乾電池、製鋼、釉藥等。職業病係因呼吸道吸取粉塵、蒸氣等而侵入體內。中毒症狀以呼吸器官發生症狀為特徵，如暴露於含錳的粉塵、蒸氣中，長達一至二年以上，即會引起類似帕金森氏症的症狀。

從前某廠推出的乳酸菌飲料，盛傳添加微量錳在培養基中才能使其繁殖。過去過錳酸鉀溶液亦被用為漱口液。

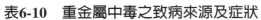

表6-10　重金屬中毒之致病來源及症狀

重金屬	致病原因及其來源	潛伏期	症狀	有關食品	導致食物中毒之因素
水銀（汞）	工業廢物中的甲基與乙基汞化合物以及殺菌劑中的有機汞	一星期或更長	麻木、腿無力，痙攣性麻痺，視力減弱，失明，昏迷	以含汞殺菌劑處理的穀物，暴露於含汞化合物中的豬肉、魚貝類	被汞化合物污染的河流，以經汞殺菌劑處理之穀物飼養動物，攝食經汞化合物處理過的穀物或飼養此種穀物的動物的肉
鎘	電鍍器具中的鎘	十五至三十分鐘	噁心、嘔吐、腹絞痛、下痢、休克	高酸性食品及飲料，蛋糕裝飾物	購買含鎘器具，將高酸性食品儲存於含鎘容器中，攝食含鎘食品
鉛	陶土器皿、農藥、油漆、石膏及油灰中的鉛	三十分鐘或更長	金屬味，口部灼熱、腹痛、乳狀嘔吐物、血便或黑便、呼氣惡臭、休克、牙齦線發藍	儲存於含鉛器皿中的高酸性食品與飲料，任何無意中被污染的食品	購買含鉛器皿，將高酸性食品儲存於含鉛容器，將農藥與食品儲存於同一區
鋅	鍍鋅容器中的鋅	幾分鐘至幾小時	口及腹部疼痛、噁心、嘔吐、頭暈	高酸性食品及飲料	將高酸性食品儲存於鍍鋅罐頭中
銅	管線及器具中的銅	幾分鐘至幾小時	金屬味道，噁心、嘔吐（綠色嘔吐物）、腹痛、下痢	高酸性食品及飲料	將高酸性食品儲存於銅製容器或以銅製管線輸送高酸性飲料
砷	海鮮類尤其是甲殼類、工業污染	攝取後約一小時發生激烈腹痛、腹瀉等	慢性中毒、貧血、肝臟肥大、腹瀉、微熱等，黑皮症、角化症	日本嬰兒奶粉因添加的磷酸鹽污染砷所引起。台灣的烏腳病因地下水污染砷所引起	砷污染多來自殘留農藥、誤用食品添加物、器具、包裝材料等

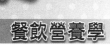

二、農藥

　　為了充分供應必需的食物，現在農業不管在農作物的生長或收穫後的儲藏、運銷過程中都要使用農藥，如殺蟲劑、除草劑、殺菌劑都被用於保護農作物，不受病蟲及微生物等侵害，而提高產量及品質，大部分的農藥，雖以日益進步的技術，但尚無法使其不殘留其中並使攝取的人不遭受傷害。雖然尚很少農藥直接阻礙健康的實例發生，但從母奶或牛奶中，已檢出農藥殘留，並觀察到野生的鳥類或飼養家禽的生殖產生異常。

　　除非故意，人類不會直接飲用農藥，但含有殘留農藥的植物或動物，被其他動物攝取後，經過所謂「食物鏈」轉入人體內，經過其濃縮而產生不良作用。

　　農藥在使用時，其使用量、次數、施藥與採收時季節的間隔時間等，都會影響殘留量。以下就各類主要農藥的特性分述如下：

(一)有機氯殺蟲劑

　　現在已經被禁用農藥DDT、BHC就是有機氯殺蟲劑。然而尚在被使用者有地特靈（dieldrin）、靈丹（lindan）、氯丹（chlordan）等。此種農藥的急性中毒症狀有倦怠感、頭痛、頭暈、噁心、嘔吐與腹瀉等。如攝取到毒性較強或多量時，會發生全身痙攣、意識不清、呼吸困難而致死。另外有些有機氯劑也會造成濕疹、皮膚炎、結膜炎、角膜炎、肝炎等。有機氯殺蟲劑較為穩定，DDT、BHC等雖被禁止在農業上使用，但據報告在土壤中其毒性可殘留近十年。

(二)有機磷殺蟲劑

　　有機磷殺蟲劑的毒性較強，尤其是巴拉松為急性毒性殺蟲劑，低毒性者有馬拉松、DDVP（二氯松）、大利松等。其急性中毒症狀為食慾不振、噁心、嘔吐、全身痙攣、肌力減退、麻痺、頭暈、倦怠感、頭痛等。重症者會呼吸困難而致死。

　　因此劑毒性強，常報導被誤飲或蓄意飲用自殺者。雖然毒性強，但採

收一星期前噴灑並受到陽光（紫外線）照射，就會使其毒性盡失。

(三)氨基甲酸鹽系殺蟲劑

此劑如加保利（carbaryl）、納乃得（lannate）、安丹（propoxur）、加保夫（carbofuran）等毒性較弱，因此蓄積而產生慢性中毒的可能性也少。

(四)有機汞殺菌劑

因含有機汞，其毒性不能輕視，而以慢性中毒最值得注意。其症狀是初期為意志不集中、記憶力衰退、頭痛、失眠、手腳震顫。也發生腎臟障礙、尿中蛋白多。過去被使用的苯基汞卻急性毒性強，會引起全身中毒。

(五)有機氟劑

因氟的毒性強的關係，此種殺蟲劑如氟化乙醯胺、氟化乙酸鈉等，對動物的急性毒性都很強。中毒症狀為意識不清、痙攣，重症者即血壓下降、心律不整，最後由呼吸困難致死。

(六)其他殺蟲劑、殺菌劑

急性毒性較強的殺蟲劑尚有砷酸鉛、硫酸菸鹼醯胺、磷化鉛等，但很少引起中毒事件，殺菌劑則除了有機汞、有機砷之外，極少發生中毒事件，但如四氯丹、三氯啉、鋅乃浦（zinab）等二硫氨基甲酸鹽系殺菌劑，雖然與體質有關，但均可引起接觸性皮膚炎。

現在各國政府對農藥使用均有嚴格規定與管制。台灣的衛生署也訂有殘留農藥之安全容許量，以防發生毒害。

表6-11　蔬果殘留農藥安全容許量標準

類別	農藥名稱	容許量標準（ppm）	適用範圍
有機磷劑	馬拉松（Malathion）	2.0	包葉菜類、小葉菜類、豆菜類、柑桔類
	大滅松（Dimethoate）	1.0	核果類、柑桔類（2.0）
	三氯松（Trichlorfon）	0.5	柑橘類
	大利松（Diazinon）	0.2	瓜菜類、果菜類、豆菜類、薑菜類、包葉菜類（0.5）、小葉菜類（0.5）
	二硫松（Disulfoton）	0.1	包葉菜、小葉菜、豆菜類
	福瑞松（Phorate）	0.05	豆菜類、小漿果類、果菜類、瓜菜類、根菜類
有機氯類	克氯（Chloropropylate）	1.0	柑桔類、核果類
胺基甲酸鹽系劑	加保利（Carbaryl）	0.5	大漿果類（0.1）、瓜菜類、梨果類（1.0）

三、多氯聯苯

(一)特性及用途

多氯聯苯（PCBs）為芳香族氯化有機物。其化學結構與有機氯殺蟲劑DDT、BHC等甚相似，均很安定且毒性強。在外觀上，隨著種類不同，PCBs有油狀液體、黏著性液體、樹脂狀粉末，及白色結晶等不同形狀。其理化特性為：

1. 對熱相當穩定、沸點高、在攝氏200度至300度仍然不沸騰，保持液狀。
2. 熱容量大，是良好之熱媒。
3. 絕緣性好，對電絕緣性佳。
4. 不燃性（但含有兩個氯以下者可燃）。
5. 化學性不活潑、耐酸、耐鹼。
6. 易溶於水，可容有機溶媒。
7. 防蟲。

因其理化性，所以有如下的多用途：

1.絕緣油：變壓器、電容器。

2.熱媒體（加熱、冷卻）。

3.可塑劑：電線的表層保護劑、絕緣材料、塑膠成品、接著劑。

4.印刷油墨、塗料：無碳性複印紙、報紙印刷油墨等。

5.潤滑油。

6.其他：紙張、毛織品的防水層、農藥等。

(二)管理現況與食品中限量標準

多氯聯苯是脂溶性物質，因此土壤中的多氯聯苯受到雨水沖洗後流入河川、湖泊或海洋中，蓄積於大型海洋生物體內，再由人類食用其肉類、油脂等儲存於人體脂肪中，母體懷孕時，再傳給胎兒及母乳中。關於其管理，世界各國紛紛採取管制對策，如美國早在一九七六年則立法禁止其生產，一九八〇年代起，荷蘭、英國、德國等亦實施限制。

至於中毒事件，最重要的是一九六八年日本所發生的油症（Yusho）事件，即在米糠油製造過程的熱交換器漏出多氯聯苯污染了米糠油，而使人發生中毒。台灣也曾於一九七九年發生類似的米糠油污染多氯聯苯事件，當時受害者多達兩千多人。

其症狀包括痤瘡、皮膚色素增加、淚水增加、視力受損、虛弱、四肢麻痺、頭痛、肝功能受損等。如母親暴露於多氯聯苯者，生下小孩有皮膚脫色及發育不正常現象。

在台灣，衛生署於一九八五年公布的食品中多氯聯苯限量的標準如**表6-12**。

表6-13為衛生署於一九八四年在台灣地區對台灣區魚貝類中多氯聯苯含量的調查報告，由此可見其污染情形。

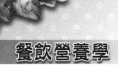

表6-12　食品中PCB限量標準

類別	限量（ppm）		備註
鮮奶、乳製品	0.5		脂肪標準
肉類	1.0		脂肪標準
蛋類	0.2		
遠洋魚貝類	0.5	可食部分	
近海沿岸魚貝類	1.0		
嬰幼兒食品	0.2		
紙製品包裝材料容器	5.0		
淡水養殖魚貝類	1.0		

資料來源：衛生署公告516,067號。

表6-13　台灣對魚貝類中PCB含量的調查

海水魚	0–411.4	ppb
淡水魚	1.1–269.3	ppb
蛤	0.6–13.1	ppb
蟹肉	2.4–26.5	ppb
蟹黃	11.3–22.4	ppb
鮮蝦	1.5–5.8	ppb
牡蠣	3.0–110.0	ppb
墨魚類	1.9–41.2	ppb
九孔	1.8–3.7	ppb

四、毒奶粉等的三聚氰胺添加問題

　　二○○八年九月中旬在台灣因毒奶粉事件發生，鬧得滿城風雨，主管機構的行政院衛生署長，更因處理不當，無法平息眾怒，遂引咎辭職。所謂毒奶粉事件是因奶粉及奶製品污染了三聚氰胺所惹起的中毒事件。

　　三聚氰胺（melamine）為白色單斜晶體，可微溶於水、可溶於甲醇、甲醛、乙醇、熱己二醇、甘油、砒啶等，不可用為食品添加物。其工業用途為製造樹脂器皿、裝飾貼面板、紙張處理劑等。

　　三聚氰胺含氮量為66％，比蛋白質的平均16％高出許多。也因此特性而被用於養乳牛的酪農，惡用於鮮乳的攙雜。因為牛奶加工廠向酪農收購鮮奶是以容量計算，然而訂有鮮奶的蛋白質、脂肪、細菌數量等含量規格。據說酪農以3：1的比例，即三桶鮮乳加一桶水來攙入，如此就可多獲

得25 %的暴利。然而為了騙過檢驗人員，就添加三聚氰胺，因為沒有精密儀器，更不想花時間做檢驗，奶製品加工廠只以通常的克耳大法（Kjeldahl法，粗蛋白分析法）定量牛奶中的氮含量。很不幸的是，以此法根本無法辨別究竟化驗出來的氮是來自三聚氰胺或牛奶蛋白質。

關於三聚氰胺的毒性，由動物餵食法，大鼠口服LD_{50}每公斤大於3克，對人類則為六十公斤成人，一次吃超過180克即兩人中有一人會死亡。由老鼠實驗發現，經兩年餵食後罹患膀胱癌，是受結石所致。二〇〇七年因美國貓、狗暴斃而發現在其寵物食品中有三聚氰胺的污染。二〇〇八年八月，中國三鹿奶品中，被檢驗出含有三聚氰胺。然後一發不可收拾，在眾多乳製品以及添加乳製品，如奶品、乳酪、乾酪的產品中，紛紛被發現有三聚氰胺。

現在台灣的衛生署已訂出嬰兒奶粉不得檢出三聚氰胺的規定。

最近又在中國的卵白粉中發現三聚氰胺的污染，卵白粉由雞蛋乾燥製成，被利用於魚丸、貢丸、香腸的添加物，也引起消費者的恐慌，其污染可能來自養雞飼料。

相繼又由報紙及電視報導，由中國進口的氨粉污染，所謂「毒氨粉」事件，這是由進口的發泡劑，在台灣普遍使用於油條、麵包、餅乾等發泡用劑。消息一傳出，人人自危，一時油條無人問津，這是發泡劑有添加三聚氰胺的緣故。

含瘦肉精豬肉

　　瘦肉精是「乙型受體素（培林）」的俗稱，屬於動物用藥，可促進蛋白質的合成，促進脂肪轉化、分解，加在飼料中餵豬則豬隻快速生長豬肉（瘦肉），少長肥肉（脂肪），體型漂亮，賣相佳。

　　瘦肉精主要蓄積於豬肝、豬肺等內臟，如果消費者吃進過多的瘦肉精，就會出現噁心、頭暈、肌肉顫抖、心悸、血壓上升等中毒症狀。如患有交感神經功能亢進者，像冠心病、甲狀腺機能亢進者，更容易發生這些症狀。

　　在台灣由農委會公告瘦肉精是禁藥，國內豬農不得使用，但美國卻允許使用，所以衛生署曾經打算進口豬肉需檢驗後放行，引起軒然大波，豬農走上街頭，後來決定無論進口與國產，均維持「不得檢出」的標準。

　　在國際上，目前一百六十多個國家中，僅有二十四個國家允許使用瘦肉精。衛生署二〇〇八年十月頒布「食品中動物用藥殘留量檢驗方法－乙型瘦體素類多重殘留分析」，把檢驗值鬆綁，肌肉組織從0.02 ppb放寬至0.12 ppb，內臟組織從0.05 ppb改為5 ppb。

　　對此養豬協會強調，二〇〇七年檢出美國豬肉的瘦肉精濃度為0.15到0.3 ppb間，如果以此檢驗方法，則這些本來不合格者均可合法進口。由於養豬協會的抗議，如果政府沒有善意回應，將走上街頭。農委會卻指出，不得檢出標準沒有變，所以結果如何尚待觀察。

資料來源：《自由時報》，2008年11月14日。

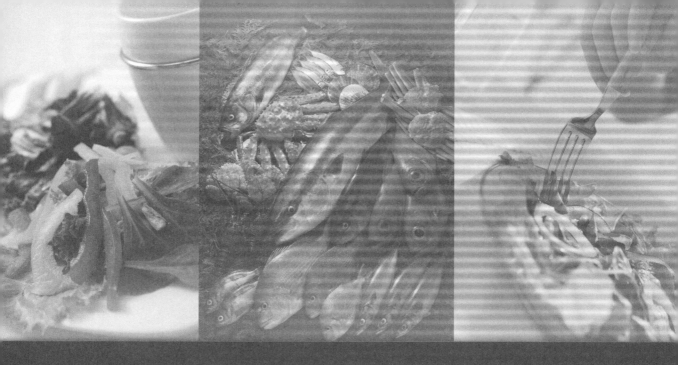

第七章　均衡飲食

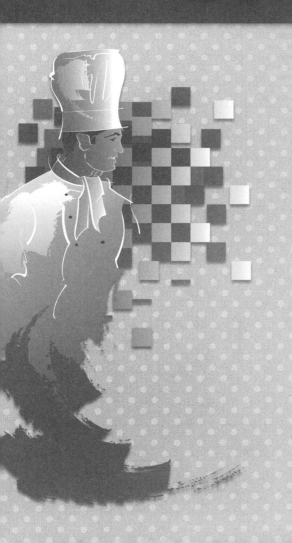

- 六大類食物
- 每日飲食指南
- 食物代換分量表
- 膳食計畫

　　許多不正確的飲食習慣，以及富裕生活，容易忽略均衡營養的攝取，造成營養不均，進而引起某些疾病，例如肥胖、糖尿病、高血壓、痛風、心臟血管病變等文明病。「均衡飲食」是健康生活的基礎，只要能按飲食金字塔的比例來進食，便能從日常飲食中攝取均衡的營養，使身體健康，並能預防一些和飲食有關的疾病。

第一節　六大類食物

　　食物是營養的來源，每天應均衡地攝取到足夠的熱量及營養素，且必須注意食物攝取分量。攝食各種食物，補充均衡的營養素來維護身體健康。食物依其特性及其營養成分，有分為「食物四大類」、「五大類基本食物」、「六大類」等幾種，每一類的食物所能提供的營養素並不相同，其中五穀根莖類含有較多的醣類及維生素B_1，奶類有優良的蛋白質並含有豐富的鈣及維生素B_2與B_1，蛋、豆、魚、肉類是蛋白質的主要來源，蔬菜類含較多的維生素A且是膳食纖維的主要來源，水果類是維生素C的主要來源，油脂類提供了各種脂肪酸及幫助脂溶性維生素的攝取。因此，無論那一類食物攝取特別多，都不能取代其他類食物，想要達到身體的營養素需要量，必須每一類的食物都攝取，也就是均衡飲食，能在各大類的食物中經常變換不一樣的食物，不但能增加菜色的變化，更能得到各種營養素。本章節採分為「六大類基本食物」來探討。

一、五穀根莖類

　　五穀類食物包括米飯及其製品、小麥、大麥、麥片與麵粉類製品、吐司、玉米，通常作為主食。根莖類食物包括甘薯、芋頭、馬鈴薯，可作為主食或配菜。種子類食物有紅豆、綠豆、蠶豆、花豆、薏仁、蓮子等。其含有豐富澱粉質，可提供熱量、部分植物性蛋白質、維生素B_1、菸鹼酸、礦物質及膳食纖維，主要功用是提供飲食中主要的熱量來源，約占總熱量之58％至68％。補充消耗及維持身體正常活動體溫。全麥五穀類食物更含

豐富纖維素，可促進腸道蠕動，防止便秘。包含麵（及麵包、饅頭）、飯類、番薯等食物，就是一般所稱的「主食」。

飲食指南建議每天應吃三到六碗飯，並推薦攝取全穀類食品（如糙米、胚芽米、全麥麵包等）。

二、奶類

奶類主要提供蛋白質、部分熱量、維生素D、維生素B_{12}、維生素B_2和鈣、磷，保持牙齒及骨骼健康，有助於預防骨質疏鬆症。以前稱為五大類食物，後來奶類獨立出來，變成六大類食物，因為以國人的飲食習慣，如果沒有吃到奶類食物，鈣質與維生素B_2的攝取量都會不夠。市面上最常見的奶類食品可分成下面幾種：

1. 液態：鮮乳、低脂乳、脫脂乳、調味乳、保久乳、發酵乳及煉乳。
2. 凝態：優酪乳。
3. 固態：乾酪（cheese）、乳酪（butter）、雪糕。

飲食指南建議每天應喝一至二杯（一杯240毫升，或乾酪一片30克）。

三、肉、魚、蛋、豆類

此類食物提供部分熱量，含脂肪，維生素及礦物質，有豐富蛋白質，為助長發育、修補細胞及維持體內新陳代謝的需要。「豆」是指黃豆及其製品如豆腐，其他如綠豆、紅豆是屬於五穀根莖類，四季豆、菜豆是屬於蔬菜類。肉類如豬、牛、羊及家禽等，各類魚及海產，蛋。紅肉及肝含豐富鐵質，有助於製造血紅素，預防貧血。但肉類含有頗多的飽和脂肪酸，多吃會導致肥胖、高血壓、高膽固醇、心臟病和中風等病症，須小心攝取量。

飲食指南建議每天應吃四份，一份相當於魚或肉38克，豆腐一塊（板豆腐100克），蛋一個。

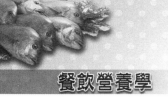

表7-1 乳品的營養價值 (100克)

	熱量(卡)	水分(%)	全乳固形物(%)	蛋白質(%)	脂質(%)	糖質 乳糖(%)	蔗糖(%)	鈣(克)	磷(毫克)	鐵(毫克)	維生素 A(IU)	B₁(毫克)	B₂(毫克)	C(毫克)
牛乳	59	88.6	11.4	3.0	3.2	4.5	-	0.10	90	0.1	120	0.04	0.15	2.0
市乳	59	88.6	11.4	3.0	3.2	4.5	-	0.10	90	0.1	100	0.03	0.15	0.5
濃厚市乳	68	87.3	12.7	3.4	4.0	4.6	-	0.11	100	0.1	130	0.04	0.16	0.5
脫脂乳	32	91.4	8.5	3.1	0.1	4.6	-	0.10	90	0.1	痕跡	0.04	0.15	2.0
山羊乳	63	88.0	12.0	3.1	3.6	4.5	-	0.12	90	0.1	120	0.04	0.14	1.0
酸酪乳	60	84.3	-	4.3	0.2	合算	10.2	0.14	130	0.1	痕跡	-	0.15	-
乳酸飲料	214	46.4	-	1.7	0.1	合算	51.5	0.05	50	-	痕跡	-	0.08	0
全脂奶粉	499	2.5	97.5	25.9	26.5	33.1	-	0.89	730	1.0	700	0.25	1.30	5.0
脫脂奶粉	357	4.2	95.8	34.8	1.0	52.2	-	1.20	980	1.0	20	0.30	1.60	5.0
調製奶粉	473	2.1	-	18.1	19.7	合算	55.7	0.81	510	6.0	2,200	0.55	0.95	40.0
全脂加糖煉乳	332	25.5	30.5	7.9	8.4	12.3	44.0	0.30	240	0.3	220	0.08	0.40	2.0
加糖脫脂煉乳	275	29.0	28.0	10.3	0.2	15.0	43.0	0.50	300	0.50	痕跡	0.10	0.50	2.0
不加糖煉乳	138	73.9	26.1	6.8	8.0	9.7	-	0.27	210	0.20	190	0.06	0.35	2.0
乳酪	734	15.9	82.1	0.6	81.2	0.2	-	0.01	20	-	2,000	0.01	0.03	-
再製乾酪	360	39.8	-	25.2	27.2	3.6	-	0.63	550	0.20	1,000	0.03	0.45	-
天然乾酪	362	36.8	-	31.2	25.5	2.0	-	0.87	610	0.6	1,000	0.04	0.50	-
Cottage Cheese	-	71.4	-	12.7	0.4	-	-							-
冰淇淋	150	66.0	-	4.3	3.5	合算	25.4	0.13	120	0.1	100	0.05	0.20	-
	180	64.5	-	4.3	8.3	合算	22.0	0.13	120	0.1	270	0.05	0.20	-

資料來源:《日本乳業年鑑》,1960。
註:市乳是一般市面上配售的鮮乳。

四、蔬菜類

蔬菜類含有維生素A、B、C、胡蘿蔔素、礦物質、豐富膳食纖維。維生素、礦物質是抗氧化物質，能保持細胞健康及增強抵抗力。纖維素，能防止便秘，並減低患上痔瘡、大腸癌等機會。

蔬菜依其顏色深淺，可大略分為深色蔬菜和淡色蔬菜：

1. 深色蔬菜：包括深綠色蔬菜（如青江菜、芥藍菜、菠菜、甘藷葉、空心菜等）、深黃色蔬菜（如胡蘿蔔、南瓜、紅色甘藷、番茄等）和部分紅色蔬菜（如紅鳳菜、紅莧菜等）。含有較豐富的維生素A和鐵質，且通常顏色愈濃含量愈高。
2. 淡色蔬菜：包括一些白色或淡綠、淡黃色蔬菜、如甘藍、白菜、竹筍、蘿蔔、白花椰菜、冬瓜等。此類蔬菜含維生素A較少，但其他成分如維生素C、B群和鈣、鉀等含量則與深色蔬菜類似。

飲食指南建議每天應吃三碟以上（一碟相當於蔬菜100克），至少要有一至二碟以上的深綠色及深黃紅色的蔬菜，它們的維生素及礦物質的含量比淺色蔬菜豐富。

五、水果類

水果類能提供部分熱量，含有維生素A、C，及膳食纖維，礦物質，營養成分與蔬菜類似。水果主要提供維生素，尤其是維生素C，在柑橘類水果中，維生素C含量最豐富，例如：檸檬、桔、橙、柚子、葡萄柚等。其他如番石榴、楊桃、草莓、木瓜、荔枝、奇異果；龍眼、西瓜、芭樂的含量也很高。

水果類的水分含量很高，蛋白質和脂肪的含量卻很低，主要的熱量來源為醣類。水果類的食物大都是一些植物的果實，含有香味及甜味，通常是可生食，例如香蕉、橘子、蘋果、梨子、桃子、西瓜……等。

水果可提供的礦物質較少，只有桃、李、葡萄、桑椹、草莓、黑棗、葡萄乾含有較多的鐵質；桔、橙及草莓中含有適量鈣質。

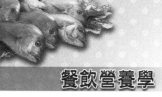

表7-2 台灣常見蔬菜營養成分表 （每100克含量）

成分 菜名	水分 （克）	熱量 （卡）	纖維 （克）	灰分 （克）	鈣 （毫克）	磷 （毫克）	鐵 （毫克）	A （IU）	B_1 （毫克）	B_2 （毫克）	C （毫克）
甘藍	93.7	17	1.0	0.5	49	22	0.5	500	0.05	0.03	40
青江菜	94.0	14	0.7	0.8	41	22	1.5	5,400	0.02	0.05	52
白菜	94.8	10	0.4	0.9	39	53	0.8	290	0.01	0.07	31
油菜	92.4	14	0.6	1.1	101	25	1.6	7,300	0.03	0.10	26
芥藍菜	89.0	31	1.2	0.8	230	56	2.0	450	0.10	0.13	93
芥菜	91.8	15	0.7	0.9	180	61	2.0	3,500	0.06	0.13	90
萵苣	92.9	14	0.6	0.8	34	30	1.2	3,300	0.08	0.11	15
茼蒿	94.4	12	1.0	1.0	53	23	2.3	7,500	0.05	0.08	14
菠菜	92.3	16	0.8	1.7	70	36	2.5	10,500	0.04	0.18	60
空心菜	91.8	19	0.9	1.0	94	36	1.4	4,200	0.07	0.20	43
莧菜	87.8	32	1.3	2.1	300	66	6.3	1,800	0.06	0.23	17
甘藷葉	89.9	21	2.0	1.5	153	81	3.6	7,000	0.14	0.21	21
紅鳳菜	91.6	24	0.8	1.1	12	76	2.3	350	0.06	0.12	28
芹菜	93.6	10	1.3	1.1	45	23	1.8	1,300	0.03	0.04	10
蒜	90.0	23	1.0	0.7	71	38	0.8	0	0.10	0.06	43
蔥	90.5	27	0.9	0.4	59	32	0.3	550	0.04	0.05	26
洋蔥	92.5	25	0.5	0.3	31	34	0.3	10	0.02	0.02	15
綠竹筍	92.0	19	0.9	1.1	32	30	1.1	30	0.06	0.09	12
茭白筍	92.1	23	1.0	0.4	4	35	0.6	60	0.07	0.04	21
薑	88.0	37	1.1	1.2	16	27	0.4	－	0.01	0.04	5
蘿蔔	94.1	15	1.1	0.5	18	11	0.1	0	0.02	0.02	20
胡蘿蔔	87.1	37	1.2	0.9	39	42	1.0	13,000	0.05	0.05	8
馬鈴薯	77.7	75	0.4	1.1	7	58	0.7	0	0.07	0.04	7
芋頭	67.3	112	1.1	1.1	41	100	1.2	0	0.28	0.07	16
甘藷	69.5	113	1.2	0.9	46	51	1.0	7,100	0.08	0.05	20
花椰菜	92.3	20	1.0	0.6	21	30	0.7	50	0.06	0.09	90
菜豆	92.5	17	1.3	0.5	43	44	0.5	110	0.04	0.10	12
皇帝豆	60.9	143	1.5	1.8	25	140	2.8	150	0.30	0.36	30
毛豆	69.0	132	1.6	1.5	50	143	4.6	－	0.59	0.14	8
豌豆	87.6	32	3.9	0.6	50	46	0.7	60	0.16	0.13	40
胡瓜	97.1	8	0.6	0.3	23	18	0.1	90	－	0.02	8
絲瓜	94.7	14	1.0	0.3	13	25	0.3	300	0.02	0.05	10
南瓜	90.8	24	1.4	0.9	13	30	1.1	900	0.01	0.04	18
苦瓜	94.3	13	1.2	0.5	18	26	1.1	110	0.05	0.04	30
冬瓜	96.6	7	0.6	0.3	14	12	0.4	0	－	0.01	13
茄子	93.7	18	0.9	0.4	15	30	0.3	20	0.07	0.07	10
甜椒	93.6	16	1.4	0.4	6	21	0.5	4,000	0.04	0.03	91
番茄	95.2	18	0.4	0.3	11	24	0.4	260	0.94	0.03	29
綠豆芽	95.2	15	0.8	0.2	11	28	0.5	－	0.08	0.10	19
洋菇	91.3	28	0.8	1.0	8	120	0.9	0	0.09	0.41	3

　　水果的皮含有豐富的膳食纖維，具有預防便秘、腸癌、腦血管疾病等功能，所以在吃水果時應儘量將水果洗淨，連果皮一起吃，例如蘋果、水梨、番茄、桃子、李子等，但要注意果皮有殺蟲劑、農藥等污染的問題。

　　飲食指南建議每天應吃兩個（每個相當於中型橘子或土芭樂一個），建議至少要有一個是富含維生素C的時令水果，如蘋果、芭樂、橘子、柳丁、芒果、木瓜、文旦……等。

六、油脂類

　　油脂類提供熱量和幫助脂溶性維生素吸收，可以分成兩大類：

1. 飽和脂肪：通常存在於動物油中，例如：牛油、豬油、乳酪、奶油……等，及植物油中的椰子油及棕櫚油也含有較多的飽和脂肪酸。動物油的飽和脂肪含量較高，在室溫下呈固體。或是經過氫化處理的氫化油，在室溫下也是固態。如：烤酥油、乳瑪琳等，也都是飽和油脂類食物。

2. 不飽和脂肪酸：在室溫下呈液體，如黃豆油（沙拉油）、橄欖油、苦茶油、芥花油、油菜籽油、花生油、芝麻油，含有較多單元不飽和脂肪酸，可以降低血液中「壞的膽固醇」（LDL），並升高「好的膽固醇」（HDL），有助於預防心血管疾病。另外，多元不飽和脂肪酸含量較高的油，例如玉米油、黃豆調理油、葵花油、紅花籽油、橄欖油、魚油等。研究發現多元不飽和脂肪酸有降低血液中膽固醇的功能，但是因為結構較不穩定，容易氧化、酸敗。

　　另一類油脂類食物為脂肪含量高的堅果及種子，例如黃豆、花生、瓜子、葵花子、芝麻、腰果、杏仁、核桃、松子等。這類食物含有豐富的植物性蛋白質、脂肪、維生素A、E及礦物質鐵、鈣、鉀、磷、銅、鋅、鎂、硫、錳。堅果類的脂肪酸以單元不飽和脂肪酸為主，可以提高體內高密度脂肪（俗稱好的膽固醇）含量，而且不含膽固醇。雖然堅果及種子類的營養極為豐富，但是因為含有較多脂肪，熱量較高，應適量攝取。

　　飲食指南建議每天用量為二到三湯匙（一湯匙15公克），並應該以植

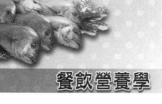

餐飲營養學

物油（椰子油、棕櫚油除外）為主。

關於油脂類的基本知識請參照第五章營養素第二節脂質。

表7-3　食物六大類分類表

食物類別	主要營養成分	次要營養成分
五穀根莖類	醣類、維生素B_1	米、麵：蛋白質
		雜糧、全麥：蛋白質、脂肪、維生素B_2、膳食纖維、菸鹼酸、鐵、鋅
奶類	蛋白質、鈣、維生素B_2	維生素B_{12}、維生素A、磷
蛋、豆、魚、肉類	蛋白質、維生素B_1、磷	蛋：維生素A、維生素B_{12}
		黃豆及其製品：脂肪、維生素E、葉酸、鈣、鐵
		帶骨魚：鈣
		肉（家畜及家禽肉）：脂肪、維生素B群、磷、鐵；內臟類：脂肪、膽固醇、維生素B_2、維生素B_6、維生素B_{12}、維生素A、葉酸
蔬菜類	維生素C、膳食纖維	深綠及深黃色蔬菜：維生素A、維生素E、葉酸、鈣、鐵、鉀、鎂
		淺色蔬菜：鈣、鉀、鎂
水果類	醣類、維生素C	維生素A、鉀、膳食纖維
油脂類	脂肪	植物油類：維生素E
		核果及種子類：維生素B_1、磷、鐵、鉀、鎂

 第二節　每日飲食指南

　　國人的營養需求受到性別、年齡、個人體型、工作活動量之影響，同時也因時代背景、社會經濟環境、食物可獲性等，直接或間接影響營養的需求及飲食的攝取。許多國家都依照國民之不同需求，訂定國人的營養素需要量、飲食指標及指南，我國衛生署亦訂有「國民飲食指標」及「每日飲食指南──成人均衡飲食建議量」等，供國人遵行的飲食原則。「每日飲食指南──成人均衡飲食建議量」之訂定，是說明飲食攝取的種類、分量，使民眾可以藉由適當的食物攝取獲得各種需要的營養素，以達到「國人膳食營養素參考攝取量」之建議。

一、國民飲食指標

我國的梅花圖以梅花的五片花瓣及花心代表六大類食物，花心部分為五穀根莖類，每天應食用三至六碗；五片花瓣分別為奶類一至二杯、水果類兩個、蔬菜類三碟、蛋豆魚肉類四份、油脂類二至三湯匙。

(一)維持理想體重

體重與健康有密切的關係，體重過重容易引起糖尿病、高血壓和心血管疾病等成人慢性病；體重過輕則會影響抵抗力，免疫力會下降，容易感染疾病。維持理想體重是維護身體健康的基礎。

維持理想體重應從小時候開始，建立良好的飲食與運動習慣是最佳途徑。

(二)均衡地攝食各類食物

沒有一種食物含有人體需要的所有營養素，為了使身體能夠充分獲得

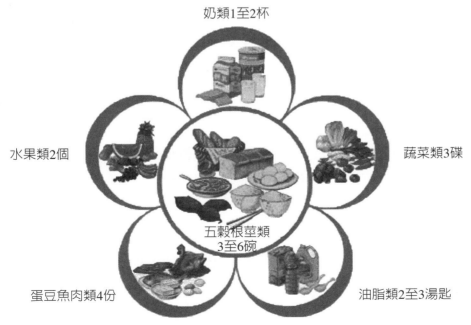

奶類1至2杯

水果類2個

蔬菜類3碟

五穀根莖類
3至6碗

蛋豆魚肉類4份

油脂類2至3湯匙

圖7-1　我國國民飲食指標──梅花圖

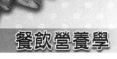

各種營養素，必須均衡攝食各類食物，不可偏食。

每天應均衡攝取五穀根莖類、奶類、蛋豆魚肉類、蔬菜類、水果類及油脂類等六大類食物。食物的選用，以多選擇天然新鮮的食物為原則。

(三)三餐以五穀為主食

米、麵等穀類食品含有豐富澱粉及多種必需營養素，是人體最理想的熱量來源，應作為三餐的主食。若能攝取全穀類食物（糙米、全麥、燕麥等），則更理想。為避免攝取過多的油脂，應維持國人以穀類為主食之傳統飲食習慣。

二〇〇八年衛生署新提的營養攝取建議，三餐中至少應有一餐食用糙米或胚芽米，有足夠的膳食纖維之攝取，才會較為均衡。

(四)儘量選用高纖維的食物

含有豐富膳食纖維的食物可預防及改善便秘，並且可以減少患大腸癌的機率；亦可控制血膽固醇，有助於預防心血管疾病。

食用植物性食物是獲得膳食纖維的最佳方法，含豐富膳食纖維的食物有豆類、蔬菜、水果及糙米、全麥製品、甘薯等五穀根莖類。

(五)少油、少鹽、少糖的飲食原則

高脂肪飲食與肥胖、脂肪肝、心血管疾病及某些癌症有密切的關係。飽和脂肪含量高的飲食更是造成心血管疾病的主要因素之一。

平時應少吃肥肉、五花肉、肉燥、香腸、油酥類點心及高油脂零食等脂肪含量高的食物。膽固醇含量高的食物（內臟、蛋黃、魚卵等）亦宜控制攝取。烹調時應儘量少用油，多用蒸、煮、煎、炒代替油炸的方式，減少油脂的用量。

食鹽的主要成分是鈉，經常攝取高鈉食物容易患高血壓。烹調應少用鹽及含有高量食鹽或鈉的調味品，如味精、醬油及各式調味醬；並少吃醃漬品及調味濃重的零食或加工食品。

糖除了提供熱量外，幾乎不含其他營養素，又容易引起蛀牙及肥胖，並且不利於血脂肪的控制，應節制食用。通常中西式糕餅不僅多糖也多

油，更應控制攝取量。

(六)多攝取鈣質豐富的食物

鈣是構成骨骼及牙齒的主要成分。攝取足夠的鈣質，可促進正常的生長發育，並可預防骨質疏鬆症。國人的飲食習慣，鈣質攝取量較不足，宜多攝取鈣質豐富的食物。

乳製品含豐富的鈣質，且易為人體吸收，每天應攝取一至二杯。其他含鈣質較多的食物有小魚乾、黑芝麻、全穀類、黃豆、貝類等。

(七)多喝白開水

水是維持生命的必要物質，可以調節體溫，幫助消化吸收，運送養分，並可以預防及改善便秘。每天應攝取約六至八杯（約1,500至2,000毫升）的水。

白開水是人體最健康、最經濟的水分來源，應養成喝白開水的習慣。市售飲料常含有高糖分，經常飲用不利於體重及血脂肪的控制。

(八)飲酒要節制

如果飲酒，應加節制。飲酒過量會影響維生素B群等多種營養素的吸收及利用，容易造成營養不均衡及肝臟疾病，也會影響思考判斷力，引起意外事件。

懷孕期間飲酒，容易產生畸形及體重不足的嬰兒。酒精只供應熱量而不含其他營養素，所以飲用過多酒類只供應熱量而已。

二、美國的食物金字塔

美國聯邦政府根據科學研究，於二〇〇五年一月十四日，由衛生部長湯生和農業部長溫那文宣布「二〇〇五年美國人的飲食指引」，其內容是從營養和運動的重要性來提倡健康，並忠告人民減低慢性病的種種危險因子。這報告中指出四十一點建議，其中二十三點是為大眾，十八點是為特定人群，簡而言之，可組成九大題目，即：(1)足夠營養和所需要熱量；(2)體重控制；(3)運動；(4)受肯定的食物組；(5)脂肪；(6)碳水化合物；(7)鈉

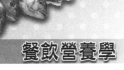

餐飲營養學

表7-4　美國的飲食指引概要

1990年	1995年
要吃不同種類的食物	要吃不同種類的食物
要控制體重	攝取的食物要和運動平衡，才能有效控制體重
選擇低脂、避免飽和脂肪和膽固醇	選擇低脂、避免飽和脂肪和膽固醇
選擇大量蔬菜水果和五穀	選擇吃大量的蔬菜水果和五穀粗糧
合宜地利用糖	選擇飲食，合宜地用糖
合宜攝取鈉和鉀	選擇合宜的鈉和鉀食物
如果飲酒要適量	如果飲酒要適量

和鉀；(8)酒精飲料；(9)食物安全。

　　這份飲食指引為健康專家如醫生、營養學家，提供了最新的科研結果與建議；更有消費者友善的小冊子和互聯網，在二○○五年春天將飲食金字塔修訂，以協助大眾去明白一些專業名詞，因此二○○五年的這份飲食指引，可以更具體地融入我們的生活中。

　　以下雖是美國聯邦政府的衛生機構為其人民所定的「二○○五年美國人飲食指引」，但是絕大部分可供我們參考：

1. 根據各人所需的熱量，每人應食用多元化的食物，才會有足夠的營養。可依食物金字塔（**圖7-2**）的指引，做為我們攝取正確食物的實際參考。還有要限制糖、脂肪和酒精飲料，這三種食物都屬高熱量，卻低營養素。

2. 若能控制進入身體的熱量，便可控制體重。這不單指碳水化合物（醣類）、脂肪和蛋白質的分量；能學到如何吃均衡合適的熱量，乃是體重控制的主要部分。如果要保持體重穩定，一定要懂得量入為出，使攝入的能量（食物）和輸出的能量（運動）平衡。

3. 每日都要運動。「二○○五年飲食指引」特別推薦要多運動。每日三十分鐘的運動是最基本的（**表7-5**）。兒童和青少年每日需要至少六十分鐘的劇烈運動，才可保有健康體重。一般成年人大約要做六十分鐘中度以上的運動，才能防止不健康的體重增加。肥胖者想要有效減重，則要做九十分鐘的運動，方可避免那減去的重量重返。

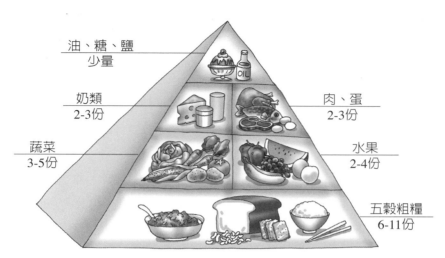

油、糖、鹽
少量

奶類
2-3份

肉、蛋
2-3份

蔬菜
3-5份

水果
2-4份

五穀粗糧
6-11份

圖7-2　美國農業部飲食指引金字塔

表7-5　運動基本功

F（次數）	I（強弱度）	T（時間）	T（帶氧運動）
每星期3至5次	220－年齡＝最高心跳率	30至60分鐘	步行
	鍛鍊心跳率＝最高心跳率×（50％－85％）	先是5分鐘熱身，20至50分鐘鍛鍊，最後5分鐘緩和	急步走
			游泳
	循序漸進		跳繩

資料來源：行政院衛生署（2007），《每日飲食指南》。台北：行政院衛生署。

4. 增加每日的蔬菜、水果和五穀粗糧。新指引提議：應每日攝取到二點五份水果和五份蔬菜；我們吃到的熱量需要定量；並且要每日吃不同的、各式各樣的水果和蔬菜。尤其是水果，每天須更換，特別是高維生素C的絕不能少。蔬菜類要注重深綠色（不同顏色為宜），顏色鮮明、有莖葉，還要加上豆類。

5. 為健康著想，應聰明地選擇脂肪。要限制，最好避免：飽和脂肪（如動物性脂肪，譬如豬油、牛油、雞油……），反式脂肪（結構排列相反的脂肪，如人造奶油）和膽固醇（所有的肉類）；增加Omega-3脂肪酸（如杏仁、亞麻子）所含者。

6. 明智地選擇碳水化合物。不可完全不吃此類食物，我們要吃全五穀粗糧而不是精製食物（如吃糙米，少吃白米）；吃水果時，儘

量直接吃而不是喝果汁；更忠告我們在食物中勿濫加糖。為了預防牙疾，我們要保持良好的口腔衛生，並減少吃糖或高澱粉食物的次數。

7. 食物當選擇少鹽。一般美國人吃太多鹽，特別是精製食物。這指引特別提到鈉，一個人一般的每日鈉需要量只是2,300毫克（約一茶匙鹽），我們反而須注意增加鉀的成分。

8. 喝酒的人一定要適量。適量的定義是男性兩份，女性一份；一份是指12盎司啤酒、5盎司白酒或1.5盎司烈酒。懷孕的婦女絕不可喝酒。不能自制的人、餵奶的婦女、兒童、青少年、有病的，或吃藥與對酒有反應的人，都一概不可喝酒。

9. 保持食物安全。確保食物的安全性對推廣健康也很重要，這是「二○○五年新飲食指引」的認知。每年在美國約有五千人死於食物中毒，其實只要注意並做到簡單的食物衛生處理方法，這些悲劇都可以避免。

我們要預防細菌性食物感染的疾病：首先手要勤於清潔，無論食物的表面，蔬菜、水果、肉類都要用水仔細地洗和沖，並且須把生的、熟的和現成可吃的食物分開。購買時，預備和儲存時，食物也都要分開。食物要煮熟，容易腐敗的食物要放入冰箱。食物解凍時也要小心。還有那些沒有殺菌過的奶和奶產品、半生熟或生的蛋及其產品、生魚、生肉、生芽菜都最好避免為妙。

美國的食物金字塔共分成四層，六大類食物。金字塔最底層為麵包、穀類、米及麵粉類，攝取量最多，每天攝取六至十一份；第二層左邊為蔬菜類，每天攝取三至五份；第二層右邊為水果類，每天攝取二至四份；第三層左邊為奶類、酸酪乳及乾酪（cheese）類，每天攝取二至三份；第三層右邊為肉類、家禽、魚、豆、蛋及核果類，每天攝取二至三份；金字塔的最頂端為油脂及甜食類，應該限制食用。

三、地中海式飲食

　　地中海飲食泛指希臘、西班牙、南斯拉夫、北非、土耳其、法國和義大利南部等位處地中海沿岸各國，地理特性夏乾冬雨的地中海型氣候，當地陽光充足，有大量的蔬菜、水果、海鮮、五穀雜糧、堅果和橄欖油，多元的藥草及香料如九層塔、茴香、迷迭香、鼠尾草、番紅花、葛縷子、地中海深海魚等以及少量的牛肉和乳製品、酒類，地中海飲食風格其實就是充滿多酚的健康組合。

　　地中海飲食的模式，恰好符合目前「高纖、高鈣、抗氧化」的健康風潮，研究證實「地中海飲食」可以有效降低罹患心血管疾病的風險，預防心臟病、中風、防癌、抗老化。因此世界衛生組織公開推崇地中海金字塔飲食法，是促進人體健康、長壽，使人充滿活力的最佳飲食。

　　西班牙納瓦拉（Navarra）大學的流行病學教授Miguel Martinez-Gonzalez的研究團隊，在一九九九年至二〇〇七年間，針對13,380名、沒有糖尿病史的大學生，採用問卷調查的方式追蹤他們的飲食習慣和健康狀況，以研究地中海飲食和糖尿病發病之間的關係。問卷中包含使用的油脂、烹調的方式，以及營養的補充如維生素等飲食狀況。結果發現，嚴格堅持吃地中海飲食的人患糖尿病的機率比其他受訪者低83％。

　　世界健康組織估計全世界超過十八億人有糖尿病，罹患第二類型糖尿病的人據統計有90％罹患肥胖和心臟病，全球因此而死亡者據統計占全球死亡總數的6％。世界衛生組織（WHO）公開推崇地中海金字塔飲食法，是促進人體健康、長壽，使人充滿活力的最佳飲食法。

　　早在一九九〇年，世衛組織就公開推崇地中海飲食，歷年來相關研究更是不勝枚舉，最早的一篇早在半個世紀以前就已經發表；美國營養學家Ancel Keys在一九五八年就證實了地中海飲食對心臟的好處，後人加碼研究，更是將它的魅力發揚光大。心臟病發減少47％，糖尿病罹患率降低83％，不僅能夠保護心肝肺，降低各種疾病罹患率，還能夠減少肥胖，地中海飲食神奇的秘密在於：葡萄多酚抗氧化，番茄茄紅素能抗癌，洋蔥降血糖，同樣的食材，台灣也找得到。地中海氣候夏季乾熱，冬季多雨，是栽

種大量蔬果的最佳環境，而這些在地新鮮食材，正是成就地中海飲食的關鍵元素。

有了對的食材，還要有正確的吃法。一九九四年，哈佛大學的公共健康學院發表了地中海金字塔式飲食法，標舉出地中海飲食「高纖、高鈣、抗氧化」的特色。少吃肉，多蔬果，是重要原則。最關鍵的門檻是烹調方式，地中海飲食少糖少鹽，善用天然食物，運用各式香草，可以減少人工調味料的使用，大量堅果增加食材風味，簡簡單單清清爽爽，保留食材原味，才是精華所在。

二○○四年在西班牙巴塞隆納舉行的地中海餐飲會議上，許多專家就強調，地中海飲食健康之道，不僅僅取決於麥子和橄欖油。飲食文化還包括了一種生活態度，當地人注重全家人情感交流，他們願意花時間，用歡樂的心情，和親友慢慢享受餐飲，融洽的氣氛就是餐桌上最美味的調味料。這種樂天知命的生活態度和哲學，讓人思考飲食背後更深一層的價值和意義。

據路透社報導，西班牙的研究者表示，他們對一群健康者，評定他們食用地中海式食物和發生糖尿病的關係，結果發現採用地中海式飲食對減少糖尿病發生的程度大大超出了他們的預期。進行傳統的地中海飲食者比沒有遵照這樣飲食者，罹患第二類型糖尿病的機率要少83 %，這項研究已於二○○八年五月三十日發表在《英國藥學期刊》（*British Medical Journal*）上。吃地中海飲食的人群不大容易罹患糖尿病，地中海飲食的好處在糖尿病高危險群中尤其明顯，如有超重、糖尿病家族史、高血壓和其他危險因素的人群。

1.常見地中海飲食的食品：
　(1)穀物：麵包、麵條、米飯、庫斯庫斯、波倫塔、馬鈴薯。
　(2)水果：橄欖、鱷梨、葡萄。
　(3)蔬菜：菠菜、茄子、番茄、西蘭花、辣椒、蘑菇、大蒜、花蕾。
　(4)豆類、堅果：杏仁、核桃和其他堅果；雞豌豆、白豆、小扁豆和其他豆類；花生。

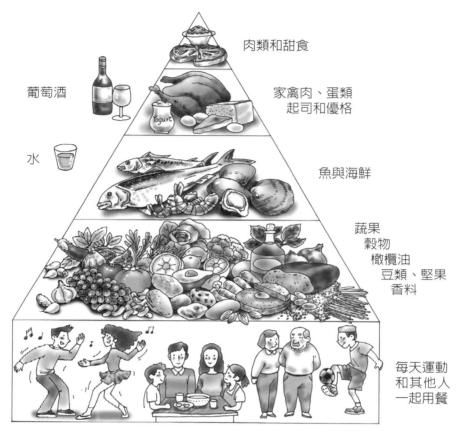

圖7-3　地中海飲食金字塔

(5)橄欖油。

(6)乳酪和酸奶酪。

(7)魚：貝類、沙丁魚、金槍魚。

(8)家禽：小雞、雞蛋。

(9)糖果：糕餅、冰淇淋、餅乾、水果。

(10)肉：小牛肉、羊肉。

2.日日運動：散步、打掃房子、跑步、足球、網球、高爾夫、游泳、
　遠足、潛水、籃球、棒球、橄欖球、滑雪、衝浪、舞蹈、舉重。

3.禁酒：酒精是成年人的膳食，但應避免在懷孕期間飲用。

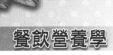

表7-6　每100公克食物所含熱量與營養的含量比較

食物	熱量 (卡路里)	蛋白質	脂肪	鈣質	鐵質	維生素 A	維生素 B	維生素 C
五穀根莖類	++++	+	−	−	−	0	+	−
汽水 可樂	++	0	0	0	−	0	0	0
後腿瘦肉	+++	++++	+++	−	+	−	+++	−
魚	+++	++++	++++	+	−	−	+	0
蛋	+++	+++	++++	+++	+	++	++	0
全脂奶	++	+	+++	++++	−	+	+	0
豬肝	+++	++++	++	−	++++	++++	++++	++++
豆腐	++	++	+++	++	++++	−	+	0
深綠色深黃紅色蔬菜	−	−	−	+	++++	+++	++	++
淺綠色蔬菜	−	−	−	−	+++	+	+	++
深黃色水果木瓜、芒果	+	−	−	−	++	+++	++	++++
柑桔類水果橘子、柳丁	+	−	−	−	++	+++	++	++++
蘋果	+	−	−	−	+	−	++	+

圖例：++++非常豐富　+++豐富　++中等　+少量　−微量　0沒有

四、六大類食物每日建議量

依行政院衛生署所編的成人每日飲食指南，成人的每日食物建議量如**表7-7**所示。

(一)五穀根莖類每日建議量

五穀根莖類含豐富碳水化合物，少量維生素B及植物性蛋白質，主要功能是為我們身體提供醣類和一些蛋白質，以補充消耗及維持正常體溫。全麥五穀類食物（如糙米）更含豐富纖維素和營養素，有助大便暢通，預防及舒緩便秘。每日建議量為五穀根莖類三至六碗，像是米飯、麵食、甘藷等主食品。

表7-7 成人均衡飲食每日食物建議量

類別	分量		營養素	分量單位舉例
	成人	老人		
五穀根莖類	3-6碗	5碗	醣類和一些蛋白質：如米飯、麵食、甘藷	每碗：飯一碗（200公克）或中型饅頭一個或吐司麵包四片
奶類	1-2杯	1杯	鈣質及蛋白質：如牛奶、發酵乳、乾酪	每杯：牛奶一杯（240毫升）或發酵乳一杯（240毫升）或乳酪一片（約30公克）
蛋豆魚肉類	4份	4份	蛋白質：如蛋、豆、肉、豆腐、豆腐乾、豆漿	每份：肉或家禽或魚類一兩（約30公克）或豆腐一塊（100公克）或豆漿一杯（240毫升）或蛋一個
蔬菜類	3碟	3碟	維生素、礦物質與纖維：深綠色與深黃紅色的蔬菜，如菠菜、甘藍菜、胡蘿蔔、南瓜等，其維生素、礦物質含量比淺色蔬菜多	每碟：蔬菜3兩（約100公克）
水果類	2個	2個	維生素‧礦物質與纖維：如橘子、柳丁、木瓜、芭樂、鳳梨、香蕉	每個：中型橘子一個（100公克）或番石榴一個
油脂類	2-3湯匙	2-3湯匙	脂肪：如炒菜用的油、花生或腰果等堅果類	每湯匙：一湯匙油（15公克）

＊本飲食指南適用於一般健康的成年人，但因個人體型及活動量不同，可依個人需要適度增減五穀根莖類的攝取量。

＊每類食物的選擇應時常變換，不宜每餐均吃同一種食物。熟調用油最好採用植物性油，並須注意用量。蔬菜類中至少一碟為深綠或深黃色蔬菜。

＊青少年、老年人及孕、乳婦由於生理狀況特殊，可依飲食指南做些許改變。
1.青少年：增加五穀根莖類、奶類及蛋、豆、魚、肉類的攝取量，尤應增加一個蛋或一杯牛奶。
2.老年人：可適量減少油脂類及五穀根莖類的攝取。
3.孕、乳婦：六大類食物均應酌量增加，為避免骨質疏鬆症，最好每日能增加一至二杯牛奶；必要時，可以低脂奶代替，以降低熱量的攝取量。

資料來源：行政院衛生署編，〈成人每日飲食指南〉。

(二)奶類每日建議量及分量說明

　　衛生署依據性別及生活活動強度（**表7-8**），對一般成人的奶類每日建議量如下表。

表7-8　生活活動強度

強度	日常生活內容
低	主要從事靜態活動，如：看電視、看書、聊天、聽音樂等。一天約有一個小時不激烈的動態活動，如：散步、購物。
稍低	主要從事輕度勞動量的工作，如：坐著工作、談話。一天中約有兩個小時的步行或乘車、做家事等站立的工作。
適度	日常活動強度與稍低者大致相同，但每日多從事一小時強度較強的工作或活動，如：農漁業、拖地板、快走、騎腳踏車（快）、打球。
高	從事重度勞動量的工作，如：重物搬運、農漁業。或一天中約有一小時激烈運動，如運動訓練。

	男性	女性	
生活活動強度	低、稍低、適度、高	低	稍低、適度、高
奶類（份）	2	1-2	2

(三)蛋豆魚肉每日建議量及分量說明

衛生署依據性別及生活活動強度，對一般成人的蛋豆魚肉類每日建議量如下表。

	男性		女性			
生活活動強度	低	稍低、適度、高	低	稍低	適度	高
蛋豆魚肉類（份）	3	4	2-3	3	3.5	4

(四)蔬菜類

膳食纖維存在於植物細胞壁，細胞間質的一些無法被人體消化及吸收利用的多醣類（如纖維素、半纖維素、果膠質、樹膠質）及木質素。很多含膳食纖維的食物，如蔬菜、水果、穀類和豆類是低脂且低熱量的，這些食物是很好的選擇，可以取代一些高脂之食物。

各種蔬菜主要供給維生素、礦物質與纖維。深綠色與深黃紅色的蔬菜，例如：菠菜、甘藍菜、胡蘿蔔、南瓜等所含的維生素、礦物質比淺色蔬菜多。每日建議量三碟。

(五)水果類

水果可以提供維生素、礦物質與纖維，例如：橘子、柳丁、木瓜、芭樂、鳳梨、香蕉等。每日建議量水果類兩個。

(六)油脂類

油脂之攝取量不應超過60公克，飽和脂肪的攝取量每天不超過總熱量的10 %，脂肪酸之需要量為：

■Omega-6脂肪酸

為了滿足身體所需的必需脂肪酸，亞麻油酸C 18:2應占總熱量的2 %，假設每天熱量攝取1,800大卡，則應含有36大卡，相當於4公克沙拉油（黃豆油）。

■Omega-3脂肪酸

次亞麻油酸C 18:3也是必需脂肪酸，每天大約需要3公克，但是一般油脂中的含量並不高，除了某些植物油可以供應之外，每週至少攝取兩次高脂海魚，例如鮭魚或鮪魚。多元不飽和脂肪酸約占熱量3 %至7 %。

■膽固醇

膽固醇每天不超過300毫克。

第三節　食物代換分量表

每一類的食物所能供給的營養素不盡相同，沒有任何單一的食物能供給身體所需的所有營養素，但它們卻有互補作用，因此各類食物一起供應，才能達到均衡飲食的需要，也才能得到維持健康所需的所有營養素。為了方便計算食品營養素含量，將醣類、脂肪、蛋白質含量接近的歸成一類，並且訂出同類食品每份的重量，及各類食物中各種營養素平均值，即為食物代換分量表（meal exchange service list）。

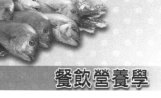

表7-9　食物代換表

品名		蛋白質	脂肪	醣類	熱量
1.奶類	（全脂）	8	8	12	150
	（低脂）	8	4	12	120
	（脫脂）	8	+	12	80
2.肉、魚、蛋、豆類	（低脂）	7	3	+	55
	（中脂）	7	5	+	75
	（高脂）	7	10	+	120
3.主食類		2	+	15	70
4.蔬菜類		1		5	25
5.水果類		+		15	60
6.油脂			5		45

+：表示微量

註：有關主食類部分，若採糖尿病、低蛋白質飲食時，米食蛋白質含量以1.5公克，麵食蛋白質含量以2.5公克計。

資料來源：http://food.doh.gov.tw/chinese/health/health_3_2.htm食品資訊網。

表7-10　五穀根莖類之食物代換表

食物名稱	每碗相當於	食物名稱	每碗相當於
白米飯	1碗（200克）	甜年糕	4塊（120克）
白稀飯	2碗（500克）	紅豆（熟）	2碗（200克）
麵條	80克	綠豆（熟）	2碗（200克）
麵線	100克	豌豆仁	180克
油麵	2碗（180克）	皇帝豆	84個（260克）
拉麵（生）	100克	燕麥片（乾）	12湯匙（80克）
通心麵	80克	玉米（生）	1根（440克）
米粉	2碗（320克）	馬鈴薯（去皮）	2個（400克）
冬粉	2碗（320克）	芋頭（去皮）	1個（220克）
薄片白吐司	4片（100克）	甘藷（去皮）	1個（220克）
奶酥麵包＊	1個（80克）	南瓜（未處理）	1/4個（540克）
波蘿麵包＊	1個（80克）	山藥（未處理）	2/3根（440克）
冷凍饅頭	1個（100克）	菱角（去殼）	28個（200克）
蘿蔔糕	4片（200克）	栗子（含殼）	24個（200克）
芋頭糕	4片（240克）	荸薺（去皮）	28個（340克）
豬血糕	4塊（140克）	蓮藕（含皮）	4節（400克）

註：1.蛋白質含量較其他主食為低；另如：冬粉、涼粉皮、藕粉、粉條、仙草、愛玉之蛋白質含量亦甚低，飲食須限制蛋白質時可多利用。

2.每份蛋白質含量（克）：薏仁2.8，蓮子3.2，通心粉4.6，豌豆仁5.0，紅豆4.7，綠豆4.9，花豆4.4，刀豆4.9，蠶豆6.2，較其他主食為高。

3.請參閱行政院衛生署（1998），《台灣食品營養圖鑑》。

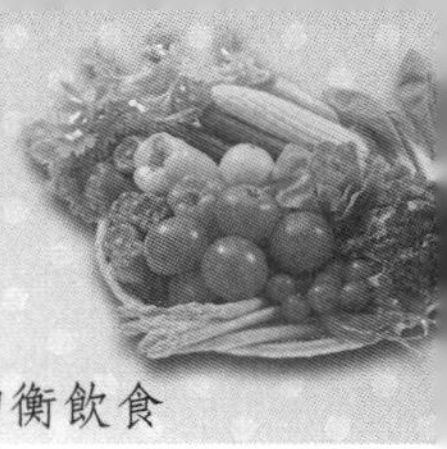

表7-11　奶類之食物代換表

奶類	全脂	每份含蛋白質8克，脂肪8克，醣類12公克，熱量152大卡		
		名　稱	分　量	計　量
		全脂奶	1杯	240毫升
		全脂奶粉	4湯匙	35公克
		濃縮奶	1/2杯	120毫升
	低脂	每份含蛋白質8克，脂肪4克，醣類12公克，熱量120大卡		
		名　稱	分　量	計　量
		低脂奶	1杯	240毫升
		低脂奶粉	3湯匙	25公克
	脫脂	每份含蛋白質8克，醣類12公克，熱量80大卡		
		名　稱	分　量	計　量
		脫脂奶	1杯	240毫升
		脫脂奶粉	3湯匙	25公克

註：1.霜淇淋（巧克力、香草）爲高糖、高油脂的奶類食品，應節制食用。
　　2.奶類一份（熱量80、120、150大卡）＝鮮奶1杯（240毫升）=全脂奶粉4湯匙＝脫脂奶粉3湯匙＝低脂奶粉3湯匙。

表7-12　蛋魚肉類之食物代換表

低脂的蛋豆魚肉類（每份脂肪3.0克以下）

食物名稱	一份相當於	食物名稱	一份相當於
海蜇皮（濕）	1張（160克）	豬血	1碗（225克）
鯊魚（肉）	30克	豬後腿瘦肉	35克
劍蝦（去殼）	8隻（35克）	豬前腿瘦肉	35克
干貝（乾）＊	3顆（10克）	腰子（生）＊	1/2個（65克）
牡蠣（肉）＊	8個（65克）	豬心＊	45克
白海參	2/3條（100克）	豬腱	35克
花枝＊	40克	豬小裏肌	35克
草蝦仁	6隻（30克）	牛肚（熟）	25克
蝦米（乾）＊	10克	滷牛腱（熟）	4片（25克）
章魚＊	55克	雞胗	2個（40克）
小魚乾＊	10克	雞胸肉（去皮）	30克
大鳳螺（肉）	4個（35克）	棒棒腿（肉）	2/3隻（40克）
文蛤（肉）	22個（60克）	鴨血	3/4個（165克）
魩仔魚	80克	鴨肉	35克
白鯧（肉）	40克	豆腐皮（濕）	1片（30克）
柴魚片＊	1碟（10克）	傳統豆腐	4小格（80克）
吳郭魚（肉）	35克	豆乾絲	1小碟（35克）
草魚（肉）	40克	黃豆（乾）	20克

註：＊表示每100公克食物中膽固醇含量大於200毫克，應多加注意。

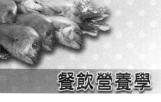

中脂的蛋豆魚肉類（每份脂肪3.1至5.0克以下）

食物名稱	一份相當於	食物名稱	一份相當於
豬大里肌	30克	五香豆乾	1片（40克）
豬腳	1/3塊（30克）	黑豆漿	2杯（600毫升）
豬舌（熟）	5片（30克）	素雞	30克
小腸（生）＊	55克	嫩豆腐	1/2盒
肉脯	20克	豆漿	1杯（260毫升）
虱目魚（肉）	30克	雞蛋豆腐	1/3盒（100克）
烏魚	35克	三角油豆腐	2個（55克）
甜不辣條	9條（135克）	包餡魚丸	1個（60克）
花枝丸	2個（50克）		

註：＊表示每100公克食物中膽固醇含量大於200毫克，應多加注意。

高脂的蛋豆魚肉類（每份脂肪5.1至10.0克）

食物名稱	一份相當於	食物名稱	一份相當於
魚鬆	1盤（25克）	大排（去骨）	2/3片（35克）
鮭魚（腹肉）	1/6片（35克）	小排（去骨）	40克
虱目魚丸	3個（50克）	肉酥	3湯匙（20克）
扁鱈	1/2片（50克）	貢丸	2個（40克）
秋刀魚（肉）	1/2條（35克）	香腸	1條（40克）
三節翅（去骨）	1/2隻（40克）	蛋餃	5個（60克）
雞心（生）	4個（45克）	雞蛋（去殼）＊	1個（57克）
素火腿	4片（50克）	皮蛋（去殼）＊	1個（60克）

註：＊表示每100公克食物中膽固醇含量大於200毫克，應多加注意。

最高脂的蛋豆魚肉類（每份脂肪10.0克以上）

食物名稱	一份相當於	食物名稱	一份相當於
燕餃	6個（50克）	豬大腸＊	100克
魚餃	8個（60克）	熱狗	1條（50克）
蝦餃	7個（65克）	培根	2片（50克）
梅花肉	45克	牛腩	45克
五花肉（去皮）	50克	牛小排	1塊（60克）

註：＊表示每100公克食物中膽固醇含量大於200毫克，應多加注意。
　　＊肉魚豆蛋類一份（熱量55、75、120大卡）
　　　＝雞、豬、魚、鴨、牛肉1兩（37.5克）
　　　＝雞蛋1顆＝大明蝦1尾＝魚丸（大）1.5個＝豆皮1張
　　　＝豆腐3/4塊＝豆乾2塊＝豆漿240毫升

表7-13　豆類及其製品代換表

每份含蛋白質7公克，脂肪3公克，熱量55大卡	
食物名稱	可食部分生重（公克）
黃豆（＋5公克醣類）	20
毛豆（＋10公克醣類）	60
豆皮	15
豆包（濕）	25
豆腐乳	30
臭豆腐	60
豆漿	240毫升
麵腸	40
麵丸	40
烤麩	40
每份含蛋白質7克，脂肪5公克，熱量75大卡	
食物名稱	可食部分生重（公克）
豆枝	20
干絲、百頁、百頁結	25
油豆腐（＋2.5公克油脂）	35
豆豉	35
五香豆乾	45
素雞	50
黃豆乾	70
豆腐	110
每份含蛋白質7克，脂肪10公克，熱量120大卡	
食物名稱	可食部分生重（公克）
麵筋包	20

（左側直排標題：豆類及其製品）

表7-14　蔬菜代換表

每份100公克（可食部分）含蛋白質1公克，醣類5公克，熱量25大卡					
冬瓜	海茸	白莧菜	花菜	絲瓜（角瓜）	苦瓜
鮮雪裡紅	空心菜	葫蘆	小白菜	綠竹筍	菁藍
佛手瓜	大白菜	金針（濕）	綠豆芽	西洋菜	捲心萵苣
青江菜	＊油菜	大黃瓜	苜蓿芽	芥藍菜	石筍
扁蒲	＊大頭菜	韭菜	＊茼蒿	蘿蔔	茄子
大心菜（帶葉）	高麗菜	絲瓜（長）	捲心芥菜	麻竹筍	芥菜
芋莖	＊萵苣	桂竹筍	蘆筍	芹菜	韭黃
＊京水菜	＊鮑魚菇	木耳（濕）	番茄（小）	＊胡蘿蔔	紅鳳菜
番茄（大）	小黃瓜	皇宮菜	萵苣莖	扁豆	玉蜀黍
韭菜花	青椒	茭白筍	蘆筍（罐頭）	洋蔥	＊冬筍
紫色甘藍					

（左側直排標題：蔬菜）

（續）表7-14　蔬菜代換表

| 蔬菜 | 玉米筍
肉豆
榻棵菜
＊黃豆芽
蘑菇
番薯葉 | 紅菜豆
小麥草
＊孟宗筍
冬莧菜
黃秋葵 | 菜豆
四季豆
洋菇
角菜
水蕨菜 | ＊美國菜花
九層塔
豌豆嬰
豌豆莢
＊草菇 | 金絲菇
＊龍鬚菜
＊菠菜
高麗菜心
蘆筍花 | 水蕹菜
＊豌豆苗
甜豌豆夾
＊紅莧菜
香菇（濕） |

資料來源：靜宜大學高美丁教授。

註：1.醃製品之蔬菜類含鈉量高，應少量食用。

　　2.＊表每份蔬菜類含鉀量300毫克。

　　3.本表本頁之蔬菜蛋白質含量較高。

　＊蔬菜類一份（熱量25大卡）。

　　各種蔬菜每100公克爲一份。

　　大致來說，蔬菜經煮熟後放在碗內約半碗爲一份。

表7-15　水果代換表

每份含醣類15公克，熱量60大卡

	食物名稱	購買量 （公克）	可食量 （公克）	分量 （個）	備註 直徑×高（公分）
水 果	香瓜	185	130		
	紅柿（6個／斤）	75	70	3/4	
	浸柿（硬）（4個／斤）	100	90	2/5	
	紅毛丹	145	75		
	柿乾（11個／斤）	35	30	2/3	
	黑棗	20	20	4	
	李子（14個／斤）	155	145	4	
	石榴（1.5個／斤）	150	90	1/3	
	人心果	85			
	蘋果（4個／斤）	125	110	4/5	
	葡萄	125	100	13	
	橫山新興梨（2個／斤）	140	120	1/2	
	紅棗	25	20	9	
	葡萄柚（1.5個／斤）	170	140	2/5	
	楊桃（2個／斤）	190	180	2/3	
	百香果（8個／斤）	130	60	1+1/2	
	櫻桃	85	80	9	
	冬梨（2.75個／斤）	155	130	2/5	
	桶柑	150	115		
	山竹（6.75個／斤）	440	90	5	
	荔枝（27個／斤）	110	90	5	
	枇杷	190	125		
	榴槤	35			
	仙桃	75	50		
	香蕉（3.3根／斤）	75	55	1/2	（小）
	椰子	475	75		

（續）表7-15 水果代換表

每份含醣類15公克，熱量60大卡

	食物名稱	購買量（公克）	可食量（公克）	分量（個）	備註 直徑×高（公分）
水 果	白文旦（1.2個／斤）	190	115	1/3	10×13
	白柚（4斤／個）	270	150	1/10	18.5×14.4
	加州李（4.25個／斤）	130	120	1	
	蓮霧（7.3個／斤）	235	225	3	
	椪柑（3個／斤）	180	150	1	
	龍眼	130	80		
	水蜜桃（4個／斤）	145	135	1	（小）
	紅柚（2斤／個）	280	160	1/5	
	油柑（金棗）（30個／斤）	120	120	6	
	龍眼乾	90	30		
	芒果（1個／斤）	150	100	1/4	9.2×7.0
	鳳梨（4.5斤／個）	205	125	1/10	
	柳丁（4個／斤）	170	130	1	（大）
	＊太陽瓜	240	215		
	奇異果（6個／斤）	125	110	1 1/4	
	釋迦（2個／斤）	130	60	2/5	
	檸檬（3.3個／斤）	280	190	1 1/2	
	鳳眼果	60	35		
	紅西瓜（20斤／個）	300	180	1片	1/4個切8片
	番石榴（泰國）（1.6個／斤）	180	140	1/2	
	＊草莓（32個／斤）	170	160	9	
	木瓜（1個／斤）	275	200	1/6	
	鴨梨（1.25個／斤）	135	95	1/4	
	梨仔瓜（美濃）（1.25個／斤）	255	165	1/2	6.5×7.5
	黃西瓜（5.5斤／個）	335	210	1/10	19×19
	綠棗（E.P.）（11個／斤）	145		3	
	桃子	250	220		
	＊哈蜜瓜（1.8斤／個）	455	330	2/5	

資料來源：靜宜大學高美丁教授。

註：1.＊每份水果類含鉀量300毫克。

　　2.黃西瓜、綠棗、桃子、哈蜜瓜蛋白質含量較高。

　　3.＊水果類一份（熱量60大卡）：

　　　以個人的手部拳頭大小為一份水果

　　　＝番石榴1/3個＝蘋果（小）1個＝木瓜1/2個＝奇異果1個

　　　＝聖女番茄20個＝水蜜桃1個＝香瓜1/2個＝鳳梨1/6個

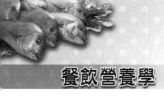

餐飲營養學

表7-16　油脂代換表

每份含脂肪5公克，熱量45大卡

食物名稱	購買重量（公克）	可食部分重量（公克）	可食分量
植物油（大豆油、玉米油、紅花子油、葵花子油、花生油）	5	5	1茶匙
動物油（豬油、牛油）	5	5	1茶匙
麻油	5	5	1茶匙
椰子油	5	5	1茶匙
瑪琪琳	5	5	1茶匙
蛋黃醬	5	5	1茶匙
沙拉醬（法國式、義大利式）	10	10	2茶匙
鮮奶油	15	15	1湯匙
＊奶油乳酪	12	12	2茶匙
＊腰果	8	8	5粒
＊各式花生	8	8	10粒
花生粉	8	8	1湯匙
＊花生醬	8	8	1茶匙
＊黑（白）芝麻	8	8	2茶匙
＊開心果	14	7	10粒
＊核桃仁	7	7	2粒
＊杏仁果	7	7	5粒
＊瓜子	20（約50粒）	7	1湯匙
＊南瓜子	12（約30粒）	8	1湯匙
＊培根	10	10	1片（25×3.5×0.1公分）
酪梨	70	50	4湯匙

註：＊熱量主要來自脂肪，但亦含有少許蛋白質。
　　＊油脂類一份（熱量45大卡）
　　　＝各類油1茶匙＝培根1片＝瓜子約50顆＝杏仁5顆
　　　＝開心果10顆＝花生15顆＝花生醬1茶匙＝沙拉醬2茶匙

 ## 第四節　膳食計畫

一、每日飲食指南（成人均衡飲食建議量）

　　選擇食物首要考慮食物的營養價值，同時也要注重新鮮、衛生及經濟。食物的種類繁多，要怎麼選擇才能獲得均衡的營養呢？營養專家建議我們每天從下列六大類基本食物中，選吃我們所需要的分量。

1. 五穀根莖類三至六碗：米飯、麵食、甘藷等主食品，主要是供給醣類和一些蛋白質。

2. 奶類一至二杯：牛奶及發酵乳、乾酪（cheese）等奶製品都含有豐富的鈣質及蛋白質。

3. 蛋、豆、魚、肉類四份：蛋、魚、肉、豆腐、豆腐乾、豆漿都含有豐富的蛋白質。

4. 蔬菜類三碟：各種蔬菜主要供給維生素、礦物質與纖維素。深綠色與深黃紅色的蔬菜，例如：菠菜、甘藍菜、胡蘿蔔、南瓜等所含的維生素、礦物質比淺色蔬菜多。

5. 水果類兩個：水果可以提供維生素、礦物質與纖維素，例如：橘子、柳丁、木瓜、芭樂、鳳梨、香蕉等。

6. 油脂類二至三湯匙：炒菜用的油及花生、腰果等堅果類，可以供給脂肪。

　　食材的選擇以本地的各類生鮮食物為主，新鮮又營養，食物的價錢又不高，售價高的食材並不一定表示其營養價值高，日常飲食應均勻選擇各種食物，就可得到均衡的營養。

二、計畫飲食步驟

1. 先算出標準體重，其方法有：

　　(1)查表：衛生署（1996）訂定的標準體重算法。

　　(2)簡便算法：

　　　　‧男：身高（公尺）×身高（公尺）×22＝體重

　　　　　女：身高（公尺）×身高（公尺）×22後再減10％＝體重

　　　　‧男：（身高〈公分〉－80）×0.7＝體重

　　　　　女：（身高〈公分〉－70）×0.6＝體重

2. 以體重估算一天總熱量需求：

　　(1)動量活動種類有：

　　　　‧輕度工作：家務勞動、辦公室工作人員、售貨員。

· 中度工作：保母、護士、服務生。

· 重度工作：運動員、搬家工人。

(2)總熱量：

· 輕度工作：理想體重 × 35大卡（女）〔40大卡（男）〕

· 中度工作：理想體重 × 40大卡（女）〔45大卡（男）〕

· 重度工作：理想體重 × 45大卡（女）〔50大卡（男）〕

3.決定醣類、脂肪、蛋白質各占總熱量的比例，再利用三種營養素之熱量值，求出所需克數。

4.利用食物代換表求出穀類、肉類、蔬菜、水果類及油脂類所需的份數。

5.遵循衛生署公布的「每日飲食指南」，將份數等量分配至三餐。三餐的比例為 早：午：晚＝ 1：1.5：1.5。

★範例：小張的身高165公分，年齡35歲，從事服務業的工作，請問一天的熱量需求。

1.標準體重：1.65（公尺）×1.65（公尺）×22＝60（參閱第九章的 BMI），標準體重為60公斤，±10 %，即為54至66公斤之間為正常體重。

2.決定熱量需要量：服務業為中等工作量，則其熱量需要量為45大卡 × 60＝2,700大卡。

3.決定三種營養素在總熱量所占百分比及所需克數：

每日所需熱量：2,700大卡。

三大營養素比例：醣類60 %，脂肪25 %，蛋白質15 %。

決定醣類食物的份數：2,700×60 %÷4＝ 405克

決定蛋白質食物的份數：2,700×15 %÷4＝101克

決定脂肪食物的份數：2,700×25 %÷9＝75克

4.設計2,700大卡飲食分配：

食物	份數	蛋白質（克）	脂肪（克）	醣類（克）
牛奶	1	8	8	12
蔬菜	5	5	－	25
水果	5	－	－	75
小計				112
主食	19	38	－	293
小計		51		
肉魚蛋豆	7	50	35	－
小計			43	
油脂類	5	－	30	－
營養素總計		101	73	405
總熱量	2,726卡			

(1)先決定牛乳、蔬菜、水果的份數，將這四種食物的醣量相加，總需要的醣量減掉這四種食物的醣量，則為主食，再除以15克，就是主食類的份數。

　　如上例牛乳一份、蔬菜五份、水果五份，含醣量合計為112克，總醣需求量為405克，扣除112克剩293克，這為主食，293÷15＝19，主食為十九份。

(2)再來計算蛋白質，總蛋白需求量減去牛乳、蔬菜、主食的蛋白質總量：101－（8+5+38）＝50克，50÷7＝7（份），這為肉魚蛋豆類的份數。

(3)計算出肉類的份數，可統計出脂肪量，不足由油脂類補足。牛乳與肉類的油脂量為8+35＝43克，油脂總需求量為75克，（75－43）÷5＝6.4（份），採用六份結果總油脂量為73克。

(4)最後計算總熱量：（101+405）×4＋73×9＝2,681大卡，與預計2,700大卡相差在±30大卡內，均可接受。

5.設計三餐菜單：

(1)五穀類三至六碗：建議食用全穀類食物。

(2)乳製品：至少一至二杯以上。

(3)蛋、魚、肉、豆：推薦食用蛋類，肉類則以瘦肉部分為佳，避免肥肉。

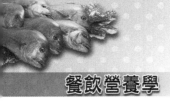

(4)黃豆製品：推薦食用。

(5)蔬菜：增加攝取。

(6)水果：二至三個。

(7)油脂類：以植物油烹調食物。

 專欄

均衡的營養

關於如何攝取均衡的營養素，在各種營養書籍以及衛生單位，都製成圖表以供民眾做參考。

然而最近有人出版書籍主張，與過去不同的營養觀念，僅將其介紹於後，以供參考。

該書自稱，該書是最全面、最專業的研究報告，提示最真實，也最震撼的健康真相，顛覆既有的健康觀念，並認為是歷時四十餘年來的震撼全球的健康大發現。

我們認為如果其發現是事實，那麼過去全世界的營養學家都錯了嗎？反正如果有人唱反調，就會一夜成名引起大家的注意。但對於著者投入勞力、經費，所做的研究我們該給予肯定。

據其內容，則以中國人為實驗對象，在中國幾處做長期的人體實驗，經分析、統計而得到結果。到中國做大規模實驗，可能由於工資、實驗費較便宜的緣故吧。然而，全世界已開發國家頗多，選擇中國做為實驗對象，中國的國民所得、健康狀況、衛生條件、醫療設施齊全與否等都有無代表性？

該書結論是罹患肝癌的孩子，大都來自吃得最好的家庭。然而除了吃得最好以外，如飲食內容，有無偏食，健康狀況，體質，環境條件有無影響，都沒有提到。

其他，提出如攝取牛乳與乳製品的國家，其骨折率最高，骨骼最

差，這是否攝取牛奶及乳製品的量與攝取時期也有關係。如美國，不但嬰兒要餵牛乳，甚至小孩、成人都把牛乳當成飲料及食品攝取。那麼美國人是否骨折發生率最高，美國人骨骼最差嗎？照此說法，母乳又如何，母乳不足的母親對嬰兒要餵什麼呢？

又，述及日常每日攝取15％至16％的動物蛋白質，就可能啟動癌症。歐美國家的國民，其肉類攝取量遠超過中國人，那麼中國人的癌症罹患率跟歐美人士的差異如何？

日本最長壽的地區為琉球地區，然而該地區的豬肉消費量最多。他們的癌症罹患率是否很高？

據此書稱，最理想的動物性食品的攝取量是零。這幾乎是完全的素食了。在台灣也有不少全素食者，那麼有沒有人統計過，素食者的健康，壽命長短與非素食者的比較如何？

記得幾乎所有營養學者對於懷孕中的女性、嬰兒、小孩，都不太贊成完全的素食。也許素食對於老年人、白領階級不必重勞動的成人較為合適，但對運動選手、日本相撲選手、習武、球員、健美先生等要練出一身好肌肉者，就很難做到了。

資料來源：呂奕欣等譯（2007），《救命飲食》，台北：柿子文化事業公司。

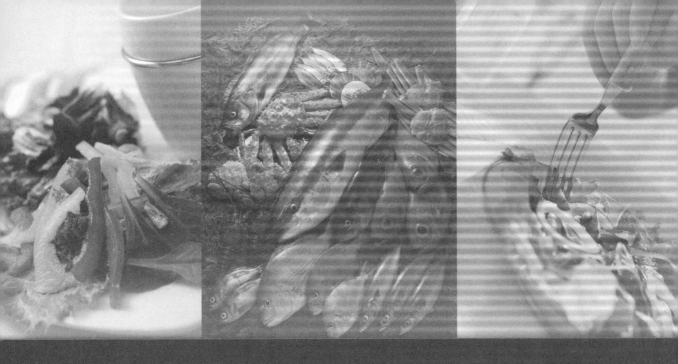

第八章　生命期營養

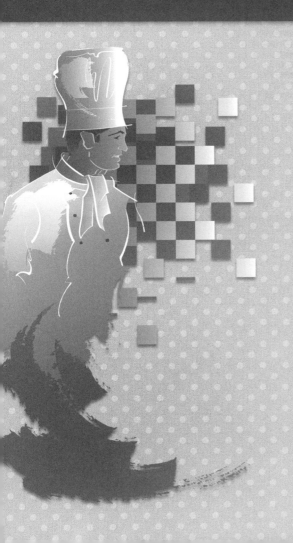

- 懷孕
- 哺乳婦的營養與嬰兒營養
- 兒童、學齡期的小孩膳食
- 青春期（成人）
- 老人營養

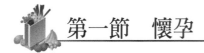

第一節　懷孕

一、懷孕的生理

懷孕表示女性的卵子受精，發育成為胎兒，到分娩的過程，正常的懷孕期間以最終月經的初日算為第一天，總共為二百八十天。

(一)胎兒的發育

正常的受精在輸卵管內進行，受精的卵子會重複細胞分裂，在輸卵管內移動，不久就著床於子宮內，然後成長至出生為止。

(二)孕婦的身體變化

懷孕中胎兒的體重增加為約3公斤，隨著子宮、胎盤、羊水、乳房會發育或增加，此外血液與母體各臟器的蛋白質、水分也會增加，體重的全增加量會達到約10公斤。如將懷孕期分為前、中、後三期，則增加的比例約為1：4：5。

表8-1　胎兒的成長情形

	身高	體重（克）	特徵	子宮的大小
第1個月底	1^2	$1^3 \times 2$	跟其他動物無明顯差異	比雞蛋稍大
第2個月底	2^2	$2^3 \times 2$	頭部與軀部的區別明顯化，開始具人形	與雞蛋差不多
第3個月底	3^2	$3^3 \times 2$	可分別男女，頭特別大	拳頭大小
第4個月底	4^2	$4^3 \times 2$	稍微會開始運動	小孩頭大小
第5個月底	5^2	$5^3 \times 2$	有胎動，可聽到胎兒心臟聲音	成人頭大小
第6個月底	6×5	$6^3 \times 3$	張開上眼皮，皮膚有很多皺紋	比成人頭稍大
第7個月底	7×5	$7^3 \times 3$	皺紋多，像老人	
第8個月底	8×5	$8^3 \times 3$	有適當的養護可在母體外生活，但生活力極微弱	
第9個月底	9×5	$9^3 \times 3$	皮下脂肪增加，不再像老人，但指甲尚沒在指尖長出	
第10個月底	10×5	$10^3 \times 3$	生產前	

　　孕婦的身體有如此巨變是激素（荷爾蒙）分泌所帶來的，伴隨著懷孕，自腦下垂體前葉增加黃體刺激激素（其中一部分會由尿中排泄），所以懷孕反應會呈陽性。由此作用，卵巢的黃體會發育，增加黃體激素（progestron）的分泌。黃體激素會刺激子宮筋或乳腺的發育。乳腺的發育與雌激素（estrogen）也有關。卵巢刺激激素不但是自腦下垂體分泌，懷孕五個月後，也由胎盤分泌。

　　懷孕初期也影響到消化器官，所以有害喜現象出現，引發食慾不振、嘔吐、胸悶等症狀，因為唾液分泌增加，所以嗜好會改變，普通在進入懷孕第二個月會出現這些症狀，但到了第四個月就會自然消失，如果這症狀繼續出現，會惡化營養狀況，所以需要特別治療。

二、孕婦的營養

　　孕婦懷孕中不但胎兒要發育，後續的生產對母體也有很大的精神壓迫（stress），所以孕婦要建立可忍受這種營養狀態。懷孕初期由於害喜等影響，母體本身不一定能充分攝取到其所需的養分，所以為了懷孕中的營養，應該自懷孕前就要開始攝取做為補救措施。

(一)熱量

　　據世界衛生組織的估計，懷孕期間所需要的多餘熱量總計為80,000大卡。一天平均需要285大卡，則前期150大卡，中期、後期都是約350大卡。據日本的調查，前半期增加約為140大卡，後半期增加約為330大卡。

(二)蛋白質

　　在懷孕初期因缺食、偏食、噁心、嘔吐等引起體重減少，所以為了恢復，體重會增加。另一方面，因為胎兒、胎盤、臍帶、羊水、子宮肥大、血液循環增加，細胞外液量增加而蛋白質會蓄積，據估計懷孕後五個月為止為269毫克 N／天，而後半期則為843毫克 N／天。

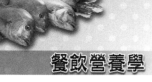

餐飲營養學

(三)鈣

孕婦除了母體本身的平衡維持量以外，還要攝取胎兒體內蓄積的鈣量。

如果新生兒的鈣量為27克，而由懷孕中期與後期的一百八十天內蓄積，即一天為150毫克，假如鈣的消化器官吸收率為50％，則攝取量應為300毫克，母體本身的必需量，隨著懷孕歷程，假設一天為550至600毫克，則兩者總和為850至900毫克攝取量。

如此考慮懷孕確定後至生產止，鈣的需要量為每天1.0克，對非孕婦的附加量為0.4克，要攝取如此大量的鈣似乎甚為困難，但盡量攝取鈣量多的食品，則並非不可能。

(四)鐵

由於懷孕，鐵的需要量會增加，據世界衛生組織的報告，懷孕前半期（一百四十天）需要110毫克（每天0.5毫克），後半期（一百四十天）需要425毫克（一天3.0毫克）。

如前所述，懷孕後半期的熱量附加量為350大卡，然而日常的膳食機構，1000大卡被假設含有6毫克鐵，所以350大卡要補給8毫克似乎為無理要求，實際上由於吸收率的改善，可能會做到這要求。

這可是要以膳食的攝取要求得平衡才能做到為前提，不然就易患鐵缺乏性貧血。

(五)維生素類

在懷孕中的胎兒、胎盤等發育都需要維生素A，也在胎兒肝臟內儲藏，在新生兒的肝臟有儲藏18,000至24,000國際單位維生素A（視網醇），如要在二百八十天內供給，那平均一天要供給85國際單位。要通過胎盤此量的維生素A，假設要二倍量，則170國際單位也就足夠了。這是非懷孕期時的維生素A所需量，所以世衛組織對孕婦的維生素A需要量並沒有特別規定，但在日本卻建議在懷孕的後半期，對於所需量再增加10％的200國際單位。

維生素B$_1$、B$_2$及菸鹼酸，由於代謝的增加，必需量也會增加，但是熱量需要量已加以增量，所以對1,000大卡的需要量就訂在一般成人的0.40毫克、0.53毫克、6.6毫克，則直接給予採用。

關於維生素C，尤其是懷孕後半期，因為血中維生素C常會減少，結果是採用為了防備非懷孕時的相當需要量的20％，則多附加10毫克。

維生素D是有關鈣代謝的維生素，鈣被推算在懷孕中期、後期，每天會在胎兒體內蓄積140毫克，所以為了因應這種情形，孕婦要比非孕期增加300國際單位的需要量。

 專欄

懷孕期及坐月子期間的熱量攝取

懷孕期間，熱量及營養如何攝取？

懷孕的前三個月，熱量及營養都不必增加。

懷孕的中期及後期，熱量每天比平常增加300大卡。

蛋白質每天增加10公克（肉、魚、豆、蛋、奶）。

注意攝取豐富維生素D、A的食物（孕婦要記得曬一下太陽，身體才能合成維生素D）。

葉酸豐富的食物（肝臟類、酵母粉、深綠色蔬菜）。

坐月子期間熱量如何攝取？

哺乳的媽媽每天攝取的熱量要較懷孕中期及後期，再多攝取500大卡，注意營養均衡，寶寶才能喝到營養充足的母乳。

不哺乳的媽媽，熱量攝取仍維持懷孕中、後期，每天比未懷孕時，多攝取300大卡，此時須恢復生產時耗損的體力，不宜吃太少。

資料來源：台中榮總營養室主任何麗齡，徐夏蓮整理，刊載於2009年9月22日
《自由時報》B7版。

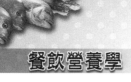

 第二節　哺乳婦的營養與嬰兒營養

一、哺乳

生產母乳的是乳腺，剛出生的嬰兒乳腺，只有一次及二次芽胞所生成的管腺，一直保持這狀態至青春期，俟激素分泌，則由激素（動情素）的刺激與性週期的循環而顯著成長，成為成熟的乳房。懷孕則管腺會繼續成長，成為分枝的胞狀組織（葡萄的粒狀）。在懷孕期間由激素（動情激素與黃體激素）刺激會再繼續生長，到了懷孕後期，在所生成的擴張空洞（管腔）其周圍被分泌母乳的細胞（稱謂上皮細胞）所覆蓋，而由管腔中的上皮細胞分泌母乳，所謂「乳房脹大」是管腔中充滿母乳的關係。

(一)母乳的合成與分泌

母乳的原料由血液所輸送的各種物質（例如胺基酸、葡萄糖、脂肪酸等）被上皮細胞所取，進而轉換為母乳，母乳由人的細胞所形成，因此與牛的細胞所形成的牛乳不同。

要形成母乳1公升，乳房需要通過400至500公升的血液，血液要將合成母乳所需材料及所需活動的熱量運送到乳房的上皮細胞。母乳的分泌由各種激素來控制，製造母乳都是激素的作用，這些激素來自腦下垂體分泌的黃體激素的催產素。

母乳量自產後的第五天，一直在增加，但是到了約十天後增加量減少，然後又稍微增加，到了第四十至兩百天（有個人差異）成為最大量。大都在生產後約一百天為最大量。母乳量有個人差異，外國人都是一天分泌2,200毫升，日本人卻由嬰兒的月齡而有差異，但平均為一天800至1,000毫升。

(二)生產次數與母親的年齡

一般是初產者母乳量較少，只有已生產過者的約65％。母親的年齡是

二十歲年紀與三十歲年紀者比較，據說母乳量，三十歲者較二十歲者少約40％。

(三)膳食

關於母乳量與膳食的關係，據研究結果，給予富含蛋白質的膳食者，其母乳量稍多一點，但影響並不大。關於飲料方面經給予十三人，三種不同飲料的結果，並無差異。

動物的母乳的成分與其嬰兒成長速度有關，人類剛出生時的體重要增加至兩倍的日數較長者，其蛋白質及灰分的含量較少，相反地如兔子，其日數較短者，其蛋白質與灰分含量也多。

剛分泌的母乳比之牛奶稍微呈濃黃色，比牛乳（酸鹼值6.6）稍偏鹼性（約酸鹼值7.2），比重與牛乳相同為1.032，母乳比牛乳稍微甜一點，但沒有香味。

二、哺乳婦的營養

對於哺乳婦的營養，以一天850毫升的泌乳量為標準，要補充失去及隨著哺乳生活活動的增加為考慮，因為嬰兒的身心健全發育要靠母乳營養來支持，所以哺乳婦要攝取所需要的營養素。然而採取人工營養素者，在懷孕中為哺乳所蓄積的營養分，要以哺乳以外的路徑將其消耗掉。

(一)熱量

母乳所含熱量為1毫升，即換為0.65大卡，其生成熱量效率為80％，所以分泌850毫升母乳，則其附加量為一天690大卡。其他隨著哺乳的生活活動的增加，為非孕婦時的約10％，則一天180大卡，要增加為870大卡。

然而母體在懷孕中，為了哺乳蓄積了約3公斤的脂肪，這換算為熱量則約為27,000大卡，以在六個月中消費，則一天為150大卡，因此870大卡扣掉就為720大卡，但為了方便起見，附加量概計為700大卡。

人工營養時，容易營養過剩，所以要特別注意，換句話說，在懷孕中蓄積脂肪，平均3公斤要三個月中消耗掉，如此則一天為300大卡。隨著哺

乳增加的生活活動的消費熱量，增加分量為200大卡，因此年輕的母親為了增進健康、防止肥胖，要增加運動量，導致增加運動量消費多餘的熱量。

(二)蛋白質

哺乳婦比懷孕前體重增加，所以對此增加量需要增加補充攝取量，又在哺乳所失去的分量也需要增加補充攝取量。

在懷孕中，母體的體重增加量在產後會減少，然而所剩儲藏蛋白質，在哺乳期間（六個月間），每天會損失1.83克。由泌乳的損失量一天平均9.35克。由以上算出增加補充攝取量，則求出一天需要20克。

(三)鈣

母乳100毫升中含有鈣27毫克，所以850毫升中含有約230毫克的鈣，為了補充850毫升所含鈣約230毫克，如其消化吸收率假設為50%，則需要攝取460毫克，因此增加補充攝取量約為0.5克。

(四)鐵

關於哺乳婦的鐵需要量，世界衛生組織考慮下列四個問題而後加以訂定。

1.基本的鐵損失量訂為一天0.8毫克。
2.母乳的鐵分泌量，在哺乳六個月中為4.5毫克，一天為0.25毫克。
3.在分娩時，由於流血損失約250毫克鐵，為了補充，一天要多補充1.4毫克鐵。
4.總和以上，一天平均需要2.4毫克，如假設消化器官吸收率為13%，則攝取20毫克即可。

日本人（中國人亦同）因體重較低，但吸收率較13%為低，所以由此計算哺乳婦的鐵附加量則以8毫克就可以了。

哺乳婦的熱量附加量為800大卡，如1,000大卡熱量中含鐵量為6毫克，要附加8毫克鐵即不容易了。所以充分攝取肉類、紅色魚肉等，也多攝取維生素C含量高的食品，倒是值得推薦的方法。

(五)維生素類

關於維生素A，母乳850毫升所含而失去的量爲約420微克（1,400國際單位），因此訂1,400國際單位爲哺乳婦的附加量。

維生素B_1、B_2、菸鹼酸則會隨著餵乳而必需量會增加，但熱量需要量也要增加，所以1,000大卡的需要量，對成人一般都有定量，則對孕婦在懷孕前、中、後期也採用爲0.40毫克、0.53毫克、6.6毫克量，採用給予量不改變。

關於維生素C，含在母乳中所損失的量爲每100毫升，平均爲5毫克，850毫升即約40毫克，所以要補充的附加量訂爲40毫克。

關於維生素D，即因爲在哺乳期間，自母體有相當量的損失，爲了因應，所以需要較多的維生素D。嬰兒所需要的維生素D，也有必要由母乳補充，因此世界衛生組織訂定哺乳婦的維生素D的需要量爲400國際單位，日本人也如此認爲，而採用300國際單位爲附加量。

三、斷乳

斷乳表示自乳汁轉移到固形食物的過程，在生理機能來說，主要由於只餵乳汁可能營養不足，而要補充營養爲目的，最近確認爲咀嚼力獲得的意義較大，則斷乳期爲咀嚼練習期。

斷乳被認爲初生後第五個月較爲適合，在營養學的立場認爲嬰兒到第五個月爲止，只靠母乳就可攝取到足夠的營養，但過了這時期，則只靠母乳就漸漸會總熱量、鐵、維生素類等量不足。從生理來說，嬰兒處於餵嬰兒食品時不會吐而是學習吞食的時期。

斷乳期的餵食最基本的進行法，是考慮由柔軟的食物漸漸轉變至堅硬的型態。斷乳期的食物要隨著斷乳的進行，調理爲容易食用者，在斷乳的初期爲粥狀食物，斷乳兩個月後轉爲可用舌尖壓碎的硬度的食物。通常在初生九個月時，以能用齒齦咬碎的程度爲宜。爲了容易調理，在日本則由食品調理的容易性、習慣性，以穀類→蔬菜→雞蛋→魚類→肉類的順序給予嬰兒。考慮營養的平衡，膳食量某程度增加後，就一餐以穀類、蛋白質

類、蔬果類的三種以100：30：40的比例組成斷乳食。要注意的是，食鹽及砂糖不能添加太多，斷奶食物所用食材以品質優良、衛生安全沒有問題者為宜，現在有各種由食品工廠推出的瓶裝斷奶食品，也宜適當配合食用。

前述斷奶食品又稱嬰兒食品，僅將其食用表示如**圖8-1**。

四、嬰兒食品（follow up milk）

所謂Follow up milk也被稱謂「高月齡乳幼兒用奶粉」，在某食品工廠推出以數字為1、2、3等來區別適合於某月齡嬰兒用奶粉，這種奶粉與嬰兒用奶粉不同而被用於進入斷乳期的嬰兒用奶粉，不像育嬰用奶粉，單品就可完全滿足嬰兒的營養所需要量，要組合斷乳食來使用。

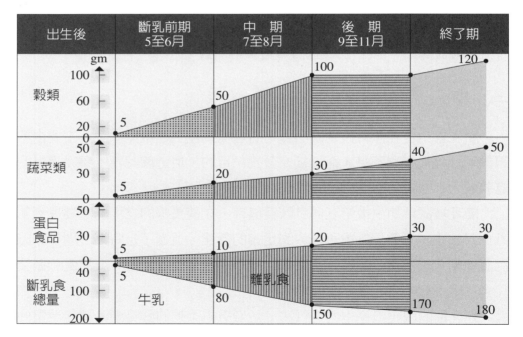

泥狀、乳糜狀
可用舌尖磨碎的硬度、粗粒狀
可用牙齦磨碎的硬度，切碎、小方塊狀
幼兒食物

圖8-1　斷乳食進行表示圖（一次量）

(一)Follow up milk的特性與母乳的差異性

以Follow up milk的一種成分為例,將其與母乳、牛奶成分以**表8-3**做比較。

(二)蛋白質含量的調整

主要以由母乳或嬰兒奶粉換成Follow up milk時,對嬰幼兒的代謝不要有過剩的負擔範圍來設定,但又考慮隨著發育,蛋白質的需要量會增加,所以其含量比母乳為多。

(三)礦物質含量與平衡的調整

Follow up milk的礦物質含量,將鈉、鉀、磷及氯等減少,調整其100毫升的含量較牛乳少0.52克(100毫升調整液中),以便不使其對嬰幼兒的代謝機能有所負擔,然而對嬰幼兒生理代謝上,互相平衡所需的鈣與磷的比例,以及鈉與鉀的比例,也使其與母乳與育嬰用奶粉類似。

表8-2　市售follow up milk組成分

組成成分 每100克	日本製A	日本製B	日本製C	日本製D	瑞士製
蛋白質(克)	19.3	22.4	18.0	18.5	18
脂肪(克)	24.1	16.5	20.0	23.4	18
調製脂肪(克)	23.1	13.5	19.0	20.4	—
乳脂肪(克)	1.0	3.0	1.0	3.0	—
醣質(克)	49.8	54.4	55.0	51.3	57
灰分(克)	4.3	4.2	4.0	4.3	4
水分(克)	2.3	2.5	3.0	2.5	3
熱量(大卡)	493	455	472	490	462
鈣(毫克)	690	500	600	770	620
鐵(毫克)	6.0	6.0	6.0	7.0	7.1

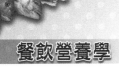

餐飲營養學

表8-3　母乳、日本A牌、B牌奶粉及牛奶成分組成（100毫升中）

成分	母乳	日本A牌※	日本B牌※	牛 奶
蛋白質（克）	1.1	1.69	2.34	2.9
脂質（克）	3.5	3.51	2.60	3.2
醣質（克）	7.2	7.16	7.15	4.5
灰分（克）	0.2	0.29	0.52	0.7
熱量（大卡）	65	67	61	59
維生素A（國際單位）	170	234	156	110
維生素B_1（毫克）	0.01	0.052	0.052	0.03
維生素B_2（毫克）	0.03	0.091	0.078	0.15
維生素B_6（毫克）	0.01	0.039	0.039	0.05
維生素B_{12}（毫克）	少量	0.26	0.26	0.56
維生素C（毫克）	5	6.5	5.9	ψ（微量）
維生素D（國際單位）	0.42	46	48	2.4
維生素E(國際單位)	0.48	0.65	0.65	0.09
亞麻油酸（克）	0.41	0.43	0.35	0.06
菸鹼酸（毫克）	0.20	0.65	0.78	0.1
葉酸（毫克）	0.014	0.013	0.013	0.012
泛酸（毫克）	0.20	0.39	0.26	0.35
乳糖（毫克）	—	65	65	—
鈣（毫克）	25	47	78	100
磷（毫克）	14	27	46	90
鈉（毫克）	15	21	33	50
鉀（毫克）	50	70	107	150
鎂（毫克）	4	5.9	4.6	11
鐵（毫克）	0.2	0.78	0.78	0.1

註：※表示13％調乳液。

(四)脂肪

　　乳兒所攝取的脂肪有多賴於雞蛋，肉類、乳製品等動物性脂肪的趨勢，因此Follow up milk脂肪也以多含亞麻油酸等的植物性調整脂肪為主成分，也有考慮維生素F的供給。

(五)維生素的調整

　　乳幼兒在斷乳時從斷乳食所能攝取的維生素類（尤其是維生素A、B_2、菸鹼酸），對出生後九個月者來說，所攝取量只達20％至66％，一歲

時37％至84％，表示偏低。因此爲了能充分補給，斷乳食所含的維生素及礦物質類，要調整爲平衡的含量。如**表8-3**所示，這是某食品公司所生產的Follow up milk維生素含量。

(六)**Follow up milk**的使用時期

推薦Follow up milk的使用時期爲自初生後約九個月後，這與斷乳的進行時期一致。那麼要食用至什麼時候爲止呢？這要由各種產品來定，從約三歲爲止，或到六歲爲止，並不一致。

(七)新的幼兒食品

在一九八二年，與Follow up milk不同的新幼兒食品在日本出現，這製品的對象爲三至六歲，這是考量以這年齡所需要營養所得量加以調配，其所含蛋白質、鈣及維生素比牛乳更豐富。

第三節　兒童、學齡期的小孩膳食

有人說，人的體格在國中或高中時期就會固定下來，這時期成長旺盛，身高及體重都會急速增加，這期間的膳食內容對體位影響很大，所以其一生當中，最要注意其伙食的內容了，每天要均衡地攝取適量的營養素最重要。

成長顯著的時期，其肌肉或內臟或血液以及作爲身體全部的材料的蛋白質需要量最多。國中、高中時期，其所需蛋白質比成人還要多，因此不要缺乏牛奶、雞蛋、魚類、肉類、豆類、豆製品等多含蛋白質的食物。

在成長期尤其是需要多量的維生素或礦物質，蔬菜、海藻、薯類、水果等都要攝取充足，蔬菜則儘量多攝取綠紅黃色蔬菜。成長期特別需要攝取骨骼成分的鈣，牛奶含有跟蛋白質一起吸收的多量鈣，所以一天喝兩瓶（400毫升）。雞蛋容易烹飪，營養價值也高，尤其含有血紅素的原料的多量鐵分，每天都要攝取，如此可補足熱量，對胃腸也無負擔。

現在的小孩喜愛清涼飲料或甜點、速食食品等，極端偏食含糖量多、

油脂含量高的食品，熱量偏高，引起維生素、礦物質不足，導致小孩或中學生就有成人病的問題。營養的均衡要好好考慮，教導他們過著正確的膳食生活，以獲得健康的生活。

在升學考試期間易運動不足，比平常熱量消耗減少，所以控制穀類的攝取，嚴守吃得八分飽，睡覺前的晚點，以蘇打餅乾、三明治、牛奶等輕食為妥。

 # 第四節　青春期（成人）

青春期是由兒童轉變為成人的過程，男生約十二或十三歲，女生約十至十一歲開始，男生在十五歲，女生在十二歲為最高峰，女生在十五歲，男生卻在十九歲發育完成。青少年的發育速率個體間差異很大，在發育期間，身高發育至成人的約80％，體重則達到成人的60％。身體器官增長，幾乎一半以上的骨骼發育也差不多定型。

身體的脂肪與肌肉比例方面，在青春期之前，男女相似，但到了青春期，男生的肌肉量比女生增加，脂肪卻女生比男生增加量大且蓄積在皮下，男生的骨骼量也增加甚多。

至於青春期的營養需求，當然在生長最旺盛時，需要量也最高。男生比女生需要更多的熱量、蛋白質、鈣、鐵與鋅等，提供其肌肉與骨骼發育所需；然而女生卻因月經週期的開始，需要鐵質的補充。青春期不管男性或女性，其攝取量增多，此時如實施減肥或有偏食，則會使發育受到阻礙（**表8-4**）。

青春期的膳食計畫宜注意以下各項：

1.碳水化合物：碳水化合物為最低廉的熱量來源，然而攝取過量即會造成肥胖，宜多吃雜糧麵包、混合雜糧飯等，不但可增加纖維素且增加其他營養素。
2.蛋白質食物：瘦肉或雞肉等禽肉和魚肉脂肪含量較少，宜多攝取。
3.低脂或脫脂牛奶：乳類為很好的蛋白質與鈣供應源，全脂乳因脂肪

含量較多，所以儘量避免，可食用低脂奶或脫脂奶，豆漿等黃豆製品是很好的蛋白質來源。其他如披薩、乾酪、乳酸飲料也可增加攝取量。

4. 點心類宜選擇新鮮水果、鬆餅、麵包、脆餅等，可塗上低脂乾酪、花生醬等。

5. 注重早餐：很多人因為趕著上學、上班，早餐索性不吃或喝一杯咖啡、一片吐司與一杯牛奶就打發掉了。其實，省掉了早餐或早餐的營養不足，會影響該天上午的工作效率，學生則會影響學習能力。早餐應該吃得豐富，再配新鮮的蔬菜、水果為宜。

6. 青春期最需要鐵，葉酸和鈣等營養素，女生需要的鐵來自肉類、魚、蛋、豆類、乾燥水果、堅果類等。維生素C可從水果、蔬菜類，葉酸可從綠色蔬菜類、豆類中攝取到。鈣可從乳品類、海鮮類等攝取，最重要的是均衡的膳食。

表8-4　青春期少年的體格及熱量與蛋白質需要量

年齡	體重（公斤）	身高（公分）	熱量（大卡／天）	蛋白質（克／天）
男性				
11-14	45	157	2500	45
15-18	66	175	3000	59
19-24	73	178	2900	58
25-50	79	178	2900	63
女性				
11-14	46	157	2200	46
15-18	51	163	2200	44
19-24	58	165	2200	46
25-50	63	163	2200	50

註：熱量的需要量是對同年齡層中，長期成長追蹤所取得的測定平均值。
資料來源：The National Academy of Science (1989), Recommended Dietary Allowances. Washington, D.C.: National Academy Press.

第五節　老人營養

一、隨著年齡增加時的身體變化

從成長、生殖、老化的過程，日本人稱謂加齡（ageing），但也表示為老化。隨著老化的身體變化，已有很多報告，從各種不同角度做詳細的調查。一般被認知的是動脈硬化，其他伴著向成人病方向的改變，其變動甚大，主要項目如下。

(一)構成身體成分的變化

隨著老化可觀察到的身體構成成分的變化如下：

1. 身體水分的減少。體重中所占水分的比例會減少幾個百分比，又因為體重減少的關係，絕對量顯著減少，尤其是細胞內液的減少較大。
2. 血液水分的比例增加。與年輕時比較，血液水分由90％增至92％。
3. 體脂肪的比例增加。
4. 血清膽固醇量增加。在動脈壁的沈澱成為動脈硬化。
5. 體內鉀成分含量減少。這是由臟器的萎縮所引起。

(二)各臟器的機能變化

1. 消化器：由牙齒衰退，咀嚼力變差，唾液減少，味覺鈍麻，喜歡味濃食物。胃液分泌量減少，胰臟的消化液也減少，影響蛋白質的消化。小腸的消化運動衰退，吸收能力降低，易患便秘。
2. 肝臟：肝臟將吸收的營養成分加以處理，或體內代謝產物加以處理，又可將毒物加以解毒等，為體內代謝中心的重要器官。然而其機能有隨著年齡增加而降低的趨勢。例如飲用酒精飲料時，酒量減少等就是肝臟機能降低的表現。要將這退化現象阻止於最低程度，

最好要注意膳食的平衡，補給肝臟其所需的營養素。

3. 腎臟：腎臟不但具有生成尿液來維持體內平衡（homeostasic）的功用，且其有在必要時以調節血壓或造血來維持健康所不可或缺的功用。然而由於年齡增加，其機能降低，容易引發健康折損。因此尤其要注意水分、鹽分的攝取。

4. 內分泌腺：胰島素、甲狀腺素、性激素、生長激素等，尤其是熱量素的代謝有關的荷爾蒙的分泌量，會隨年齡的增加而有減少的趨勢，因此不加以節制就會引起醣質、脂肪、蛋白質代謝的異常。

二、老年期的營養

(一)熱量

老人的熱量需求量隨著年齡的增長而減少一點。

(二)蛋白質

進入六十歲以上的老人期，比較壯年期，其體內的新陳代謝會緩慢下來，然而這有個人差異。

(三)鈣

進入老年後，比年輕時骨骼組織的鈣代謝，有分解大於形成的趨勢，又自腸管的鈣吸收率也降低，如不增加鈣的攝取量，則鈣平衡會變成負值。

(四)鐵

到了老年期，由於年老引起嗜好的變化，生活活動的減少，男性激素的減少等而常看到缺血性貧血。為了預防，老人期的鐵需要量訂定與成人男子同量的10毫克。女生因為停經期的關係，不必特別給予考慮。

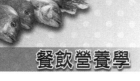

(五)氯化鈉

對於氯化鈉（食鹽）並不訂定其需要量，但如前述老人因為味覺較退化，所以喜歡味道濃的食物，有高血壓、腎臟病者則要注意。

(六)維生素類

對於維生素類，通常並不特別給予考慮，其攝取量與一般成人相同水準即可。只是對維生素C，由於高齡者的血液中、腦、副腎或其他器官的維生素C含量容易減少，所以要注意其膳食，不使其缺少。

三、以核酸防老

細胞中一定有細胞核，一九六二年美國James Watson與英國的Francis Click二位生物學者，解明細胞中的DNA（去氧核醣核酸）的分子構造，而得到諾貝爾醫學生理獎，包括DNA的核酸基因的功用，造出新細胞的發現。

然而生物能維持生命活動的關鍵在於核酸，美國醫師Benjamin S. Frank認為人體的老化，或相反地能使年輕化，可能都與核酸有關，他發現返老還童的秘密在於喜歡攝取含核酸食物的人。於是他勸患者積極食用含核酸多的膳食，由長期觀察，他證實由老化而罹患成人病，如癌症、高血壓、糖尿病、心臟病、白內障等人可能得去找專科醫師診治。然而皺紋增加、黑斑出現、皮膚失去光澤的人，沒有人以這原因去敲醫院的門。

他認為我們的身體，藉由細胞分裂來生長，發生新陳代謝，創造新細胞就是核酸的任務。正常的核酸會正確地複製跟自己相同的細胞，但變質的核酸，只能複製不完全的複製品，這不完整的複製品就是機能降低的細胞，則不外乎老化，極端地說，我們的身體老化始於如此核酸變質。

這理由過去都無人提出，因為核酸根本不必特別攝取，即可由每天攝取的食物中所含碳水化合物或蛋白質來完全合成，然而這就大錯特錯。的確核酸可在體內合成，但其能力在過了二十歲以後，就急速衰退，這結果是核酸的機能降低了。

　　不老化的方法，據Frank醫師的觀察與實際醫療結果，發現就是積極地攝取核酸，只要稍微改變膳食法即可。據他的主張，提倡高核酸膳食法，雖不能實現不老長壽，但可阻止老化，並加以延緩卻是事實。經過他二十年的研究，其核酸療法是針對隨著年老所出現的成人病——心臟病、高血壓、糖尿病、白內障、關節炎、癌症等的治療所需要。

　　但如前述，這對不患有此等疾病的人也有療效，不但預防所有疾病，且皮膚會有光澤、臉色紅潤、頭髮豐盛、體型苗條，下表表示各種食物的核酸含量，有豐富與量少者。

表8-5　食物的核酸含量

食品名	含量	食品名	含量
鰯魚（罐頭）	590	雞心	187
鶉豆（罐頭）	485	乾豌豆	173
小扁豆	484	牛腎臟	134※
雞肝	402※	魷魚（鮮）	100※
鰹魚（鮮）	343	小牛肝	88※
鯷魚（鮮）	341	文蛤（鮮）	85※
大角豆	306	比目魚（罐頭）	82
大皇帝豆	293	牛腦	61※
鮭魚（鮮）	289	小牛心臟	50
牛肝	268※	牛心臟	49
豬肝	259※	文蛤（罐頭）	44※
蔓越莓	248	鮭魚（罐頭）	26
牡蠣（罐頭）	239※	小蝦（罐頭）	10※
鯖魚（鮮）	203	鯷魚（罐頭）	6
小皇帝豆	190	鮪魚（罐頭）	5

註：1.食品100克的核酸含量（單位毫克）。
　　2.※表示膽固醇值高，但富含重要營養素的食品。
　　3.核酸值低，但含有重要營養素者有如下幾種：蔬菜類、水果類、蛋類、牛乳、乾酪、玉米片、乳酪。

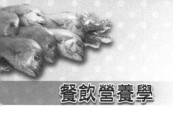

表8-6　食物之普林含量表

品名	普林含量（毫克／100克）	品名	普林含量（毫克／100克）	品名	普林含量（毫克／100克）	品名	普林含量（毫克／100克）
葡萄	0.9	青椒	8.7	青江菜	30.2	豬肚	132.4
鳳梨	0.9	芹菜	8.7	枸杞	31.7	豬腎	132.6
小西瓜	1.0	蒜頭	8.7	杏仁	31.7	秋刀魚	134.9
西瓜	1.1	木耳	8.8	皇帝豆	32.3	鯉魚	137.1
梨子	1.1	胡蘿蔔	8.9	茼蒿菜	33.4	黑豆	137.4
香蕉	1.2	海蜇皮	9.3	九層塔	33.9	雞胸肉	137.4
蜂蜜	1.2	玉米	9.4	味噌	34.3	鴨胗	137.4
桃子	1.3	高麗菜	9.7	栗子	34.6	蝦	137.7
蘋果	1.3	高粱	9.7	蒜	38.2	雞胗	138.4
枇杷	1.3	芋頭	10.1	蓮子	40.9	豬肺	138.7
楊桃	1.4	榨菜	10.2	海藻	44.4	草魚	140.2
蓮霧	1.5	蘿蔔乾	11.0	酪蛋白	47.0	紅魽	140.3
木瓜	1.6	米粉	11.1	紅豆	53.2	雞腿肉	140.3
皮蛋白	2.0	苦瓜	11.3	筍乾	53.6	黑鯧魚	140.6
芒果	2.0	絲瓜	11.4	米糠	54.0	鴨心	146.9
橘子	2.2	豬血	11.8	黑芝麻	57.0	海鰻	159.5
甘薯	2.4	小麥	12.1	花豆	57.0	草蝦	162.2
雞蛋黃	2.6	芥菜	12.4	菜豆	58.2	雞腸	162.6
荸薺	2.6	捲心白菜	12.4	金針	60.9	黃豆	166.5
冬瓜	2.8	山東白菜	12.6	魚丸	63.2	鯊魚	166.8
柳橙	3.0	蔥	13.0	豬腦	65.3	牛肚	169.5
番茄醬	3.0	菠菜	13.3	豆乾	66.5	虱目魚	180.0
鴨蛋黃	3.2	辣椒	14.2	豬大腸	69.8	烏魚	183.2
檸檬	3.4	茄子	14.3	鯊魚皮	73.2	吳郭魚	199.4
鴨蛋白	3.4	小黃瓜	14.6	綠豆	75.1	鰱魚	202.4
洋蔥	3.5	豆芽菜	14.6	豌豆	75.7	香菇	214.5
馬鈴薯	3.6	莢子典	15.2	牛肚	79.8	四破魚	217.5
雞蛋白	3.7	奶粉	15.7	腰果	80.5	小管	226.2
哈密瓜	4.0	韭黃	16.8	螃蟹	81.6	豬肝	229.1
海參	4.2	麵粉	17.1	牛肉	83.7	白鯧魚	238.1
李子	4.2	空心菜	17.5	白芝麻	89.5	牡蠣	239.0
番茄(大)	4.6	糯米	17.7	烏賊	89.9	蚵蚋魚	247.3
番石榴	4.8	白米	18.4	鱔魚	92.8	鮋魚	261.9
薑	5.3	芥藍菜	18.5	花生	95.3	豬小腸	262.2
葡萄乾	5.4	韭菜花	19.5	昆布	96.6	豬脾	270.6
紅棗	6.0	麵線	19.8	銀耳	98.9	紫菜	274.0
樹薯粉	6.0	芫荽	20.2	兔肉	107.5	雞肝	293.5
皮蛋黃	6.6	糙米	22.4	旗魚	109.8	魩仔魚	294.2
冬瓜糖	7.1	莧菜	23.5	魚翅	110.6	鴨肝	301.5
葫蘆	7.2	瓜子	24.2	羊肉	111.5	蛤蜊	316.0
小米	7.3	麥片	24.4	鮑魚	112.4	皮刀魚	355.4
蘿蔔	7.5	雪裡紅	24.4	鰻魚	113.1	干貝	390.0
番茄(小)	7.6	花椰菜	24.9	蜆子	114.0	白帶魚	391.6
冬粉	7.8	韭菜	25.0	鴨腸	121.0	蛙	436.3
胡瓜	8.2	醬油	25.0	豬瘦肉	122.5	烏魚皮	557.1
黑棗	8.2	鮑魚菇	26.7	雞心	125.0	酵母粉	589.1
醃酸菜	8.6	蘑菇	28.4	豬心	127.3	小魚乾	1538.9
龍眼乾	8.6	豬皮	29.8	紅鱠	128.0	白帶魚皮	3509.0

註：高尿酸血症及痛風患者，選擇普林含量150毫克以下較好。

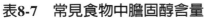

表8-7　常見食物中膽固醇含量

類別	品名	單位分量	膽固醇（毫克）	類別	品名	單位分量	膽固醇（毫克）
肉類	牛腦	100克或2兩半	2670	海產類	小魚乾	100克或2兩半	669
	豬腦	100克或2兩半	2075		蝦米	100克或2兩半	645
	牛腰	100克或2兩半	340		小卷	100克或2兩半	460
	豬腰	100克或2兩半	267		烏賊	100克或2兩半	460
	豬肝	100克或2兩半	260		花枝	100克或2兩半	161
	羊肉（肥）	100克或2兩半	173		墨魚	100克或2兩半	161
	臘腸	100克或2兩半	142		草蝦	100克或2兩半	157
	牛肚	100克或2兩半	134		鮑魚	100克或2兩半	140
	豬腳	100克或2兩半	127		海蝦	100克或2兩半	130
	牛肉乾	100克或2兩半	97		章魚	100克或2兩半	100
	雞腿肉	100克或2兩半	91		蜆	100克或2兩半	80
	排骨	100克或2兩半	73		吳郭魚	100克或2兩半	65
	香腸	100克或2兩半	65		鱈魚	100克或2兩半	64
	牛腱	100克或2兩半	58		蛤蜊	100克或2兩半	56
	雞胸肉	100克或2兩半	57		牡蠣	100克或2兩半	51
	瘦肉	100克或2兩半	52		螃蟹	100克或2兩半	50
	培根	100克或2兩半	49		秋刀魚	100克或2兩半	43
	牛腩	100克或2兩半	47		白帶魚	100克或2兩半	38
	火腿	100克或2兩半	33		虱目魚	100克或2兩半	34
	羊肉（瘦）	100克或2兩半	24	西式速食食品零食類	麥香堡	一份	83
蛋類	雞蛋	一只（50克）	252		麥克雞塊	一份（約六塊）	73
	雞蛋黃	一只	252		麥香魚	一份	45
	鵪鶉蛋	一只（11克）	74		吉事漢堡	一份	41
	鵪鶉蛋黃	一只	74		草莓奶昔	一份	32
	鵪鶉蛋白	一只	0		巧克力奶昔	一份	30
	雞蛋白	一只	0		漢堡	一份	29
奶類及乳類	起司	（100克）	100		蘋果派	一份	12
	牛油	（100克）	89		薯條	一份（小）	9
	雪糕	（100克）	45		比司吉	一份	1
	調味乳	（100克）	14	點心類	蝦餃	100克	103
	優酪乳	（100克）	13		貢丸	100克	65
	脫脂乳	（100克）	7		蒸餃	100克	65
	瑪琪琳	（100克）	2		波蘿麵包	100克	55
炸雞類	上腿肉	一個	122		奶酥麵包	100克	41
	雞胸	一個	93		什錦炒飯	100克	37
	小腿	一個	81		豬肉水餃	100克	34
	雞翅膀	一個	67		豬肉韭菜水餃	100克	31
其他	蔬菜類	100克或2兩半	0		燒賣	100克	28
	水果類	100克或2兩半	0		鮮肉雲吞	100克	24
	五穀類	100克或2兩半	0		鮮肉湯圓	100克	14
					鮮肉包	100克	10
					叉燒包	100克	12
					雞絲麵	100克	54

註：根據《台灣地區常見魚貝類圖說》一書指出，一般魚類、頭足類（花枝章魚小卷）、貝類等脂肪含量並不高，約在1％至10％以內，其食物中所含膽固醇並不高，但在鰻魚中因脂肪含量高達18％至20％，建議不宜攝取過多。

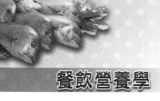

如上述，核酸療法可治療各種成人病，具有預防老化，返老還童的效果。但在實施高核酸膳食療法時，要遵守下列三個原則，不然則有尿液偏於酸性缺點。普通人一天的尿量約為1公升，實施高核酸膳食法要增加至加倍的2公升，這表示比平常要喝更多的水，即要將血液中的尿酸隨尿排泄出去。他主張下列方法：

1.每天要喝二杯牛乳。

2.每天要喝一杯果汁或蔬菜汁。

3.每天至少要喝四杯水。

專欄

如同青春泉源的營養介入

目前還沒有一種抗老化的藥物可以被當作非處方箋藥品，為了有更健康長壽的人生，開始選擇更好的食物永遠不會嫌太晚。研究報告指出，食用更多水果、蔬菜、堅果和全穀物以及較低的熱量會讓壽命延長。

來自喬治亞州的喬治亞大學家庭與消費者科學（Family and Consumer Sciences）學系的強森博士是研究老人病學的專家，他提到食品工業將可預期年長者市場的開拓。年長者希望能活得更快樂，生活更健康。一些科學研究結果指出，營養改善對老年人可能比年輕人更有益處。強森博士指出較高劑量的維生素B_{12}可能維持骨骼健康與平衡，高劑量維生素D可以延緩老化。現今維生素D對於年長者劑量建議是1,000國際單位。

食物中的漿果和堅果，尤其是核桃用來防止老化中有害的影響，如失智和動作不協調，特別有幫助。

位於麻薩諸塞州的塔夫茨大學年長者與營養研究中心（Human Nutrition Research Center for A克in克）的神經學實驗室權威——吉姆約瑟博士指出，蔬果類的食物如草莓、藍莓與菠菜，可幫助腦部抵銷導致

老化疾病——如阿茲海默症、關節炎的壓力及發炎症狀。這些食物也不需要太多，一天一品脫的草莓或是菠菜沙拉即可讓老年者保持生氣蓬勃，且勝過任何靈丹妙藥。

一種更辛苦的方式來增加壽命是每日減少30％的卡路里攝取，以大鼠與猴子為研究對象的報告指出，當動物消耗較少的卡路里但必需是營養食物，可增加壽命跟減少疾病，選擇低卡路里飲食以限制卡路里攝取的人們，有較低的脂肪、身體質量指數（BMI）、三酸甘油酯、低密度脂蛋白與血壓。

數十年來在食物充裕的社會中，討論著降低三分之一的熱量攝取對延長壽命這個結果是否合理？

路易斯安那州立大學彭寧頓生物醫學研究中心（Pennington Biomedical Research Center的Ingram）博士說明道是不大可能的。研究指出，嚴重減少卡路里會導致壓力程度飆升，然而Ingram博士也指出，長壽與水果及蔬菜之間確實有關聯，所以必須慎選食物。

資料來源：IFT Newsletter July. 16. 2008.

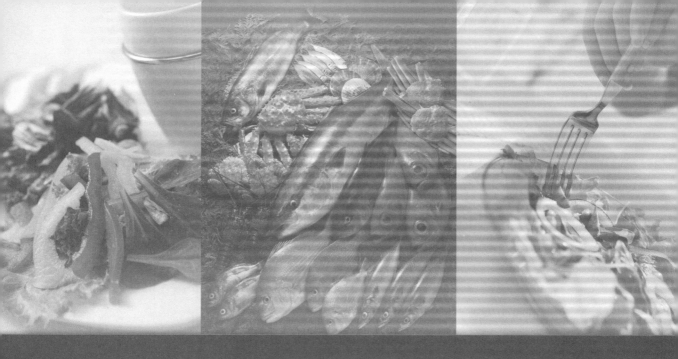

第九章　運動與體重管理

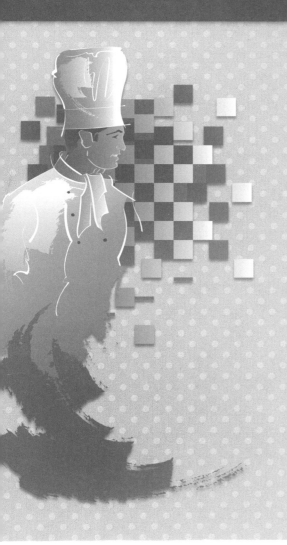

- 運動與營養
- 運動飲料
- 體重管理（減肥、增肥）
- 果糖與健康（內臟脂肪症候群）

第一節　運動與營養

一、運動員營養

對運動員來說，運動、膳食（營養）、睡眠為三要素，而要將其合理組合最重要。

運動選手訓練的目的是力量、速度、精力所構成的基本體力的提高。因此要創造堅實的肌肉與骨骼做為支柱的訓練與膳食生活的實施。

(一)創造肌肉

要創造肌肉就要確確實實地攝取蛋白質，不限於創造肌肉，考慮身體成分的合成與蓄積要在睡眠中有效進行，蛋白質要以晚餐為重點來攝取才合理。其生理的背景是就寢的最初進入深度睡眠後，促進蛋白質合成的成長激素會活潑的分泌，另一方面，抑制蛋白質合成的腎上腺促糖皮質激素的分泌會在睡眠中降低。

做為訓練選手持啞鈴等重量訓練來刺激成長激素的分泌。日本的相撲是在上午訓練，然後間隔三十分鐘在午餐的混合鍋（雜菜鍋；將各種蔬菜、肉類混合的菜餚）補充蛋白質，接著就要午睡。在午睡時，成長激素會活潑化，連晚餐與晚上睡覺，一天兩次創造肌肉，確立效率高的生活規律。

在創造肌肉的晚餐與午餐，為了防止肥胖，食材要用脂肪少者（魚類或雞肉）與少油烹飪法（煮、烤、蒸方法等）來攝取蛋白質。

(二)創造骨骼

骨骼由膠原蛋白與礦物質（鈣、磷、鎂等）所組成，所以蛋白質與礦物質，尤其是鈣為創造骨骼所必需。

跟創造肌肉一樣，骨骼創造也由成長激素促進，所以會在晚上睡覺時活潑化，配合這情形，在晚餐後睡覺前攝取鈣，睡覺前至晚餐前做重負荷

訓練等，使其符合有效於創造骨骼條件。可在晚餐後稍做休息，做啞鈴運動等，熱水浴後喝牛乳再睡覺等。

(三)創造持久力

要提高肌肉運動的持久力，就要將熱量源以有氧熱量代謝分解，盡量將熱量源集中，節省在體內儲藏量小的肝醣為要。

■防止運動貧血

肌肉運動所需熱量的生產由無氧熱量代謝（糖解）與有氧熱量代謝（β-氧化、TCA循環）的兩種代謝系統的作用，但以依賴不促進乳酸產生的有氧熱量代謝為提高持久力的必需路徑。因此在氧的攝取時，有搬運功用的紅血球及具有氧在肌肉內儲藏功用的肌紅蛋白，將由氧氣消費而產生ATP的粒線體酵素的細胞色素等要充分保持鐵蛋白質。

然而由於在平常的訓練時，因紅血球破壞的貧血，肌肉細胞膜的損傷或由透過性增大所引起的血紅素的漏泄等的發生，有氧熱量代謝容易降低。這就是所謂運動貧血所引起的持久力降低。

防止的對策，只得將上述鐵蛋白質的合成活潑化，在每次訓練後，促使肌肉細胞膜修復。因此，例如在傍晚訓練結束時，給予短時間的重負荷訓練，晚餐時補給充足的蛋白質與鐵，再緊接著去睡覺，或在晚餐後再做重負荷訓練等，以符合肌肉或骨骼創造的律動。

晚餐最好攝取瘦肉（牛肉、馬肉等）或魚肉（鮪魚、鰹魚等）。同時對於含有會阻礙鐵吸收的含單寧的咖啡、紅茶、綠茶，含有植酸的糙米飯或豆腐等，就不要在晚餐中攝取。另一方面，會促進維生素C或含有檸檬酸等的檸檬、桔子、葡萄柚等，則在餐後的點心中攝取，這都是針對貧血有效的對策。

■肝醣

體重66公斤的男性、在肝臟中的肝醣有60克，肌肉中有400克，血液中以葡萄糖含有20克，總計只有約480克的儲藏。如馬拉松長跑、溜冰、游泳等需要持久力的運動項目，或平常要二至三小時的訓練者，其肝醣有時會枯竭。

擴大肝醣蓄積的吃法稱為肝醣蓄積，然而一天一次或連日的受訓時需要快速蓄積法，在馬拉松長跑比賽時有花將近一星期的古典蓄積法。

急速蓄積法是將檸檬酸的解糖系磷酸果糖激酶抑制作用加以利用者，即同時攝取醣類與檸檬酸的方法。檸檬酸會將由攝取的醣類所合成的肝醣抑制其分解，所以肝醣會有效地被急速蓄積。歐美的一流選手，每次餐後習慣攝取桔子汁或葡萄柚汁為點心或飲料，這是實際感覺到對增加體力有效的緣故。

馬拉松選手等在比賽前，花一星期時間做肝醣蓄積，在開始的二至三天限制醣類的攝取，促使體內肝醣儲藏耗盡，比賽前約兩天才大量攝取醣類。這是利用肝醣合成酵素隨著肝醣的消失提高活性的吃法，然而為了使其徹底實施，最初的二至三天要實施重負荷訓練等，以促進肝醣的消費。平常的訓練時，在結束時要實施短時間的重負荷訓練，儘量將殘留的肝醣消耗掉，這樣對促進肝醣的再補充頗為有效。

做為肝醣蓄積，宜多利用米飯、吐司、麵條、義大利麵、薯類、穀類食品等澱粉質食物。做為運動食品所利用的糊精比起澱粉，其再補充的速度較快。糒糬做為比賽前的膳食多以加乳酪的雜碎食用，因為有消化快且可多量食用的優點。

二、控制體重與食品、營養

為了提高記錄或競技力，要將肌肉量對體脂肪量的比例縮小，運動選手的體脂肪率由其競賽的項目不同而有差異，常被調整5％至10％的差異，一般以馬拉松等精力型選手的體脂肪較少，然而擲投鉛球、鐵盤、柔道等力道型選手容易蓄積脂肪。

所謂容易長胖、不容易長胖的體質，這是因為肌肉組織的白肌（速肌）與紅肌（遲肌）的比例不同。白肌就是儲藏較多的肝醣，將其以無氧熱量代謝來轉化為乳酸的方式生產ATP，所以適合力道瞬發型運動，但因乳酸的蓄積，疲勞來得快，所以必須紅血球的氧供給良好。血紅素多而氧儲藏量大、粒線體的數量多，所以可將脂肪酸與葡萄糖（丙酮酸）以有氧熱量代謝，分解生成ATP的能力很高。

　　力道型運動選手的白肉較多，所以脂肪代謝不活潑，容易蓄積體脂肪。相對地，精力型運動選手的紅肌較多，所以脂肪代謝活潑，體脂肪也難蓄積。紅肌多即基礎代謝率高，二十四小時的熱量消費也自然變大，擁有不容易肥胖的體質。擁有較多白肌的選手，如慢跑或游泳的持久性訓練致力於毛細管的發達，肌紅蛋白增量，粒線體數量增加，使肌肉能紅肌化為要。

　　控制體重基本原則是在晚餐時，儘量不攝取脂肪。如控制睡眠，攝取高脂肪膳食，則胰島素會在血液中出現微膠粒脂肪，促使其難被吸收進肌肉或心臟中，另一方面調節其優先被吸收的脂肪組織，因此所攝取的脂肪就成為儲藏脂肪而容易蓄積。當然在晚餐後攝取添加砂糖的甜點吃法，就直接連到肥胖，甜味食物以白天的茶點為限較適宜。

　　胰島素除了促進血中的脂肪蓄積為體脂肪以外，也是促進肝臟或脂肪組織合成的激素，所以攝取刺激分泌較弱的醣類（例如果糖），在控制體重上很重要。尤其是澱粉質食品比砂糖更易被大量攝取，所以要加以注意。一般消化速度快的澱粉質，其攝取後的血糖、胰島素反應較強，其程度是穀類食品＞薯類＞吐司＞白米飯＞糙米飯＞豆類的順序。粒狀食物比粉狀食品適合體重控制。攝取水果、飲用果汁時則血糖、胰島素反應較強，所以推薦直接食用水果。如果攝取香蕉則其消化吸收較慢，且不容易增加血糖。

　　關於早餐與午餐，如要省一餐，則以省掉午餐而好好攝取早餐為主。省掉早餐，往往午餐會攝取如晚餐的豐富食物，連晚餐變成兩餐大餐，而成為攝取過剩狀態，從中午至睡眠中，長時間保持飽腹狀態，會促進脂肪的蓄積。早餐要吃得豐盛為宜。其所吸收的脂肪會支援上午至中午過後的精力，而且被做為體脂肪蓄積的危險性也較少。

三、補充水分的飲料、營養

　　如何補充運動中所流失的水分，自運動飲料被銷售以來，就被大家所關心，夏天在高溫下運動時，由於防止體溫的異常而中暑，要飲用必需量。然而流汗量不多或氣溫並非特別高時，卻不必特別補充水分。水分補

充量由運動前後所測定的體重差異的相當量為適當量，因此在各種氣候條件下加以測定。

飲料的內容像運動飲料，含有礦物質、維生素、胺基酸、糖分等調整滲透壓為低張力或等張滲透壓者。這些成分中並無在訓練中，被認為需要特別補充者。糖分多含有6 %左右，但在250毫升罐中，則含有約15克，所以飲用後就有阻礙儲藏脂肪的熱量化效果。因此運動飲料適合做為訓練後的水分補充。

馬拉松選手，每隔5公里就設有供水站，其放置的「特別飲料」所含的多為純水、紅茶添加蜂蜜等，而並無特別之處。最近常被利用的bio茶是綠茶泡水者，其中單寧的澀味成分少且含有可刺激脂肪的熱量代謝作用的咖啡因系成分，所以易被接受而適合馬拉松選手。

四、運動選手生活管理

以訓練、膳食、睡眠的生活三要素來進行創造基礎體力，但如上述，在這三要素的內容，在組合時機及律動上也同樣重要。換句話說，比食物的選擇更重要的是訓練完畢後，即時或什麼時候進膳等，考慮進膳時間十分重要。因此為了要增進訓練效果，而採取集訓方式，以便訓練與膳食、睡眠能順利進行，來管理運動選手。

一般優秀的運動選手，都整年實施集訓，例如加拿大游泳國手的生活律動是一天三次供應6,000至8,000大卡的膳食，其他包括午睡，其時間的安排都要有規律。

關於果糖的影響，請參閱本節後述「內臟脂肪症候群」所述。

第二節　運動飲料

在便利商店甚至檳榔攤常看到運動飲料與果汁、汽水、加味飲料等一起展售，也常看到小孩們把運動飲料當口渴時猛喝的飲料。

運動飲料與普通飲料最大的差異是常添加多量電解質，如鈉、鉀、

鈣、鎂、氯等。電解質有維持體內各種體液的滲透壓的功用。如血液中的鈉含量太低，則有食慾不振、倦怠、肌肉疼痛、意識混淆，甚至抽搐等現象出現。

自食物攝取到的電解質，經由消化吸收後，進入各種體液及細胞內，發揮其功能，然後由腎臟排出，其他一部分則由排便、汗水、淚水等排出。如攝取量不夠，或排泄量太多，腎臟會以再吸收即減少電解質排出。相反地，如攝取量過多，腎臟就不斷地排出電解質，一直到體內維持平衡後才恢復正常。

在豐衣足食的現在，很難發生電解質攝取不足的現象，反而有攝取過多電解質（尤其是鈉）的現象，因而增加腎臟的負擔。

缺乏電解質，常常發生於病後，如過度發燒、嘔吐、腹瀉、脫水等，還有為了怕病人發燒、腹瀉後過度脫水，而給予大量開水，但沒有適量補充電解質，就會發生水中毒、腦水腫、呼吸困難等症狀。

平常在運動流汗後，所發生的電解質流失不太多，除非在大太陽下且又流汗過多，此時除了腎臟會適當調節以外，也可經由膳食補充流失的電解質。除了激烈運動後口渴，猛灌開水，使大量水分進入體內稀釋體液的電解質，而發生水中毒。

人體如因上述特殊狀況而缺少電解質時，應補充適量的電解質水溶液。在醫學上所提供的「電解質溶液」較一般運動飲料所含者高出很多。

由以上所述，運動後口渴飲用運動飲料，但如想藉由刻意飲用運動飲料來增加電解質攝取量，並無此需要。另一方面，這可能會增加腎臟的負擔而不利。

至於對缺乏電解質的病患，應由醫師配方給予適當的電解質水溶液補充，而飲用市售的運動飲料並不妥當。

運動飲料另一重要成分是糖分，一方面為了使其增加嗜好性，都會加入甜味劑及香料，香料只是增加嗜好性，在功能上並無特別之處，至於甜味劑就有很大意義，即要補充由運動所消耗的熱量。然而甜味劑如對糖尿病者或欲減肥（瘦身）者，就要特別留意了。

關於甜味料，尤其是果糖與健康問題，請參閱本章第四節「果糖與健

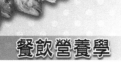

康（內臟脂肪症候群）」。

 # 第三節　體重管理（減肥、增肥）

由於國民所得提高，我們的飲食生活亦獲得改善，再由於餐飲業發展，國人又一直追求美食，然而大家在發福之餘，變成樂極生悲，結果大家又為了追求健康苗條一致努力減肥。

不但在媒體上，在街上到處亦可看到以瘦身為目的的健身房，出售減肥藥、低熱量保健食品的廣告與店鋪。

由體重來判斷營養狀態的優劣，一直是醫生與營養師所採用的方法，甚至一般人也由外表來判斷肥胖與消瘦做為健康與美容的指標。其實所謂胖與瘦都是比較的結果，也有時代的背景影響。歷史上有名的楊貴妃，據描寫是一位肥美女，以現在的標準就不算苗條了。在唐代所建造的女佛像也都是圓臉的發福美女。在台灣也常以「你發福了」來讚美對方。然而現在大家還是以苗條、健康為追求的對象。

對於嬰兒，我們還是喜歡長得白白胖胖，但是已有部分小兒科醫師提出警告說，不要把嬰兒養得太胖，以免脂肪細胞增加過多而長大後易患肥胖症，但是一至兩歲的小胖子與成人後的肥胖之間，相關似乎不顯著。通常身體增高後，脂肪組織量在比例上便會減少而成為正常體重的範圍。但在中學時代長胖的青少年，成人後就繼續維持肥胖症的可能性卻很高。

從二次大戰後，國人因營養改善，所以到一九六二至六三年的體重平均值較從前有增加的趨勢。在大城市的小孩也較鄉下小孩體重較重，表示其營養較佳。但這趨勢可能稍微緩和了，因為鄉下與城市的差距愈來愈小。

由統計結果，女孩十一歲至十二歲時已進入青春期，身高及體重超過男孩，但到了十三至十四歲時，男孩進入青春期，到了十五歲時男孩已比女孩高且重。女孩在十八歲時，身高已達成人的高度，男孩卻十九歲才達到成人的身高，然而男女孩此時體重還比成人稍輕。一如前述，成人與小

孩一樣，很多健康人的身高與體重值是在平均值範圍。

據調查結果，二十至二十四歲組的身高比二十五至三十九歲組高一公分，這表示過了幾十年，因爲如上述營養改善，青少年的身高、體重都有增加趨勢。

訂定人類各種營養需要量時須考慮性別、年齡別的平均體重，因爲很多種營養素的需要量與體重有密切關係。在美國成人男女的體重，分別以70公斤及58公斤爲代表性數值，但聯合國世界衛生組織與糧農組織卻考慮各國的情形，分別以65公斤及55公斤爲代表男女成年人的體重，比國人成人男女平均體重重約5公斤。

一、肥胖症與過重不同

肥胖症的診斷是看其體重是否比同性又同身高的人體重超出20％以上來決定。然而因骨骼粗且由於勞動或運動而肌肉發達者，也常常會超過標準體重20％，這種情形雖是過重，但不該稱爲肥胖，也不必煩心。

由各種疾病引起的水腫而過重者也不算肥胖症，由於皮下脂肪大量蓄積而引起的過重才是肥胖症。因此除體重以外，再測定皮層厚度（皮膚及皮下脂肪）來加以判定較適宜。較嚴重的肥胖症患者，不但皮下脂肪多，內臟周圍也有很多脂肪組織。

一般認爲引起肥胖症的原因是攝取的熱量超過消耗量，而將剩餘熱量以脂肪的形式積存下來的緣故。這還可以分爲兩種形式，其一是活動量比一般人大，可是食量也大者；另一種是食量並不大，但是活動量小，而引起供應量大於消耗量者。前者在相撲、舉重、鉛球選手常看到，但是他們除脂肪組織多以外，肌肉也發達而且體力好；後者卻因活動量少而引起肥胖，爲數很多。當然活動量少又食量大者爲多。通常年齡超過三十五歲後，多多少少都會發福，主要是基礎代謝量減少，活動量減少，但食量並不成比例減少的結果。

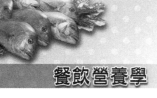

二、減肥的膳食計畫

為了健康，更為了苗條，大家都想盡辦法來減肥，減肥的大原則就是除了由外科醫師抽脂以外，更有人靠藥物、各種健康食品等。因此不時有人賠了健康，甚至生命。

減肥的最重要辦法是嚴守一個原則，人的體重不會無中生有，即人的體重由所攝取的熱量來供應轉變者，這好像是銀行的存款，存款多，領款少，當然存款簿的金額會愈來愈多。每天洗澡時，在浴室秤體重，如果一直增加，則表示你失去平衡走向肥胖了。如果沒有增加，就表示你已控制恰當，沒有再增胖了。如要增胖可以再多攝取各種食物，如想減肥就增加你的活動量或減少食物攝取。下列為減重及維持體重的膳食計畫。

1. 減少脂肪的攝取，也要注意所謂低脂或無脂肪的食物，重要的是其所含的熱量，如熱量高則不能減肥。
2. 不要太主張蛋白質含量高的食物，應該以醣類為主的平衡食物。有人以三餐都攝取肉類的膳食來減肥，結果就吃出毛病來了。
3. 點心類要攝取低糖（低熱量）食物，最好以新鮮水果（避免香蕉等糖分高者）或蔬菜、鹹味餅乾（全麥尤佳）等為主。

不要為減肥而省去早餐，要攝取膳食也不要一次攝取多量而要分多次食用。增加活動（運動）量，減少睡眠時間，更不要在睡覺前，填滿肚子睡覺。此外，進食時要細嚼慢吞。

三、體重不足（增胖）

成人與小孩相同，如體重比標準體重少10％以上，就是體重不足。對小孩來說，體重不足常常是家長關心的問題，但大家較不擔心成人，因為他們會照顧自己。何況有些婦女認為瘦一點才苗條漂亮，因此故意節食，甚至變成厭食症，更有營養不良或因厭食症而餓死的例子。

此種體重不足可分為兩種形式，第一種是食量少而活動量普通，另一

種是食量正常，但活動量比一般人多者。這都是攝取熱量少於消耗所引起的。如果體重少於標準體重20 %以上，就會體力差，無法從事重勞動，抗病力亦差。如果體重低到標準體重的60 %以下，則不但體力及生理機能都很差，甚至容易致死。**表9-1**及**表9-2**是台灣的標準體重。

表9-1　台灣地區各縣市學齡前兒童之標準體重

年齡 ＼ 性別	體重（公斤）		身高（公分）	
	男	女	男	女
1歲-2歲	10.1	9.8	77.9	77.7
2歲-3歲	12.0	11.5	86.7	85.9
3歲-4歲	13.9	13.1	94.8	93.8
4歲-5歲	15.2	14.7	101.0	99.4
5歲-6歲	16.7	16.2	106.7	105.5

註：一至二歲組的身高或體重相當於一歲半的標準身高或體重，以此類推。
資料來源：黃伯超，食品營養學講座。

表9-2　台灣地區青少年男女年齡標準身高及體重

年齡 ＼ 性別	體重（公斤）		身高（公分）	
	男	女	男	女
6歲	18.4	17.7	112.4	111.5
7歲	20.3	19.7	117.8	116.4
8歲	22.5	21.6	122.8	121.3
9歲	24.7	23.9	127.0	126.7
10歲	26.7	26.6	131.4	131.2
11歲	29.6	30.4	136.2	137.1
12歲	33.6	34.8	142.1	142.6
13歲	38.6	38.7	148.1	147.2
14歲	43.3	42.1	155.0	150.2
15歲	48.2	44.2	159.7	152.2
16歲	51.0	46.1	162.1	153.5
17歲	53.7	47.4	164.3	154.2
18歲	55.0	48.2	166.3	154.9
19歲	56.1	48.7	166.2	155.3

資料來源：黃伯超，食品營養學講座。

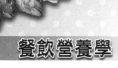

四、增加體重（增胖）的方法

1. 如果食慾不振，可以少量多餐的方式進餐。
2. 減少低熱量的飲料，如不加糖咖啡、茶或水（礦泉水），而飲用果汁、牛奶、汽水等。
3. 多吃添加含油量高的調味醬（如蛋黃醬、沙拉醬、奶油）等不飽和脂肪的食物，如吐司塗奶油，再夾乾酪等。
4. 在菜餚（菜湯、炒菜、沙鍋）中添加奶粉，以增加其蛋白質含量及熱量，也可在鮮奶中，添加二至四湯匙的奶粉。
5. 在炒鍋菜、沙拉、醬汁、烤馬鈴薯中添加乾酪粉或乳酪（butter）。
6. 增加吐司、米飯或麵類的攝取量。

剛好與上述減肥法相反，一次多攝取食物，餐後休息片刻就睡覺，多攝取甜味點心類，也吃宵夜。然而所謂吃不胖的人，如胃腸無毛病，健康無礙就不必擔心，不然最好去看醫生找出吃不胖的原因。

五、先瞭解自己的體重是否符合標準

在採取減肥增肥前要瞭解自己的體重是否符合標準。這可由所附標準體重表來對照。另一方法是以下列的方式計算出來。

先徹底瞭解自己的身體再開始實行。正確地進行窈窕計畫，瘦身是否會成功的指標，不能光看體重或體脂肪，為了正確而健康的瘦身，在此介紹我們應該知道的一些指標數值。

(一)你的理想體重

理想體重是重視健康的體重，只要知道身高就可算出。首先看看自己的體重，再計算自己的理想體重。22的數值是日本人最理想的BMI值，也就是不容易罹患疾病的指數。

$$理想體重 = 身高（公尺 m）× 身高（公尺 m）× 22$$

例如你的身高160cm（1.6m）：

$$1.6m \times 1.6m \times 22 = 56.32kg \cdots\cdots 你的適宜體重$$

(二)BMI是什麼？

BMI指的是體格指數，也就是Body Mass Index的簡稱。它是判定肥胖度的指標，也可當作罹患疾病可能性的指標參考，BMI愈高，罹患生活習慣病（慢性病）的可能性就會提高。

BMI（肥胖指數）定義：

$$BMI = 體重（公斤kg）\div 身高（公尺 m）\div 身高（公尺 m）$$

例如你的身高1.6m，體重53kg：

$$53kg \div 1.6m \div 1.6m = 20.70 \cdots\cdots 你的BMI$$

下表是由BMI來判定肥胖值：

BMI	判　定
太瘦	BMI＜18.5
普通	18.5≦BMI＜25
肥胖	25≦BMI

(三)測量你的除脂肪體重

除脂肪體重（LBM）指的是體重除去體脂肪後的肌肉重量。肌肉是脂肪燃燒場所，也是掌握基礎代謝的重要關鍵。減肥後若能保持肌肉量，或增加肌肉量，就可以塑造容易燃燒脂肪，也就是不易肥胖的體質。

$$除脂肪體重 = 體重（kg）-〔體重（kg）\times 體脂肪率〕$$

例如：你的體重53 kg，體脂肪率為25 %時：

$$53kg - （53kg \times 25 \%） = 39.75 \ kg \cdots\cdots 你的除脂肪體重$$

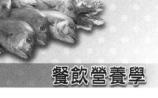

第四節　果糖與健康（內臟脂肪症候群）

常有保持健康可帶給我們舒適的生活與節省將來的醫藥費支出的說法，然而市面上有各種保健食品氾濫的感覺。

那麼內臟脂肪症候群究竟表示什麼？又被認為要加以預防則要注意膳食與運動，但實際上要注意什麼呢？

一、內臟脂肪症候群的定義與現況

這裏所指的是內臟脂肪增加的腹部肥胖，則腹圍增加也常被說成游泳圈，再加上三個要因（高血壓、高血脂、高血糖）中，併發兩種以上的狀況者。在日本就如此稱呼。其中尤其以內臟脂肪的增加，被認為是主要原因。因為最近已明瞭內臟脂肪以及各種脂肪組織的脂肪細胞會分泌各種激素而對全身的代謝有很大的影響。

這種症狀的最典型例子是男性的中年肥胖，腹部突出，而這部分的皮膚（皮下脂肪）很薄。在日本，以男性腹圍超過85公分，女性90公分以上者為其標準。現在日本四十歲以上的男性有這種症狀者高達25.5 %，如果連預備軍也合在一起，則可能超過50 %以上。然而這症狀更惡化者就是糖尿病，四十歲以上的日本人中，糖尿病患者連預備軍在內，就可能超過30 %了。

二、預防內臟脂肪症的對策

要預防此症，重要的是束腹，這是因為內臟脂肪是容易增加也容易減少的緣故。要減少內臟脂肪則要注意膳食分量與其攝取法，加上運動是絕對必要條件。

那麼什麼運動對燃燒脂肪最有效呢？這可分為兩種，一般來說是要吸進氧氣燃燒脂肪的運動，即有氧運動，要用相當長時間實施，即消耗熱量促使脂肪容易燃燒，更有改善血液循環的效果。為了保持心臟與血管的健

專欄

研究顯示雞蛋是健康減重的關鍵

　　新研究發現，成人以兩顆雞蛋做為降低卡路里飲食的早餐，比吃相同熱量但以貝果取代蛋的人可以減低較多的體重，而且覺得較有活力。發表在《國際肥胖期刊》（*International Journal of Obesity*）的研究證實，早餐吃蛋會較有飽足感，且在之後的進餐時間會攝取較低卡路里。

　　路易斯安那州立大學的彭寧頓（Pennington）生物醫學研究中心副教授Nikhi V. Dhurandhar說，「人們在遵守低熱量飲食是很辛苦的，我們的研究顯示，選擇雞蛋做為早餐可以顯著改進減重計畫的成功。顯然的，雞蛋可以增加飽足感及能量，並幫助人們遵守低熱量飲食。」

　　在這個研究中，吃雞蛋的人們比吃貝果的人多降低了65％以上的體重，多降低了身體質量指數61％，血液中的HDL及LDL與三酸甘油酯保持一樣，基線的血液膽固醇也沒有改變。

　　含纖維的食物可以幫助預防沙門氏菌及大腸桿菌的感染，荷蘭的研究人員發現，蒟蒻及芝麻種子萃取物可以提供保護對抗大腸桿菌及沙門氏菌。

　　Wageningen大學和研究中心發表在《食品及農業科學期刊》（*The Journal of the Science of Food and Agriculture*）證明，細菌會和這些富含纖維食物結合，以取代與腸道結合。

　　酵母、番茄跟南瓜也有類似效果，然而芝麻種子萃取物及蒟蒻吸附的細菌最多。

資料來源：IFT Newsletter August. 06. 2008.

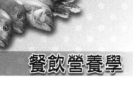

康這極為重要，但只用跑步機等，或慢跑一小時，其熱量消耗量也不過相當於一碗米飯而已。實際上，運動的效果不但在運動中，運動後也在進行。為了提高這效果的運動，就是像重負荷訓練、舉重、啞鈴運動，即要給肌肉負擔的運動。這現在又稱抗力訓練，即對肌肉給予輕微創傷，再促進其復元，在身體要復元時，在體內會合成蛋白質等成分而要消耗多量熱量，在這修復中，代謝會繼續消耗脂肪，而在運動後還會維持一至兩天這種有益的效果。

三、對脂肪燃燒有效的運動當中的「果糖」

關於膳食又如何？近年來流行的所謂減肥膳食的低碳水化合物（醣質）膳食。這是因為人類在攝取食物後，為了調整血糖（血中葡萄糖總量），而會分泌稱為胰島素的激素。這胰島素除了會降低血糖以外，也會促進多種身體成分的合成，所以對代謝有很大的影響力。其中也有對身體有利者，但在減肥時，希望將其燃燒除掉的脂肪，此時反而被合成了。換句話說，以減肥為目的的運動時，胰島素濃度不能提高，運動才有效。低碳水化合物減肥的優點，是由於不含成為糖分的碳水化合物，所以不攝取糖分而可抑制胰島素的分泌，也可抑制脂肪的合成。葡萄糖本身就是血糖，而可降低血糖者只有胰島素。的確葡萄糖並不是有害物，這是被用於腦或神經活動的重要營養素。然而在減肥或脂肪燃燒這一點，要注意到葡萄糖的攝取量與其時機。特別是在運動時，在運動前與運動中，切忌攝取葡萄糖。在運動前攝取葡萄糖，則血糖上升，而為了降低則會分泌胰島素。由於胰島素降低血糖的作用，加上由激烈的運動再將其降低效果的倍加，急遽的血糖值下降，常會造成不良的影響。

又在運動中宜避免攝取葡萄糖的理由，是分解脂肪的力量會相當被抑制的緣故。連續運動二十分鐘後，好不容易開始分解脂肪，則體脂肪被燃燒了，但攝取葡萄糖後，卻突然前功盡棄，又回到原點了。

果糖不是人工甜味料，為天然糖質，所以亦有熱量，可補充燃燒脂肪所需的熱量。以減肥為目的做運動時，要在飯後馬上運動，不如稍微休息片刻再開始為宜。然而如太餓時也不宜。所以此時可食用不易迅速提高血

糖的香蕉或富含果糖的運動飲料、果糖錠劑等之後再運動。

　　果糖不會抑制脂肪的燃燒，因此爲了減肥，運動後或平時也儘量選擇攝取果糖較佳。

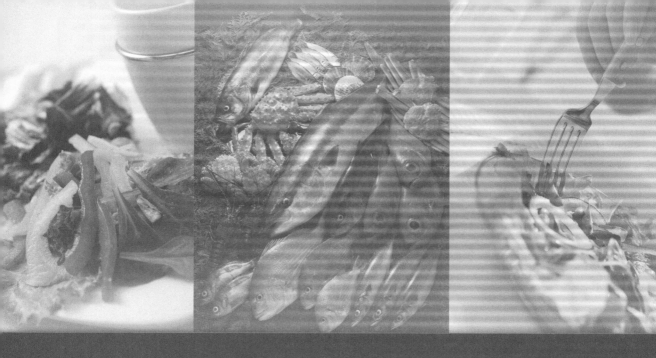

第十章　清淡飲料與食物

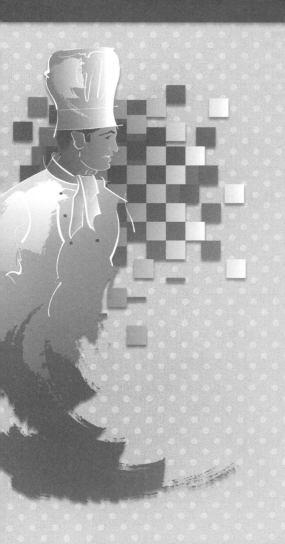

- 清淡啤酒
- 低酒精飲料
- 無酒精紅酒
- 低熱量果汁飲料

　　飲料（beverage）是指凡是不屬於餐食，而可以飲用的液體。具有補充人體水分，或供給養分提供熱量，有的可以促進食慾，幫助消化，有些並有興奮提神，或增添餐食的美味。一般飲料可分為兩大類：

1. 酒精飲料（alcoholic beverage）：如釀造酒、蒸餾酒、合成酒。
2. 非酒精飲料（non alcoholic beverage）：如碳酸飲料（carbonated beverage），俗稱有氣飲料；非碳酸飲料（non carbonated beverage），俗稱無氣飲料。

　　在西方國家又將飲料分為：(1)甜性飲料（sweet drink）：如酒精飲料、低酒精的飲料或溫和的飲料。(2)不甜飲料（dry drink）：如高酒精度的飲料、辛辣的酒類或烈酒等。

　　每個國家，因風俗習性、地理環境、飲食文化等各種因素差異，都有其具代表性的飲料，調配的方式和飲用的習慣，更各有不同，但無論是哪一個國家，莫不竭盡所能的以各種方式，調配出五彩繽紛，口感宜人，能吸引客人，可以搭配餐食，滿足客人需求，以期達到飲料調製的最佳境界。

　　但現今人們注重養生，除了三餐外，連飲料也吹起低卡、低熱量之風潮。在七〇年代以前，市場飲料銷售以重口味、高酒精濃度的飲料為主流，但是近幾年來陸續出現低卡飲料、低酒精飲料，大眾接受度愈來愈高，其銷售業績也長紅。

 # 第一節　清淡啤酒

　　低醇啤酒又稱清淡啤酒，其既具有啤酒應有的啤酒風味，又具有多飲不醉的優點，適合女士和不宜飲酒人士的需要。各國對低醇啤酒的定義不完全一致，在我國，酒精含量在0.6％至2.5％（V/V）的啤酒被稱為低醇啤酒（low alcohol beer）。

　　低醇啤酒在世界各國的啤酒市場中所占的比重也不一樣，最高的是澳

大利亞，達1.5 %至1.7 %，紐西蘭為1.7 %，美國為0.2 %。我國的低醇啤酒剛剛起步，但正以各種形式出現在啤酒市場上，愈來愈受到消費者的歡迎。

低醇啤酒與一般的麥芽飲料不同，一般麥芽飲料是未經過發酵程序而成的成品，其製作方法是運用科技將酒精分離抽取掉，達到一般飲料標準，並且保持營養成分與啤酒口感。與市面上啤酒相比較，爽口、不苦、不澀，沒有酒精負擔，常喝可維持身體健康。它很適合交際應酬，如果說喝啤酒達到兩罐，酒駕就會被逮，那麼喝低醇啤酒至少得連續喝上二十罐，才有可能觸法，它很適合女性消費者，膽固醇低、零脂肪、無糖、低熱量與微量酒精，在日本大受女性消費者歡迎。

一、低醇啤酒特色

1.酒精濃度0.5 %以下，是一般啤酒的十分之一。
2.低熱量是表示其熱量為一般啤酒的三分之一。
3.碳水化合物比牛奶及果汁含量還低。
4.零脂肪，無膽固醇，喝了不苦、不澀，對健康無負擔。
5.無糖與市售麥芽飲料（茶）口感完全不同。

二、低醇啤酒生產方法

低醇啤酒的生產關鍵在於要求酒精含量低而啤酒特有風味不能少，其他質量特徵也需要保證。低醇啤酒的生產工藝大致上可以分為兩類：一是限制發酵法，通過控制啤酒發酵過程中酒精產生量在所要求的標準範圍內，如路氏酵母法、巴氏專利法、高溫糖化法等；另一類是酒精去除法，將正常發酵的啤酒中的酒精通過各種方法去除以達到標準的要求，如減壓蒸發法、反滲透法、透析法等。目前兩類生產方式都在使用，但是對大多數啤酒廠來說，採用限制發酵法生產低醇啤酒較為經濟。因為對於小啤酒廠來說，沒有多餘的資金來購買酒精去除設備，而對於大啤酒廠來說，雖然資金上不會有問題，但是他們一般不會在對低醇啤酒市場前景還不十分

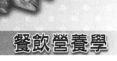

明朗的情況下投入大量資金。再說如果啤酒的酒精含量能控制在1.5 %以下，就沒有必要進行後處理來生產低醇啤酒，而使用限制發酵法完全可以做到這一點。

(一)限制發酵法的優缺點及生產方法

■優點

1.無需額外的設備投資。
2.生產工藝簡單，成本低。
3.風味損失少。

■缺點

1.糖化或發酵工藝發生變化且工藝控制要求高。
2.控制不當會影響啤酒口味和穩定性。

■生產方法

下面簡單介紹幾種限制發酵法生產低醇啤酒的方法：

1.稀釋法：將正常濃度的麥汁稀釋到較低的濃度進行發酵，也可以將正常的麥汁發酵後稀釋到所要求的濃度以生產低醇啤酒，這種方法的缺點是：如果稀釋倍數過高，啤酒風味物質同時也被稀釋掉，造成啤酒口味淡薄。

2.低溫浸出法：麥芽粉碎後用低於攝氏60度的熱水浸泡，由於麥芽中的澱粉在此條件下會被糊化而分解，也就不會產生可發酵的糖分，浸提液中僅含有麥芽帶來的少量糖分。將經過這種糖化處理的麥汁進行發酵，可得到酒精含量較低的發酵液。

3.終止發酵法：當發酵到所要求的酒精含量時快速降溫，同時將酵母從發酵液中分離出來，使發酵停止。這種方法生產的啤酒帶有甜味，但是雙乙醯還原難以徹底。

4.巴氏專利法：此操作方法是將高濃發酵和低濃發酵法巧妙地結合起來，既克服了低濃發酵法生產的低醇啤酒口味淡薄的缺點，也克服

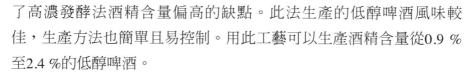

了高濃發酵法酒精含量偏高的缺點。此法生產的低醇啤酒風味較佳，生產方法也簡單且易控制。用此工藝可以生產酒精含量從0.9％至2.4％的低醇啤酒。

5.廢麥糟法：將糖化廢麥糟再進行浸泡，加酸分解和蒸煮等處理，生產較低濃度的麥汁，為保證麥汁應有的香味，也可以添加40％至60％低溫浸出法生產的麥汁。這種麥汁發酵產生較低的酒精含量。此工藝的缺點是操作繁瑣。

6.路氏酵母法：採用專門的路氏酵母對正常麥汁進行發酵，由於這種酵母只能發酵麥芽中占總糖含量15％左右的果糖、葡萄糖和蔗糖，而不能發酵麥芽糖，因此只能產生少量酒精。但缺點是這種工藝生產的低醇啤酒由於尚含有大量的麥芽糖，啤酒帶有甜味，而且生物穩定性較差。

7.高溫糖化法：通過採用較高的糖化溫度，跳過 β-澱粉酶分解澱粉的過程，以避免產生大量的麥芽糖，但又使液化徹底，以防過多的糊精殘留而影響啤酒穩定性。用此工藝生產的麥汁在發酵過程中，酵母只能發酵正常情況25％至30％的糖分，完全可以控制酒精含量在1.5％以下。此工藝的關鍵在糖化的精確控制上，恰當的糖化工藝控制，完全可以保證啤酒既有合適的發酵度，又有較好的啤酒風味和穩定性。缺點是糖化操作技術要求較高。

　　目前有多種限制發酵法生產低醇啤酒的工藝，但是真正具有實際使用價值的是稀釋法、巴氏專利法和高溫糖化法或者是以上幾種方法的結合。

(二)酒精去除法的優點及缺點

■優點

1.去除的酒精量可以隨意控制，甚至可以達到無醇啤酒。
2.糖化發酵方法無需改變工程，只須進行發酵後處理即可。

■缺點

1.需要投入大量的資金購置酒精去除設備。

2.需要額外的處理費用和時間。

3.處理過程中啤酒風味物質會損失，成品的香氣較少。

4.處理不當容易造成酒精或環境污染。

 第二節　低酒精飲料

　　有學者指出喝低卡調酒更容易醉，有些人為了避免喝調酒時攝取過多的卡路里，就想到改用低卡類的飲品來與酒類調和，這個方法聽起來好像是不錯的建議，但是根據一項新的研究發現，這麼做反而會使你更容易喝醉，也可能讓你變成一個危險的駕駛。

　　參與研究的Chris Rayner博士說，喝低卡飲料調酒很可能讓你陷入違法的窘境。他的團隊在「消化系統疾病週」（Digestive Disease Week）年會上，發表了最新的研究報告。研究團隊在不同的兩天中，分別追蹤八名男性血液中的酒精濃度，其中一天，這些人喝正常的柳橙口味伏特加調酒（熱量大約478大卡），另一天則喝低卡的（熱量大約225大卡）的調酒。在這兩個案例中，每600毫升中，伏特加酒的酒精含量約是30克。Rayner博士解釋說，糖分對於酒精如何快速進入身體系統是很重要的，卡路里量會影響胃變空的速度，低卡的調酒會比正常的調酒使胃更快變空，因此他推論喝低卡調酒會使酒精更快進入消化系統。

　　喝低卡調酒的人胃變空的速度比喝正常調酒的人快，而且大約在喝下三十分鐘後，喝低卡及正常調酒的人血液中酒精濃度都達到高峰。不過還有另一個觀察點，當血液內酒精濃度達到高峰時，喝低卡調酒的人血液中酒精濃度平均約為0.05％，而喝正常調酒的人血液中酒精濃度平均為0.03％。雖然到達酒精濃度高峰的時間點相似，但是強度可是大大不同。根據美國疾管局的資料，在美國大部分的州法律規定，開車時血液中酒精濃度不可超過0.08％。

　　麻州中央醫院的Lee Kaplan博士說，這樣的研究結果顯示，我們還是要小心注意，因為在研究中只含有男性的參加者，而男性與女性對酒精的

新陳代謝有所不同，他認為所有對於低卡調酒的研究也都應該包括女性在內才對。根據美國國家衛生院的資料，女性與男性攝取等量酒精時，女性血液中的酒精濃度會比男性更高。

 專欄

低酒精飲料爭霸戰開打

　　每年夏季，可說是啤酒業者銷售的旺季，但近年無論是土洋啤酒，都得面臨新興低酒精飲料RTD（ready to drink）的嚴重威脅。因為這股RTD流行風，正在全球各地侵蝕既有的啤酒市場。

　　新興低酒精飲料RTD，有人稱雞尾酒飲料，在全球掀起一陣旋風，二〇〇八年全球RTD品類銷售量成長了20％，銷售淨利高達一點三億美元，國內進口洋酒商也紛紛引進各式RTD來搶占市場，在台灣，RTD的銷售量幾乎是以倍數成長，本土的台灣菸酒公司也決定加入這場戰局，在二〇〇九年八月推出新口味的RTD，宣告土洋RTD開戰。

　　進口洋酒經銷商指出，RTD這種即飲調和式的酒精飲料，主要是以伏特加作為基酒調製而成。由於酒精度只有4至5度，受到許多原本排斥酒精的族群喜愛，不僅銷售量不斷創造新高紀錄，更危及同樣屬於低酒精的啤酒市場。

　　以亞洲為例，RTD在日本上市後，已經成功搶下啤酒市場7.5％的占有率，讓日本啤酒商苦思因應對策。在台灣的啤酒市場，RTD只花一年半的時間，就悄悄拿下5％的市場占有率，更讓酒商驚心的是，這個數字還在不斷成長中。

　　目前市場大部分的RTD都是以伏特加作為基酒調製而成，但由於RTD名號實在太響亮了，國內最大洋酒代理商也推出一款以「白葡萄酒」作為基酒調製而成的即飲酒精飲料。

資料來源：《自由時報》（二〇〇九年八月一日）記者王孟倫專題報導。

第三節　無酒精紅酒

　　葡萄酒能減低心血管疾病這個概念，醫生推斷，這現象可能與法國人每餐不離葡萄酒的飲食習慣有關。這也成為重大商機，美國葡萄酒銷量在一個月後，飆升44％。法國政府也即時大賣全版廣告，並宣稱飲用葡萄酒疑似可消除膽固醇，"French Paradox"一詞，一夜成名。葡萄酒另一次在健康舞台上揚名是二〇〇三年，憑著抗氧化、預防心臟病及血管硬化等功效，入選《時代》雜誌的十大健康食品。早前時事節目《新聞透視》也做過一次測試，發現在測試食品中，紅酒的抗氧化效能，比排名第二位的新鮮葡萄高出三倍，更遠遠拋離坊間昂貴的保健產品。

　　紅酒含有豐富的抗氧化成分，適量小酌有益身體健康。不過動輒13％以上的酒精濃度，熱量也很可觀，而且有礙肝臟健康。西班牙東南部產酒區穆爾西亞的一家酒莊，開發出酒精濃度只有一半，喝起來卻跟正常紅酒口味非常相似的紅酒。在霍華德（Howard）的素食店內，有一種由美國Ariel酒廠出品的無酒精葡萄酒，以Cabernet Sauvignon葡萄釀製的酒液，經過發酵程序，將糖分化為酒精，然後再以過濾器，去除酒精至僅剩下0.5％。但使用這種過濾法同時過濾走大量的單寧，因此，這款無酒精的葡萄酒，雖仍有葡萄酒的香味，但酒中成分相對較稀少，只有梅及洋李等果香，但沒有酒精帶來的勁度。不妨稍作冰鎮，也調節一下心態，當作葡萄汁來喝。

　　無酒精紅酒不失果香又稱「素紅酒」，已有一百多年的歷史，為了讓無酒精紅酒滑順入口，添加了少許糖，含糖量為每公升42公克，只有一般葡萄酒的三分之一，提供您在沒有酒精的困擾下，盡情享用頂級紅酒的香醇口感，以及享受紅酒對人體的所有益處，還不必擔心一般酒類會有的後遺症。紅酒是歐洲人飲食文化中，不可或缺的項目。不過近年來南美洲、紐澳等新世界葡萄酒崛起，讓傳統南歐的釀酒業者備受壓力。西班牙一家酒莊，因此獨家研發出低酒精、低熱量的紅酒，讓客人可以多喝幾杯，不必

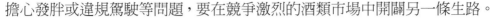

擔心發胖或違規駕駛等問題，要在競爭激烈的酒類市場中開闢另一條生路。

　　來自法國波爾多的知名酒莊，取得其傳統古法釀造的頂級紅酒，在適度的陳年後，運用德國的生物科技技術，將紅酒置放在特殊設計真空容器中，緩慢的加熱至28度，讓酒精被溫和的蒸餾出來，在如此低的溫度下，酒精被蒸發成瓦斯般的氣體，經由冷卻處理，讓該氣體變成無色無味的氣體，完美無缺的繁瑣過程去除酒精，且將紅酒的獨特風味及有益成分等全數保留，幾乎跟一般葡萄酒完全一樣。不僅擁有頂級紅酒的香醇口感外，並完整保留一般紅酒中所含有的大量多酚類物質。業者表示，目前市面上的低酒精葡萄酒，喝起來跟傳統的紅白酒完全不一樣，他們在技術上突破，成功保存了酒的原味，兼顧口感和較低熱量的需求，要讓正在減肥或者還要開車的人，喝得更健康安心。當地的餐飲業者也表示，客人接受度很高。這家酒莊表示，他們的低酒精製酒技術，是歐洲兩三千年釀酒歷史的一大突破，也證明傳統並不是不能改變的。歐盟還特地為他們的產品，開闢了一種新的紅酒類別，以便在市場上能有清楚的區隔。

　　無酒精紅酒適合飲用對象及用途包括：

1. 素食主義者：對於因宗教信仰而不願攝取酒精的人，以及一般不喝酒的素食主義者，無酒精紅酒是最健康的選擇。尤其在三五好友相聚或喜慶宴會的場合，讓您的親朋好友們可以暢飲頂級紅酒的香醇，而不用擔心酒精的問題。

2. 不喝酒的人：提供不喝酒的人或已經戒酒的人，一種不但可享受喝酒後的香醇口感，又有一般紅酒益處的特別飲料。

3. 孕婦及產婦：有孕在身及生產後的婦女，隨時飲用無酒精紅酒，除了可以補身外，更不用擔心酒精對胎兒成長所造成的不良影響，也不用擔心酒精會讓傷口不易復元。

4. 控制體重者：其熱量只有一般紅酒的三分之一，讓想要控制體重的你，也可以和大家一起歡樂不掃興。

5. 會議中用餐：為了不讓酒精作祟，導致腦筋的混亂，進而影響會議的進行，無酒精紅酒是會議進行中及會議休息用餐時的最佳飲料。

6.廚師料理用：希望在料理添加紅酒的香醇或者調製無酒精雞尾酒，但又不希望有酒精的疑慮，無酒精紅酒是各大名廚的秘密武器。

 ## 第四節　低熱量果汁飲料

　　幾乎沒有任何飲料像果汁一樣享有對健康有益之美譽。很多種果汁都含有抗氧化物而持續隨著健康的波浪前進。然而專家卻擔憂果汁中的糖含量太高而有銷售下滑的隱憂。這也是市場出現低熱量型果汁的原因。

一、針對年輕消費者

　　許多低熱量果汁和果汁飲料產品係以孩童為特定目標消費群。某公司的行銷經理認為「消費者需要的產品，除了具有很好的口味及營養外，還要能強化其生活，即能獲得更多的蔬果營養。」

二、可常溫保存並有不同包裝

　　大部分的低熱量果汁產品，都可以在賣場的常溫保存區販賣，無需在冷藏或冷凍櫃販售。其他大容量包裝（3公升）及多瓶包（multipack）果汁也生產了，這是因為消費者想要藉此來滿足他們不同的需求。3公升包裝產品有了家庭用的用途，同時較易攜帶的多瓶包裝品也受到歡迎。

三、低熱量果汁飲料

　　許多批評者指出100％果汁含有很高的糖量，是造成許多美國孩子肥胖的主要原因。因此許多公司推出低熱量新產品來因應這種情勢。

　　另一方面，100％柑桔汁的銷售呈現疲軟現象，主要原因是水果收成短缺，以及能源和運輸等因素，造成100％果汁價格上揚的緣故。因此廠商要尋求較低價的飲料產品來供應消費者，果汁含量不到100％的果汁飲料正好符合這種需求，所以廠商推出含糖量較低的冷藏果汁飲料產品，每份飲料只有15大卡熱量。

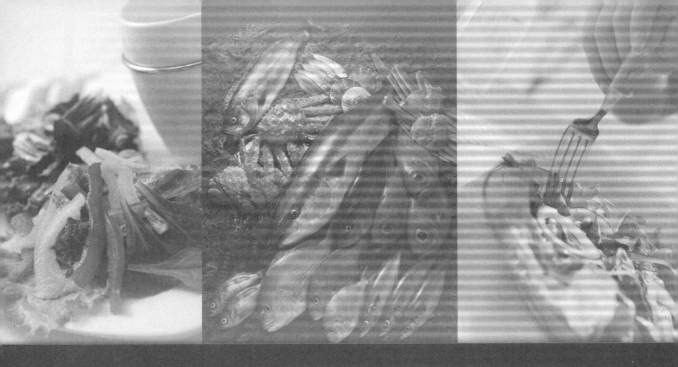

第十一章　需要特殊營養的飲食

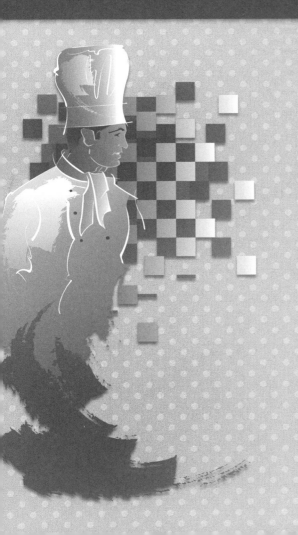

- 營養與心血管疾病
- 癌症與飲食
- 糖尿病飲食
- 新陳代謝症候群飲食

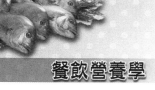

 # 第一節　營養與心血管疾病

心血管疾病又稱循環系統疾病，是打擊人體內運送血液的器官和組織循環系統的疾病，一般都是與動脈硬化有關，可以細分危及性和慢性。這些疾病包括心臟病、低血壓、高血糖症、高血壓、中風、心肌梗塞。

一、高血壓

(一)高血壓的定義與分類

一般人正常的血壓：收縮壓低於130毫米汞柱，同時舒張壓低於85毫米汞柱為正常。偏高之血壓：收縮壓130至139毫米汞柱、舒張壓85至89毫米汞柱。但收縮壓超過140毫米汞柱，或者舒張壓90毫米汞柱則開始有高血壓現象。一般高血壓可分為原發性及續發性高血壓兩種。

1. 原發性高血壓：就是原因不明的高血壓，大多數（90％至95％）的高血壓都是屬於這一類，其真正致病原因不明，但推論是多發性因素導致，如鹽分攝取太多、壓力、酒精、肥胖、遺傳、環境因素等。大多數的原發性高血壓則需要針對血壓高的各種可能誘因治療。

2. 續發性高血壓：比較可能找到導致血壓升高的原因，像是罹患了內分泌腫瘤、腎動脈狹窄、先天動脈血管疾病等，或是服用血壓升高的藥物。一般而言，年輕人高血壓（三十歲以前發生）或原本血壓正常的老年人（六十歲以後）突然血壓升高，都需要考慮是否為續發性高血壓，詳查原因，加以矯正，以避免發生高血壓併發症。

高血壓大部分症狀如下：會感覺到普通頭疼、頭重、頭暈、四肢麻木感、失眠、耳鳴、肩部痠痛等症狀。及早將這原因或疾病去除或治療，血壓即有可能恢復正常。

(二)引起血壓上升的主要原因

1. 肥胖：肥胖時伴隨著氧氣消耗量的增加，因此心跳速度加快，血液循環增加後血壓隨之上升。隨時控制體重是很重要的事。

2. 壓力：工作及雜事繁多引起的壓力或過勞、睡眠不足，都是造成血壓上升的主要原因。

3. 抽菸：末梢血管的收縮會造成血壓上升，香菸是鬱血性心臟病（狹心症和心肌梗塞）的危險因子，建議禁菸。

4. 缺乏運動：不運動的生活方式會使人容易發胖，並提高得到高血壓的機率。常做運動並適度流汗、充分的睡眠等，經常保持身體的更新。

5. 飲酒：體重過重加上經常飲酒，會使血壓急遽升高。

(三)如何預防高血壓

1. 適度運動，以強身健肌，在冬天應注意保暖。

2. 定期量血壓，隨時注意血壓之變化。定期接受健康檢查，遵守醫生指示，接受治療，切勿隨便服用成藥等藥物或任意停藥。

3. 控制體重：肥胖常是各種心臟血管疾病的基本原因，據估計，當體重超過標準量1公斤時，身體必須長出約2公里的血管來供給氧氣與養分。定時定量飲食、避免攝取多醣類和動物性脂肪，少吃含大量膽固醇及油炸食品、刺激性物質，攝取少油、低鹽、低膽固醇的食物，需食用適量的動物性蛋白質及不飽和脂肪酸，以維持營養均衡，體重增加常是藥物治療血壓突然失控的原因。

4. 食鹽攝取量每天應在7公克以下，食鹽過多會引起高血壓，像沿海地區民眾攝取食鹽較多者，高血壓的發生率也會隨之增高，所以要預防高血壓，一定要注意食鹽的攝取量。

5. 每天做適量運動：養成良好習慣，要有充分的睡眠與休息，每日排便，預防便秘，三餐定時定量，勿暴飲暴食，保持營養之均衡。運動不僅可促進全身血液循環，避免肥胖發生，已有人證明可以降低

血壓，所以每天適量的運動，對健康是有益的。

6.保持心情愉快：情緒壓力也會造成自主神經反應增高血壓，長期的心理不平衡及社會因素也被視為引起高血壓的因子之一，因此維持輕鬆的心情，凡事不急躁，就是預防高血壓的方法之一。

7.對於菸、酒、茶、咖啡等刺激性飲料都應節制，避免身體過勞，運動過度及精神緊張，肥胖和吸菸等是造成血壓上升的主要原因，為了預防和改善高血壓，上述生活習慣須改善，養成良好習慣。

(四)高血壓飲食

據世界衛生組織的建議，高血壓患者攝取鹽量應控制在每天5克以下，如何在日常生活中控制我們的飲食是極為重要的，其原則如下：

1.吃東西的時候，勿再多加入鈉含量高的調味品，如鹽（1克含鈉0.39克）、醬油、味精、番茄醬、蒜鹽、沙茶醬、蠔油、豆瓣醬、甜麵醬、豆豉、蝦油（一茶匙鹽＝二湯匙醬油＝五茶匙味精）。

2.詳讀食品標示，以避開高鹽分的食物，如醬菜、鹹魚、醃漬物等。

3.含鈉較高的蔬菜，如：紫菜、海帶、蘿蔔乾、芹菜、發芽蠶豆等，不宜大量食用。

4.烹煮時，只加食譜中一半的鹽，可用不含鹽的調味料，或是其他代用品，食用市售的低鈉醬油時，因其含鉀量高，須按醫師或營養師指示食用。

5.烹調時應多選用植物油與含有不飽和脂肪酸者，如黃豆油、玉米油、葵花子油、紅花子油。心血管疾病之患者忌食用動物油脂及食物，如牛油、豬油、雞油、乳酪、豬皮、雞皮、鴨皮等。

6.烹調時可多採用白糖、白醋、蔥、薑、蒜、胡椒、八角、花椒、肉桂、檸檬酸等調味品，或以蒸、燉、烤等方式來保持肉類的鮮味而少用油炸，增加其可口性。

7.動物內臟（如腦、肝、心、腰子）、蟹黃、魚卵、蝦卵等，因膽固醇含量高，心血管疾病患者必須禁食或少食。蛋黃一星期不超過三個為宜。

8.餐館的飲食常使用較高的食鹽、味精等調味品，而且多油，應盡量避免在外用餐。

(五)高血壓患者餐桌上可以常出現的食物

1.苦瓜：苦瓜含胡蘿蔔素、菸鹼酸、維生素C、粗纖維、苦瓜素等人體所需的多種營養物質，其性味苦寒，而有清熱解毒、清心消暑、明目降壓之功效。

2.菠菜：菠菜富含鐵、蛋白質、維生素A、維生素C，其根中含有一般蔬果所缺乏的維生素K，有助於防治皮膚、內臟出血等症狀。

3.香菇：含有香菇多醣、天門冬氨酸等多種活性物質，其中的酪氨酸等物質有降血壓、降膽固醇、降血脂作用，還可預防動脈硬化、肝硬化等疾病。

4.胡蘿蔔：營養價值高，含有槲皮素、山茶酚，可增加冠狀動脈血流量，降低血壓、血脂，促進腎上腺素合成，對高血壓有預防作用。

5.洋蔥：洋蔥含維生素C及十八種胺基酸等，近代研究發現，洋蔥含有硫化物、類黃酮、苯丙素酚、前列腺素等多種化學成分，具有消炎抑菌、防癌抗癌、利尿止瀉，以及降血糖、降血脂、降血壓、預防心腦管疾病、抗氧化、美容等作用，是不可多得的保健食品。常食洋蔥，可長期穩定血壓，降低血管脆性。

6.大蒜：大蒜含醣、蛋白質、脂肪、維生素A、B、C及多種微量元素，具有止咳平喘，是治療高血壓常用食物。

7.冬瓜：含有大量水分，含維生素、微量元素，粗纖維豐富，不含脂肪，含鈉量低，有利尿消痰、減肥降壓的功效。

8.白蘿蔔：蘿蔔含有多種維生素、醣類及鈣、磷、鐵等礦物質，具有清熱利尿，涼血止血的功效，是治療高血壓的佳品。

9.玉米和玉米鬚：玉米油多含不飽和脂肪酸，是良好的膽固醇吸收劑。玉米鬚在中藥裏有利尿作用，幫助穩定血壓。

10.木耳：木耳含醣、蛋白質、維生素B以及磷微量元素，具有補氣、涼血止血的功效，可降血脂、降血壓。

11.芹菜：據藥理研究，證明含有芫荽苷、甘露醇等成分，有降血壓、降血脂的作用，對原發性、妊娠性、更年性高血壓等均有明顯療效。

12.番茄：茄紅素有防止乳癌的效果。食用番茄可減少罹患攝護腺癌與心臟病機率，其他對子宮頸癌、前列腺癌與心臟病有預防效果。因含有維生素B_6，所以可幫助攝取油膩食物時的消化。

13.荸薺：含豐富的鉀與磷，醣類亦多；幾乎都是澱粉類。有強精的效果。鉀含量高，會促進鈉的排泄，對高血壓的防治有利。

14.海帶：對高血壓有效，因含碘的關係對甲狀腺激素的分泌有幫助。其他鉀含量亦高，熱量亦低，可改善肥胖，也有利於降低高血壓。

15.西瓜：因富含水分與鉀，所以利尿。尚含特殊胺基酸——瓜氨酸為造尿的成分，所以利尿。紅色果肉為類胡蘿蔔素的茄紅素，所以對腎臟病、膀胱炎、高血壓等有益。

二、冠狀動脈心臟病

(一)心臟病形成原因

心臟病長期以來一直是國人第三、第四大死因，衛生署公布國人心血管疾病盛行率，指出十五歲以上國人，每十九人就有一人有心臟病，六十五歲以上老人，更高達每五人就有一人。一般造成心臟病的原因有下列幾種：

1.過胖、過度操勞、缺乏休息與睡眠、飲食不宜。

2.經常性的生活緊張、情緒容易激動、長期吸菸、喝酒過量及油脂類食物吃得過多。

3.遺傳或孕期不良環境，導致胎兒畸形。

4.疾病引起：高血壓、糖尿病、血管硬化、慢性呼吸器官疾病等也容易引起心臟病。

(二)心臟病的症狀

一般心臟病常見的症狀有兩種：

1. 心臟病一般的症狀：頭昏、心悸、胸部不適、呼吸短促、心律不整、胸痛、四肢冰冷。
2. 心臟病突發症狀：劇烈的胸痛，有時疼痛可擴及兩肩、左前臂、頸部、下巴等部位，且有顏面蒼白等現象。胸痛可能持續數分鐘，也可能持續三小時以上，情況嚴重者可在短時間休克，心肌缺氧而致死。

(三)預防心臟病飲食

1. 節制飲食，避免過胖，以減少心臟負擔。
2. 多吃蔬果，少吃肉類、肥膩及膽固醇過高的食物。
3. 不吃過鹹或含鈉較多的食物，則可防止、控制和解除水腫現象。
4. 不吃刺激性的食物，如濃茶、咖啡，及不抽菸、喝酒等。
5. 控制血壓和糖尿病，預防過胖，維持正常及有規律的生活。
6. 定期進行健康檢查。

三、心肌梗塞

心肌梗塞是指心臟肌肉的冠狀動脈突然阻塞，以至於供應心臟肌肉的血流和氧氣突然中斷，心肌因流血受阻、缺血、缺氧，而發生局部或廣泛的組織壞死。在發展中國家，心肌梗塞是最大的死亡原因之一。在過去三十年中，心肌梗塞發生後直接的死亡率（發生後三十日內）降到10％，但一年內死亡率依然為50％不變。心肌梗塞是急需立即處理的緊急狀況，因其所帶來心肌嚴重、長時間缺血，會引起心肌細胞的死亡及心肌的壞死。在台灣心血管疾病一直是高居十大死因的前三名，而美國每年則約有一百萬的人口必須歷經急性心肌梗塞的洗禮。

(一)心肌梗塞常見的症狀

突然在前胸部有激烈的痛感，如胸部被緊束，被子彈穿透般的痛感。

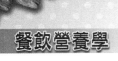

特徵是痛感會持續三十分鐘以上,而有呼吸困、冒冷汗、嘔吐、胸痛、下痢等現象。有時,會有痙攣及失去意識感。

(二)導致心肌梗塞的危險因子

白領階級較勞動階級易發生,這是由於美食、精神緊迫、不動身體所引起。體質會遺傳。四十歲以上,一年最好做一次心電圖檢查。

(三)心肌梗塞日常生活飲食方面注意事項

運動以不激烈者為佳,別打高爾夫,不如做有氧運動,如騎腳踏車、慢跑等為宜。飲食不宜攝取高脂肪、高鹽、多糖食物。

四、心絞痛

又稱狹心症,其症狀是如被絞緊的特有胸痛發作(狹心)的感覺,是中年以上的男性容易罹患的一種心臟病。

■原因

最大的原因是冠狀動脈的狹窄,血管變性而內腔發生50%至70%狹窄就會被誘發。其他尚會由梅毒性大動脈炎、大動脈瓣膜症等或膠原病、貧血等所引起。

發作的導火線常由飽食,登山,上樓梯,精神緊迫,吹冷風,高溫多濕時發作。無特別原因,於安靜時發作者,則稱為「安靜狹心症」。

■症狀

突然有特有的痛楚(狹心症)發生。感覺與普通痛感不同,有胸部被緊束、壓迫、窒息等感覺的苦悶感、壓迫感。

感覺痛楚的地方是前胸部(在下部胸骨裏邊)為中心,常常是自左肩至右手的內側,有時從頸部、下顎、上腹部、背部有痛楚與麻痺感擴散的感覺。

■治療

抑制發作可服用硝化甘油,甚為有效。如無硝化甘油時,就要保持安靜反覆深呼吸。

　　第一次發作時，在一至二星期內，限制激烈動作，到醫院檢查有無重大心臟病。若是內科治療效果不顯著，可由外科手術，從本人大腿取出血管，移植於心肌代替受傷血管。

五、腦中風

　　腦中風是國人十大死因的第二名，僅次於癌症。依據新光醫院神經內科的腦中風病患住院資料，10 %在院死亡，25 %臥床或坐輪椅，65 %出院後仍有獨立行動能力，但或多或少仍殘留有神經之後遺症。腦中風為一種急症，主要是因腦部血流受阻，導致無法供應腦部氧氣的需求，若不即時接受醫治，將會殘留終致中度殘障。

(一)腦中風類型可分爲兩種

1.腦梗塞：因血管或身體其他部位血液內的雜質或血塊，被血液沖落形成栓子，導致腦組織壞死和功能失調，常見有腦血栓及腦栓塞症兩種。
2.腦出血：因腦血管破裂，血液流入腦組織形成血塊壓迫腦組織，常見有腦內組織出血及蜘蛛膜下出血兩種。

(二)腦中風常見的症狀

1.頭痛：頭痛是腦出血常見的症狀，常常是單側性的，也就是說與出血的部位同側。最具特徵的頭痛發生在蜘蛛膜下腔出血，此種頭痛常是突發且劇烈的。
2.意識障礙：腦中風所導致的意識障礙是逐漸進行的，很少一發作即陷入昏迷。病人意識障礙時，顯示這是較大的腦出血或腦梗塞。
3.暈眩與嘔吐：腦中風發作時，若有明顯的暈眩與嘔吐，往往表示在腦後窩，亦即腦幹和小腦的病變，比較常見的原因爲小腦出血。
4.肢體無力：腦中風的一個很重要的症狀是肢體無力，此種肢體無力往往是單側性的，亦即一邊的手、腳、臉都無力，這是因爲腦中風通常都是局部性的。

5.感覺缺失：這裏所指的感覺是指身體的痛覺、冷熱和觸覺，通常也是單側性的缺失，比較特別的是，發生在視丘部的小洞梗塞，會造成一種感覺缺失性的腦中風。

6.失語症：失語症是左側大腦中風的一種表現，因為語言中樞位於左大腦，由於語言中樞和運動中樞很接近，病人可能會同時有右側的肢體無力。

7.小腦症狀：主要症狀是平衡異常，同時手腳變得笨拙，無法做快速反覆的動作，走路會傾向病變的一側甚至跌倒。

(三)腦中風的預防

1.定期檢查。

2.時常量血壓。

3.保持心情愉快。

4.規律的運動。

5.均衡的飲食：少鹽、少糖、少油、少吃動物性油脂與內臟。

6.遠離菸酒等不良嗜好。

7.注意腦中風的前兆。

8.高血壓、糖尿病、心臟病患者應按照醫師的指示並悉心地按時服藥。

六、心血管疾病患者之營養狀況

在五十歲以上的人，約有12 %的人具有心臟血管疾病，而心臟血管疾病患者中，約有24 %係抽菸者，24 %是糖尿病患者。經研究指出得冠狀動脈疾病的人，其生命的危險性與其血清中維生素A、C、E、β-胡蘿蔔素的含量，具有相當重大的關係。

(一)維生素與心血管疾病

若探討心臟血管疾病患者的血清內容物質，可發現其脂肪過氧化物均是偏高。此等人均有一特性，就是病患血清中的維生素C均較一般人低。在調整年齡、抽菸、糖尿病、血壓、血脂蛋白、體重等因素後，維生素

A、E含量多少與心臟血管疾病之危險程度有反相關，亦即血中維生素A、E含量過低，疾病發作後之危險性更高。四種營養素中，維生素C與β-胡蘿蔔素的血中含量，減少得比其他營養素來得嚴重，若是患者中有抽菸或得糖尿病者，其維生素C與β-胡蘿蔔素的血中含量，則較同是心肌梗塞者顯著偏低。

總結上述，心血管疾病患者及急性心肌梗塞患者，若能攝食含高量抗氧化的維生素A、C、E及β-胡蘿蔔素等營養素，對減少疾病發作的危險性有所助益。

(二)預防心血管疾病飲食原則

預防心血管疾病飲食原則是維持八分飽及減少油脂攝取量，少吃油炸食物，炒菜選用不飽和脂肪酸高的油（如橄欖油），少用含飽和脂肪酸的油（如牛油、豬油等動物性油脂），烹調多採用涼拌、水煮、清蒸等，少吃膽固醇含量高的食物，如內臟、蛋黃、魚卵、蟹黃或奶油、牛油等。

第二節　癌症與飲食

惡性腫瘤一直占國人十大死因的第一位，且癌症的發生率仍與日俱增，然而癌症的發生其實多數有跡可尋，據研究統計，至少35 %的癌症與飲食有密切關係。由於加工食品、精緻食品氾濫而導致脂肪、蛋白質、糖類攝取過多，在水污染、土地污染以及大量種植造成地力消失，加上濫用化學肥料、抗生素和農藥的狀況下，我們無法飲用到乾淨的水，無法從蔬果中攝取足夠的維生素與礦物質。菸、酒、檳榔等都是誘發癌細胞的因素，攝入太多的毒素，遂造成疾病叢生的後果，因此想要遠離癌症，第一步就是從改變不當的飲食習慣做起。

一、硒的抗癌

美國食品藥物管理局（FDA）及聯合國世界衛生組織於二〇〇三年發

布「70 %的慢性疾病與重大死亡原因實由於營養不足所致」，很多文獻證實人體的微量元素的失衡容易造成各種疾病。美國亞歷桑那大學經過十年一千三百個案例的長期臨床研究，曾於一九九六年的《美國醫藥協會期刊》（*Journal of American Medical Association*, Vol. 276, pp. 1963-1967）發表論文，證實每日攝取硒200 mcg可以減少攝護腺癌發生機率63 %、直腸癌53 %、肺癌46 %。

硒的抗癌機制是保護細胞膜，避免自由基侵襲，增加細胞的健康。

二、多元不飽和脂肪酸與癌症

以魚油為例，已有極多的研究證實魚油中的Omega-3脂肪酸能抑制前列腺癌，而由瑞典的Karolinska Institute進行的研究，在二〇〇一年曾發表以超過六千名瑞典男性為實驗對象，發現魚類攝取與降低前列腺癌發生率兩者之間有相當明顯的關聯性。此項研究發表於當年七月號《美國臨床營養期刊》（*American Journal of Clinical Nutrition*），顯示特定飲食脂肪與前列腺癌的發生率兩者的關聯。該研究發現alpha-linolenic acid（ALA，Omega-6，不飽和脂肪酸的一種）可能會增加前列腺癌發展成晚期的機率，不過EPA與DHA的攝取也能夠降低前列腺癌的發生率。

三、三餐無法攝取足夠的營養

既然硒等微量元素與魚油能夠降低罹患癌症風險，就應該鼓勵國人多食用富含礦物質的蔬果以及抗癌有效的營養品，然而二〇〇五年三月十七日各大媒體卻出現這樣的標題，從「一天兩顆水果，維生素就夠了」到「高劑量維生素E，當心中毒」，一時讓國人對攝取營養品產生疑慮，這實在是需要深入重視並嚴加思考的營養素攝取量問題。

衛生署二〇〇二年十月十五日採用這新原則：「以往訂定營養素建議量時，係以避免因缺乏營養素而產生疾病之方向考量，此次則將預防慢性疾病發生之因素亦列入考量。」公告新的「國人營養膳食營養素參考攝取量」，將各種維生素、礦物質的每日攝取量上限提高極多，以國人普遍缺

乏的鈣為例，衛生署公告：「成人原來建議量（RDNA）為600毫克，此次修訂時以足夠攝取量（AI）來表示，成人每天為1,000毫克，而上限攝取量（UL）為2,500毫克，即所攝取的鈣質無論由食物或補充劑等獲得，一天的總攝取量以不超過2,500毫克為宜。」因此，我們每天須攝取1,000至2,500毫克之間的鈣質，方能預防慢性疾病的發生。但是從日常三餐飲食中，沒有人能夠每天攝取如此數量的鈣，所以衛生署才會提到「或補充劑獲得」。然而這樣的劑量是預防疾病發生，若是已經罹患骨質疏鬆症的病人，就必須攝取超過2,500毫克的鈣，方能達到營養支持的療效。因此要研判是否過量，必須因人而異。

四、抗癌飲食指南

　　各種癌症防治推廣單位都會以美國農業局提出的抗癌宣傳「每日五蔬果，癌症遠離我」，可是幾乎沒有人能夠做到，而美國更在二○○五年初把每日蔬果建議量提升為「每日九蔬果」。但有誰能夠做到每日九蔬果的營養攝取。不論是果、魚、肉等天然食物，都能夠提供人類各式各樣的營養素，但不當的食物攝取，會明顯增加致癌機會。攝取均衡、新鮮的飲食，是確保人體所需的營養素不缺乏及維持免疫力的最佳方法，亦是預防癌症的良方。

　　食物種類繁多，要如何選擇才能獲得均衡的營養，依據衛生署編製的「每日飲食指南」，每天從六大類基本食物中，均衡攝取每一大類食物。但因個人體型及活動量不同，可依個人需要增減五穀根莖類的攝取量。抗癌的妙方，就是在日常飲食中儘量選擇各類食物，即不偏食，也不過量，同時知道價錢高的食品並不表示營養價值高，如此才能吃出活力。建議抗癌飲食生活如下：

1.多運動，每日運動三十分鐘，保持理想體重。
2.少吃油炸、油酥、油煎食物，此外如花生、瓜子、開心果等屬油脂食品，應避免不自覺吃下大量脂肪。
3.多吃新鮮的蔬菜、水果與十字花科蔬菜：許多研究指出，蔬果中含

有許多天然抗氧化營養素，包括維生素A、C、E等。富含維生素的A食物，如木瓜、芒果、南瓜、菠菜、青江菜、胡蘿蔔等。富含維生素C的食物，如芭樂、柑橘類、奇異果、番茄、甜椒、花椰菜等。富含維生素E的食物，如深綠色蔬菜、小麥胚芽、豆類等。十字花科蔬菜，如花椰菜、油菜、芥菜、蘿蔔等。

4.不吃醃漬、煙燻、燒烤的食物，不吃發霉的食物。

5.少吃紅肉，多喝白開水，少喝飲料。

6.飲酒應有節制，不可過量，禁香菸與檳榔。

五、癌症治療期間及癒後的飲食

目前治療癌症所用的方法，不論手術、放療或化療，都是以殺死癌細胞為目的，然而治療的同時其他健康細胞也會受到傷害，尤其生長快速的口腔細胞、腸胃道細胞與頭髮等，最明顯的症狀就是影響食慾、體重減輕、口乾舌燥、嗅覺及味覺改變、噁心、嘔吐、腹瀉、便秘或憂鬱等，也會降低白血球指數，甚至影響造血功能。因此癌症治療期間必須提高病人的營養需求，但要達到需求卻是一大挑戰。治療期間，病人應少量多餐，飲食中多攝取容易咀嚼吞嚥、消化、吸收的食物，不用擔心熱量過高的問題，能夠滿足基本熱量需求是首要目標，才能維持較佳的體力來克服治療期間的種種不適。然而癌症病人也應經常從事輕度的活動，以促進食慾與消化，保持精力，減輕壓力。

許多癌症病人常常病急亂投醫，任何沒經過科學依據的偏方，就輕易嘗試，這反而延誤到治療時機。美國癌症學會曾公布癌症治療期間與治療後的營養指南，依照其建議，首先必須調整病人飲食，以獲得充分營養為考量，另外也須改善生活習慣，有助病人掌控生活。

癌症治療期間會抑制免疫反應，病人會產生虛弱狀態，因此也要注重食品安全衛生，不要生吃魚肉或未煮熟的肉類，水果蔬菜都要沖洗乾淨，生食的蔬果不要滴到生肉與海鮮的水分，也不要接觸其容器。

癌症治療期間大多數的病人的造血功能降低，會產生貧血現象，所以此時不是節食時刻，不可被飢餓療法誤導，一定要多食用有益健康的食

物。不少人提倡癌症病人應該採素食或有機或生機飲食，主張以全穀、蔬果、豆類、堅果、種子、茶爲主的素食飲食，然而科學文獻並無資料可證明，此種飲食能夠減少癌症的復發或發生的功效。因此癌症學會建議必須攝取適量的動物性蛋白質，服用綜合性維生素，來彌補不足的營養。

　　一般而言，專家不建議癌症存活者或任何人採取高脂肪飲食，應多攝取不飽和脂肪酸，如橄欖油、茶子油，以及酪梨、堅果、魚類油脂來取代動物油脂，能夠讓癌症復發率降低。在腫瘤治療之後，病人的營養需求，也要依病情回復狀況來專門設計，其目的是希望能維持理想體重，避免體重過輕，提高抵抗力，修補受損細胞，促進細胞新生。

　　一般癌症病人的飲食原則：

1. 三餐必須廣泛攝取各類食物：能使受癌症治療損傷的細胞獲得所需的各種營養素，包括主食、肉類、魚類、豆類、蛋類、蔬菜類、水果類和油脂類，食材必須新鮮，才能夠攝取足夠的熱量與營養素，防止體重過度減輕與應付代謝的增加，絕對不要偏食。

2. 充足的醣類：目的在提供足夠的熱量，使體力快速提升，早點回復到健康狀態。

3. 蛋白質和脂肪不要太多：實驗結果顯示將蛋白質攝取量限制於需要量以下，可以抑制腫瘤細胞生長，若攝取太高量則會促進腫瘤的生長。因此營養狀況良好的病人應適量攝取即可，營養不良的病人才必須攝取高蛋白高熱量飲食。也必須減少脂肪總攝取量，三餐儘量使用單元不飽和脂肪酸，並每天攝取EPA達300毫克、DHA達200毫克以上的深海魚油。

4. 足夠的維生素與礦物質：這是營養支持最重要的，由於光靠三餐絕對營養攝取不足，若長期處於營養不均衡狀態之下，容易缺乏某種維生素，造成代謝異常，誘發癌症的發生，所以必須充分補充。但必須是天然植物性營養醫學補充品，如果是市面上的各式合成營養品，會有過量的疑慮，過量攝取會有中毒的危險，甚至於影響肝與腎臟的功能及其他副作用。

第三節　糖尿病與飲食

一、糖尿病代謝

　　人體會將吃進去的澱粉類食物轉變成葡萄糖，充當身體的燃料，而胰島素是由胰臟所製造的一種荷爾蒙，它能讓葡萄糖進入細胞內，提供熱能。糖尿病的醫學定義是指人體內的胰臟不能製造足夠的胰島素，導致葡萄糖無法充分進入細胞內，血糖濃度就會升高形成糖尿病。然而與此同時，脂肪與蛋白質的新陳代謝會紊亂。

　　很多早期糖尿病人完全沒有症狀，但過高的血糖已經開始在體內逐漸造成破壞，要確定是否罹患糖尿病，應以血液化驗結果作為準則。非糖尿病患者，空腹血糖度數應低於6度（m mol / L），餐後兩小時血糖度數應低於8度，即使沒有任何徵狀，根據世界衛生組織及美國糖尿協會的定義，若空腹血糖度數兩次超過7至8度，或耐糖測試兩小時後，血糖度數超過11度，都顯示已患了糖尿病。

二、升糖指數

　　近來學術界常以攝取飲食中升糖指數（Glycemic Index, GI）來評估飯後血糖升高速度之標準，所謂升糖指數即為將飯後血糖值上升速度的數值化，評量方式是以食用純葡萄糖100克後的血糖增加值為基準（GI值等於100），和食用其他食物後血糖增加值來比較所得的指數。GI值愈大，代表飯後血糖值愈容易上升，血中胰島素濃度提高，故為了食物療法的效用，糖尿病患者最好食用GI值低於60的食品。此外食用低GI值的飲食也可減緩飢餓感，及改善短時間的血糖值、血脂肪值等症狀。

(一)低升糖指數的飲食

　　1.一般而言，纖維含量愈高、加工程度愈低的食物其GI值愈低，較有

益於健康。

2.攝食新鮮天然且足夠量的蔬果，不喝加工製造的低纖維蔬果汁。

3.以富含纖維質的全穀類代替白米飯。

4.注意飲食的均衡度，均衡地攝取各類食物。

(二)調理方法改變GI值

1.不同食物種類與調理方法，可讓相同卡路里含量的食物產生不同的GI值。

2.長期滷過或切絲、磨碎的食品、稀飯、煮太久的麵，吸收率提高，GI值也會上升。

(三)食物搭配可改變GI值

1.飯前先吃蔬菜等高纖維食品。

2.食用以醋調味的前菜。

3.稀飯搭配青菜。

4.穀粽代替糯米粽。

綜合上述，高纖、天然、少加工、少甜食的均衡飲食是一再強調的健康飲食，其實也是低升糖指數飲食所強調之觀念。

三、糖尿病類型

糖尿病的發生與遺傳體質有關聯，而肥胖、情緒壓力、懷孕、藥物、營養失調，也都會促使糖尿病的發生，但是糖尿病絕對不是一種傳染病，它不會傳染給別人，也不會受別人傳染，糖尿病可分為下列三型。

(一)第一型糖尿病

第一型糖尿病（IDDM）是一種自體免疫疾病，由於身體免疫系統對自身細胞攻擊所造成的。糖尿病患者的免疫系統，對本身分泌胰島素的胰臟 β 細胞做出攻擊並殺死它們，導致胰臟不能分泌足夠的胰島素。有些第一型糖尿病患者，每天需要服用胰島素來維持生命，第一型糖尿病患者通

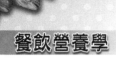

常是兒童和較年輕的成人，但任何年齡的人也有機會患病。第一型糖尿病的病徵通常在很短的時間內便會顯現出來，病徵包括口渴、多尿、常常覺得餓、體重下降、視力下降、組織脫水和疲倦，如不做妥善醫治，可能導致致死的併發症——糖尿病昏迷症，亦稱作糖尿病酮症酸中毒（diabetic ketoacidosis）。

(二)第二型糖尿病

第二型糖尿病（NIDDM）為最普遍的糖尿病，90 %至95 %的糖尿病患者是第二型，通常在四十歲時發病，五十五歲為發病的高峰期，大多數第二型患者通常伴有肥胖、高血壓及高血脂等疾病，近年來很多年輕人肥胖，故第二型糖尿病患者有年齡下降的趨勢。第二型的患者通常能夠分泌足夠的胰島素，但因未知的原因，身體不能有效地使用胰島素，這情況叫做胰島素阻抗性（insulin resistance），而且過了一段時間後，胰島素的分泌亦會減少，有些患者甚至沒有太多明顯易察症狀，往往是經過醫師檢查後才得知罹病。病徵包括疲倦、噁心、多尿、多渴、消瘦、視力下降、常受感染和傷口較難痊癒。

(三)妊娠型糖尿病

妊娠型糖尿病是懷孕中所發現之糖尿病。美國糖尿病學會建議，懷孕婦女在二十四至二十八週時，應做初步糖尿病篩檢。檢查時不必空腹，在喝過50公克葡萄糖水後一小時驗血，如血漿糖超過140毫克／公合，就應進一步做100公克葡萄糖耐量試驗。根據一九六四年O'Sullivan及 Mahan所定標準，經修正後為：口服100公克葡萄糖溶液後，每小時抽血驗血漿糖，共三小時。空腹值 95毫克／公合，一小時180 毫克／公合，二小時155毫克／公合，三小時140毫克／公合或以上。或口服75公克葡萄糖溶液後，每小時抽血驗血漿糖，共三小時。空腹值95毫克／公合，一小時180毫克／公合，二小時155毫克／公合或以上。以上有兩點符合，即可診斷為妊娠型糖尿病。但通常生產後就會回復正常。

四、糖尿病建議飲食原則

1. 均衡攝取各類食物：糖尿病飲食應均衡地從六大類食物中攝取適合個人的分量，以供身體利用，維持身體健康，且須長期遵循。
2. 定時定量：養成定時定量的進食習慣，有助於維持合理體重和血糖平衡。多攝取含高纖維的食物，如燕麥、薏仁、糙米、蔬菜等，可延緩血糖的升高，減少膽固醇量。
3. 應儘量避免吃精緻糖類的食物：如糖果、煉乳、蜂蜜、汽水、果汁、蛋糕、蛋捲等，因為糖類食品吸收很快，對血糖控制影響很大。如果嗜吃甜食者，可選用代糖，如阿斯巴甜、糖精等成分的代糖。
4. 慎選食物烹調方式：少用油炸、油煎或油酥的食物，宜選用清蒸、水煮、燉、燒、烤、涼拌、燜、滷等烹調方式。
5. 將酒精視為脂肪，低熱量啤酒及不甜的葡萄酒較適合糖尿病患者。限制酒精食用量，每週不喝超過60毫升烈酒、90毫升蒸餾酒、240毫升葡萄酒或720毫升啤酒。
6. 外食時應自我節制：只要熟記可食分量，懂得食物代換及自我節制，一樣可以出外應酬、外食；儘量減少喝酒。

五、糖尿病飲食設計

(一)計算熱量

體重52公斤，身高148公分，輕度活動，壓力因子正常狀態（醣類占總熱量50％至60％，蛋白質占總熱量12％至20％，脂肪占總熱量20％至30％）。

每天人體不特別運動也會消耗一定的熱量，稱為基礎代謝率，人體的基礎代謝率為每天每公斤30大卡，也就是說，體重52公斤者，一天至少消耗掉1,560大卡。則：

C： 1560 × 55 ％ ＝ 858大卡　858 ÷ 4 ＝ 214.5克

P： 1560 × 15 ％ ＝ 234大卡　234 ÷ 4 ＝ 58.5克

F： 1560 × 30 ％ ＝ 486大卡　486 ÷ 9 ＝ 52克

（註：C爲醣類、P爲蛋白質、F爲脂肪。）

(二)換成食物代換表

	份數	蛋白質	脂肪	醣類	早餐	早點	午餐	午點	晚餐	晚點
奶類（低脂）	2	16	8	24	1			1		
蔬菜	5	5	0	25	1		2		2	
水果	2	0	0	30		1				1
五穀根莖	9	18	0	135	2		3	1	3	
肉魚蛋豆（中脂）	2	14	10	0			1		1	
油脂類	8	0	40	0	1	1	3		3	
總計		53	58	214						

飲食計算：

1.先決定奶類、水果的份數。

2.剩下的醣類份數以五穀根莖類補足。

3.總蛋白質克數減掉已算出來的，剩下的都列入肉魚蛋豆類。

4.其餘的都是油脂類。

(三)設計菜單

早餐	牛奶	低脂牛奶一杯
	吐司夾生菜	吐司、生菜、美乃滋
早點	水果	依時令決定
	蒸花生	算油脂類
午餐	五穀飯	建議二份
	魚肉	一份
	炒青菜	青菜二份、油一份
午點	山藥牛奶	山藥（五穀根莖類）一份、低脂奶一杯
晚餐	炒冬粉	冬粉三份、胡蘿蔔、高麗菜各一份、瘦豬肉一份（油脂全用掉）
晚點	水果	一份

註：以上的菜單可以改變，因爲糖尿病人升糖指數高的東西不能吃太多，所以建議用
　　其他五穀根莖類來代替。

第四節　新陳代謝症候群飲食

　　所謂新陳代謝症候群，即為三高一胖。三高一胖意指高血壓（血壓大於130／85毫米汞柱），高血脂（三酸甘油酯大於150毫克／公合）、高血糖（飯前血糖大於100毫克／公合），再加上中央型肥胖（男性腹圍大於90公分、女性大於80公分）。新陳代謝症候群的患者很容易轉變為第二型糖尿病，並且罹患心血管疾病的機率很高。

一、代謝症候群臨床診斷標準（需有三項或三項以上）

　　根據二〇〇七年衛生署國民健康局最新版台灣地區民眾的代謝症候群定義如下：

　　1.腹部肥胖：男性腰圍大於90公分；女性 大於80公分。
　　2.血壓上升：收縮壓（高壓）大於130毫米汞柱；舒張壓（低壓） 大於85毫米汞柱。
　　3.高密度脂蛋白膽固醇（HDL-C）過低：男性少於40毫克／公合；女性少於50毫克／公合。
　　4.三酸甘油酯上升：三酸甘油酯大於150毫克／公合。
　　5.空腹血糖值上升：空腹血糖大於100毫克／公合。

二、三低二高飲食

　　有調查指出，國內逾六成中老年人罹患「三高」，也就是說現在四十歲以上的成年人，有半數以上飽受高血糖、高血壓及高血脂所苦，由此可知，三高問題確實對於健康造成嚴重的危害，儼然已成為現代人的健康隱憂。專家指出高血壓、高血糖及高血脂除遺傳和生活習慣外，不健康的飲食習慣也有關聯。

　　健康飲食最好從小做起，畢竟，偏好的口味定型後，要改變比較困

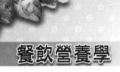

難。所以，學校的營養午餐融入健康概念，也是相當重要。事實上，隨著台灣地區經濟的快速發展、民眾生活方式日趨靜態，以及西化的飲食模式與老化的人口，罹患心血管疾病的機會大幅增加，且根據衛生署的統計，國人十大死亡原因中與代謝症候群（指腹部肥胖、血壓高、血脂高、血糖高的一種綜合現象）相關的死亡率高達35.7％，其中高血壓、高血糖、高血脂則是主要的危險因子。

然而許多研究已證實，要預防與治療三高，必須由修正不良飲食生活習慣、配合適當運動等治療性生活型態調整做起。衛生署建議民眾烹調時記取三低二高的飲食概念，才能減少文明病的產生。所謂三低二高的飲食設計就是「低油、低糖、低鹽、高纖、高鈣」，民眾烹調時應儘量少用油，多用蒸、煮、煎、炒代替油炸，減少油脂的用量。例如美國於二〇〇一年發表的最新版「國家膽固醇教育計畫——成人治療準則第三版」，就提出治療性的生活型態改變（TLC）準則，建議多方面改善生活型態，按部就班降低體內血脂值（尤其是壞的膽固醇）及心血管疾病罹患風險，幫助減少代謝症候群的所有危險因子，以達到治療代謝症候群之目的，遠離心血管疾病及糖尿病之發生。

三、治療性的生活型態

治療性的生活改變首重減輕體重、飲食控制和適當的體能運動，其原則包括：

(一)減輕體重

根據醫學研究顯示，肥胖者只要減輕原來體重的5％至10％，就能降低許多慢性病的發生率；對於已罹患疾病的患者，減輕體重也有助於疾病的控制。而健康減重的不二法門則是需要改變您的生活方式，遵照TLC飲食原則、減少熱量攝取、增加適當的體能活動，如此將不只是減輕體重，更能持續維持減重後的體重不致復胖。

(二)飲食控制

■減少飲食中總脂肪與飽和脂肪酸的攝取

逐步將反式脂肪酸從飲食中排除掉，用少油烹調法，如蒸、滷、燙、涼拌、烤、燒、燉等。少吃油煎、炸、酥物及肥肉、豬皮、雞皮等，少用飽和脂肪酸高者，如豬油、雞油、奶油、椰子油、全脂奶類等，富含反式脂肪酸的油脂，如氫化植物奶油（瑪琪琳）、烤酥油等及其製品，糕餅類、小西點等應儘量減少食用。

■降低食物中的膽固醇

富含膽固醇高的食物如內臟、魚卵、蟹黃、蛋黃等，每週蛋黃以不超過二至三個爲原則。

■多選用單元不飽和脂肪酸

橄欖油、芥子油、花生油、芝麻油、茶油及堅果類是豐富的單元不飽和脂肪酸來源。

■適量攝取多元不飽和脂肪酸

植物性油脂如沙拉油（黃豆油）、花生油、芝麻油、葵花油等富含此種油脂食物。

■適當攝取醣類

多選擇多醣類食物，如五穀根莖類等。避免食用各式加糖之甜飲料。多選用富含纖維質的食物，如蔬菜、水果、未加工豆類及全穀類。增加水溶性纖維攝取，如燕麥、車前子、豆類、含果膠的水果等。

■限制鹽分攝取

飲食以清淡自然爲宜，選擇新鮮、盛產期的食品，且自行製作烹調。避免食用加工罐頭及醃漬食品。減少高鈉調味品的使用，如味精、醬油、豆瓣醬、沙茶醬等。

(三)增加適當的體能活動

養成規律的運動習慣，除了有助於控制體重並可降低血脂和血壓、利於血糖調控及增加心肺功能。運動時應視個人情形選擇適合自己的運動種

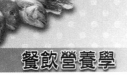

類，持之以恆，循序漸進，每天至少進行三十分鐘的中度運動（以消耗200大卡爲目標），如快走、慢跑、游泳、打太極拳等。

(四)戒菸

猝死的致命殺手——抽菸和三高族是高危險群，而抽菸更是引起心血管疾病最強力的危險因子。

總之，預防三高並不難，若能適度調整飲食和生活型態，飲食上謹守「三低一高」——低鹽、低油、低糖、高纖的原則並配合多運動，少抽菸，即可輕鬆擺脫「三高族」之行列，遠離心血管疾病及糖尿病之發生。

附錄一　市售包裝食品營養宣稱規範

一、本規範係針對市售包裝食品「營養宣稱」中，對營養素含量之高低使用形容詞句加以描述時，其表達方式應視各營養素攝取對國民健康之影響情況，分為「需適量攝取」營養宣稱及「可補充攝取」營養宣稱二種類別加以規範：

(一)需適量攝取之營養宣稱

　　熱量、脂肪、飽和脂肪酸、膽固醇、鈉及糖等營養素如攝取過量，將對國民健康有不利之影響，故此類營養素列屬「需適量攝取」之營養素含量宣稱項目，其標示應遵循下列之原則，不得以其他形容詞句做「需適量攝取」營養宣稱：

1.固體（半固體）食品標示表一第一欄所列營養素為「無」、「不含」或「零」時，該食品每一百公克所含該營養素量不得超過表一第二欄所示之量。

2.液體食品標示表一第一欄所列營養素為「無」、「不含」或「零」時，該食品每一百毫升所含該營養素量不得超過表一第三欄所示之量。

3.固體（半固體）食品標示表二第一欄所列營養素為「低」、「少」、「薄」或「略含」時，該食品每一百公克所含該營養素量不得超過表二第二欄所示之量。

4.液體食品標示表二第一欄所列營養素為「低」、「少」、「薄」或「略含」時，該食品每一百毫升所含該營養素量不得超過表二第三欄所示之量。

5.食品標示表二第一欄所列營養素為「較……低」或「較……少」時，該固體（半固體）或液體食品所含該營養素量與同類參考食品所含該營養素量之差距必須分別達到或超過表二第二欄或第三欄所示之量，且須標明被比較的同類參考食品之品名及其減低之

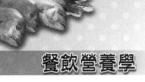

量或其減低之比例數。

(二)可補充攝取之營養宣稱

膳食纖維、維生素A、維生素B$_1$、維生素B$_2$、維生素C、維生素E、鈣、鐵等營養素如攝取不足，將影響國民健康，故此類營養素列屬「可補充攝取」之營養素含量宣稱項目，其標示應遵循下列之原則，不得以其他形容詞句做「可補充攝取」營養宣稱：

1. 固體（半固體）食品標示表三第一欄所列營養素為「高」、「多」、「強化」或「富含」時，該食品每一百公克所含該營養素量必須達到或超過表三第二欄所示之量。

   惟表五所列之食品應以每三十公克（實重）做為衡量基準，其所含該營養素必須達到或超過表三第二欄所示之量；表六所列之食品應以每一公克（乾貨）做為衡量基準，其所含該營養素（膳食纖維除外）必須達到或超過表三第二欄所示之量，方得使用「高」、「多」、「強化」或「富含」之標示文字於表三第一欄所列之營養素。

2. 液體食品標示表三第一欄所列營養素為「高」、「多」、「強化」或「富含」時，該食品每一百毫升所含該營養素量必須達到或超過表三第三欄所示之量或該食品每一百大卡所含該營養素量必須達到或超過表三第四欄所示之量。

3. 固體（半固體）食品標示表四第一欄所列營養素為「來源」、「供給」或「含有」時，該食品每一百公克所含該營養素量必須達到或超過表四第二欄所示之量。

   惟表五所列之食品應以每三十公克（實重）做為衡量基準，其所含該營養素必須達到或超過表四第二欄所示之量；表六所列之食品應以每一公克（乾貨）做為衡量基準，其所含該營養素必須達到或超過表四第二欄所示之量，方得使用「來源」、「供給」或「含有」之標示文字於表四第一欄所列之營養素。

4. 液體食品標示表四第一欄所列營養素為「來源」、「供給」或

「含有」時，該食品每一百毫升所含該營養素量必須達到或超過**表四**第三欄所示之量或該食品每一百大卡所含該營養素量必須達到或超過**表四**第四欄所示之量。

5.食品標示**表四**第一欄所列營養素為「較……高」或「較……多」時，該固體（半固體）或液體食品所含該營養素量與同類參考食品所含該營養素量之差距必須分別達到或超過**表四**第二欄、第三欄或第四欄所示之量，且須標明被比較的同類參考食品之品名及其增加之量或其增加之比例數。

6.**表七**所列之食品不得標示「高、多、強化、富含、來源、供給及含有」等營養宣稱。

二、需再經復水才可供食用之食品（例如：奶粉、果汁粉、發泡錠、咖啡……等），得以一百公克固體或以依產品標示建議量調製後之一百毫升液體之營養素含量作為「需適量攝取」及「可補充攝取」衡量基準。

三、當一產品有兩項或以上之營養素符合營養含量宣稱之條件時，得同時做此等營養宣稱，例如：「本產品為低脂高纖維」；「本產品為低脂肪○○，較一般○○低75％之脂肪」。

四、凡衛生署未公告規範「需適量攝取」及「可補充攝取」的營養素，不得做「需適量攝取」及「可補充攝取」營養宣稱。

五、凡衛生署公告規範「可補充攝取」之營養素，欲敘述該營養素之生理功能時，其所含該營養素之量應符合本規範一之（二）「可補充攝取之營養宣稱」中3及4之規定。

六、本規範不適用於「形態屬膠囊狀、錠狀且標示有每日食用限量之食品」、「健康食品」及「特殊營養食品」。

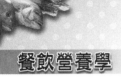

表一　第一欄所列營養素標示「無」、「不含」或「零」時，該食品每一百公克之固體（半固體）或每一百毫升之液體所含該營養素量分別不得超過本表第二欄或第三欄所示之量

第一欄	第二欄	第三欄
營養素	固體（半固體）100公克	液體 100毫升
熱量	4大卡	4大卡
脂肪	0.5公克	0.5公克
飽和脂肪酸	0.1公克	0.1公克
膽固醇	5毫克（且飽和脂肪酸須在1.5公克以下，飽和脂肪酸之熱量須在該食品總熱量之10％以下）	5毫克（且飽和脂肪酸須在0.75公克以下，飽和脂肪酸之熱量須在該食品總熱量之10％以下）
鈉	5毫克	5毫克
糖	0.5公克	0.5公克

註：糖係指單醣與雙醣之總和。

表二　第一欄所列營養素標示「低」、「少」、「薄」或「略含」時，該食品每一百公克之固體（半固體）或每一百毫升之液體所含該營養素量分別不得超過本表第二欄或第三欄所示之量

第一欄	第二欄	第三欄
營養素	固體（半固體）100公克	液體 100毫升
熱量	40大卡	20大卡
脂肪	3公克	1.5公克
飽和脂肪酸	1.5公克（且飽和脂肪酸之熱量須在該食品總熱量之10％以下）	0.75公克（且飽和脂肪酸之熱量須在該食品總熱量之10％以下）
膽固醇	20毫克（且飽和脂肪酸須在1.5公克以下，飽和脂肪酸之熱量須在該食品總熱量之10％以下）	10毫克（且飽和脂肪酸須在0.75公克以下，飽和脂肪酸之熱量須在該食品總熱量之10％以下）
鈉	120毫克	120毫克
糖	5公克	2.5公克

註：1.糖係指單醣與雙醣之總和。
　　2.第一欄所列營養素標示「較……低」或「較……少」時，該固體（半固體）或液體食品中所含該營養素量與同類參考食品所含該營養素量之差距必須分別達到或超過本表第二欄或第三欄所示之量，且須標明被比較的同類參考食品之品名及其減低之量或其減低之比例數。

表三　第一欄所列營養素標示「高」、「多」、「強化」或「富含」時，該食品每一百公克之固體（半固體）、每一百毫升之液體或每一百大卡之液體所含該營養素量必須分別達到或超過本表第二欄、第三欄或第四欄所示之量

第一欄	第二欄	第三欄	第四欄
營養素	固體（半固體）100公克	液體 100毫升	液體 100大卡
膳食纖維	6公克	3公克	3公克
維生素A	180微克	90微克	60微克
維生素B_1	0.42毫克	0.21毫克	0.14毫克
維生素B_2	0.48毫克	0.24毫克	0.16毫克
維生素C	18毫克	9毫克	6毫克
維生素E	3.6毫克	1.8毫克	1.2毫克
鈣	240毫克	120毫克	80毫克
鐵	4.5毫克	2.25毫克	1.5毫克

表四　第一欄所列營養素標示「來源」、「供給」或「含有」時，該食品每一百公克之固體（半固體）、每一百毫升之液體或每一百大卡之液體所含該營養素量必須分別達到或超過本表第二欄、第三欄或第四欄所示之量

第一欄	第二欄	第三欄	第四欄
營養素	固體（半固體）100公克	液體 100毫升	液體 100大卡
膳食纖維	3公克	1.5公克	1.5公克
維生素A	90微克	45微克	30微克
維生素B_1	0.21毫克	0.11毫克	0.07毫克
維生素B_2	0.24毫克	0.12毫克	0.08毫克
維生素C	9毫克	4.5毫克	3毫克
維生素E	1.8毫克	0.9毫克	0.6毫克
鈣	120毫克	60毫克	40毫克
鐵	2.25毫克	1.13毫克	0.75毫克

註：第一欄所列營養素標示「較……高」或「較……多」時，該固體（半固體）或液體食品中所含該營養素量與同類參考食品所含該營養素量之差距必須分別達到或超過本表第二欄、第三欄或第四欄所示之量，且須標明被比較的同類參考食品之品名及其增加之量或其增加之比例數。

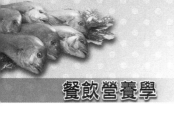

表五 標示可補充攝取之營養宣稱時，應以每三十公克（實重）做為衡量基準之食品

─起司、起司粉、乳油（Cream）、奶精、乳酪
─肉鬆、肉醬、肉燥、肉酥、肉脯、肉絨、醃燻肉品
─魚鬆、魚醬、醃漬水產類、海苔醬
─豆豉、豆腐乳、素肉鬆、素肉醬、拌飯料
─果醬、花生醬、芝麻醬、花生粉、醃漬醬菜類
─西式烘焙食品（不包括蛋糕類、麵包類、披薩）
─中式糕餅
─其他經衛生署公告指定之食品

表六 標示可補充攝取之營養宣稱時，應以每一公克（乾貨）做為衡量基準之食品

─蝦皮、蝦米、海菜、髮菜、柴魚、海帶芽、海苔片、紫菜、洋菜、海蜇皮、其他經衛生署公告指定之食品

表七 不得宣稱「高」、「多」、「強化」、「富含」、「來源」、「供給」及「含有」之食品

─額外使用食品添加劑之零食類食品
　米果、膨發及擠壓類（例如：仙貝、海苔卷、玉米卷、起司棒、洋芋片、蝦味先、金牛角、玉米花及其他同類產品）
　蜜餞及脫水蔬果類（例如：無花果、木瓜絲醃漬及其他同類產品）
　種子類（例如：瓜子、葵瓜子、南瓜子、芝麻、松子及其他同類產品）
　核果類（例如：花生、開心果、杏仁果、夏威夷豆、腰果及其他同類產品）
　豆類製品（例如：五香豆乾、大溪豆乾、蠶豆酥、豌豆仁、土豆丁香及其他同類產品）
　水產休閒食品〔例如：魚塊、鱈魚絲、魷魚片、魷魚絲、魷魚頭、蟳味絲、昆布、蝦片、干貝、魚刺（骨）、杏仁小魚及其他同類產品〕
　其他零食類食品

─汽水、可樂
─額外使用食品添加劑之糖果類食品
　硬糖
　軟糖類（例如：牛奶糖、瑞士糖、棉花軟糖、咀嚼性軟糖及其他同類產品）
　冬瓜糖、木瓜糖、蜜甘薯
　巧克力
　口齒芳香糖（例如：口香糖及其他同類產品）
　其他糖果

─調味料類
　乾粉類（例如：太白粉、番薯粉、麵包粉、油炸粉及其他同類產品）
　味噌、豆豉
　調味油類〔例如：胡麻油（香油）、辣油及其他同類產品〕

調味醬（用量較大）（例如：沙茶醬、番茄醬、甜麵醬、甜辣醬、烤肉醬、牛排
　醬、醬油、宮保醬及其他同類產品）
沾醬（用量較小）（例如：山葵醬、薑泥、辣椒醬、醬油膏、醬油、醋及其他同
　類產品）
蘑菇醬、黑胡椒醬
義大利麵醬
糖類
　固體（例如：方糖、糖粉、砂糖、糖包及其他同類產品）
　液體（例如：楓糖漿、果糖糖漿、蜂蜜及其他同類產品）
鹽
味精、鮮味劑
蒜頭酥、紅蔥頭
八角粒、粉狀香料（例如：紅椒粉、花椒粉、胡椒粉、香草粉及其他同類產品）
桂花醬
其他調味料

－其他經衛生署公告指定之食品

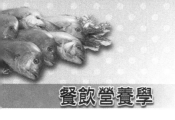

附錄二　國人的營養需要量表

上限攝取量（Tolerable Upper Levels, UL）

營養素 年齡	鈣 毫克 (mg)	磷 毫克 (mg)	鎂 毫克 (mg)	碘 毫克 (mg)	鐵 毫克 (mg)	硒 微克 (μg)	氟 毫克 (mg)	維生素A 微克 (μg RE)	維生素C 毫克 (mg)	維生素D 微克 (μg)	維生素E 毫克 (mg α-TE)	維生素B₆ 毫克 (mg)	葉酸 微克 (μg)	膽素 公克 (g)	菸鹼酸 毫克 (mg NE)
0月~	2500				35	35	0.7	600		25					
3月~	2500				35	50	0.7	600		25					
6月~	2500				35	60	0.9	600		25					
9月~	2500				35	65	0.9	600		25					
1歲	2500	3000	145	200	35	90	1.3	600	400	50	200	30	300	1	10
4歲	2500	3000	230	300	35	135	2	900	650	50	300	40	400	1	15
7歲	2500	3000	275	400	35	185	3	1700	1200	50	300	40	500	1	20
10歲	2500	3000	580	600	35	280	10	2800	1800	50	600	60	700	2	25
13歲	2500	3000	700	800	35	360	10	3000	2000	50	800	60	800	2	30
16歲	2500	3000	700	1000	35	400	10	3000	2000	50	800	80	900	3	30
19歲	2500	4000	700	1000	35	400	10	3000	2000	50	1000	80	1000	3.5	35
31歲	2500	4000	700	1000	35	400	10	3000	2000	50	1000	80	1000	3.5	35
51歲	2500	4000	700	1000	35	400	10	3000	2000	50	1000	80	1000	3.5	35
71歲	2500	3000	700	1000	35	400	10	3000	2000	50	1000	80	1000	3.5	35
懷孕 第一期	2600	4000	700	1000	40	400	10	3000	2000	50	1000	80	1000	3.5	35
第二期	2600	4000	700	1000	40	400	10	3000	2000	50	1000	80	1000	3.5	35
第三期	2600	4000	700	1000	40	400	10	3000	2000	50	1000	80	1000	3.5	35
哺乳期	2500	4000	700	1000	40	400	10	3000	2000	50	1000	80	1000	3.5	35

附錄三　日本人在成長期的生活活動強度Ⅱ（中度）者的營養需要量（Ⅰ）

年齡（歲）	身高推計標準值（cm）男	女	體重推計標準值（kg）男	女	熱量（kcal）男	女	蛋白質（g）男	女	脂肪熱量比率（%）	鈣（g）男	女	鐵（mg）男	女
0～(月)					120/kg	120/kg	3.3g/kg	3.3g/kg	45	0.4	0.4		6
2～(月)					110/kg	110/kg	2.5g/kg	2.5g/kg	45	0.4	0.4		6
6～(月)					100/kg	100/kg	3.0g/kg	3.0g/kg	30～40	0.4	0.4		6
1～	81.6	80.1	11.17	10.61	970	920	30	30	25～30	0.4	0.4	7	7
2～	89.7	88.4	13.07	12.59	1200	1150	35	35					
3～	97.3	96.1	15.00	14.45	1400	1350	40	40					
4～	104.2	103.1	16.94	16.37	1550	1450	45	45					
5～	110.5	109.5	18.94	18.34	1600	1500	50	50					
6～	116.4	115.4	21.11	20.44	1700	1550	55	50		0.5		8	8
7～	122.0	121.2	23.55	22.83	1800	1650	60	55			0.5		
8～	127.3	127.0	26.27	25.67	1850	1700	65	60		0.6			
9～	132.6	133.1	29.25	29.12	1950	1800	65	65		0.7	0.6	9	9
10～	138.1	139.5	32.64	33.22	2000	1950	70	70		0.8	0.7		
11～	144.3	145.7	36.75	37.73	2150	2100	75	75		0.9			
12～	151.2	150.9	41.74	42.14	2300	2200	80	80				10	10
13～	157.9	154.4	47.30	45.85	2450	2250	85	75					
14～	163.6	156.3	52.59	48.66	2600	2250	85	70		0.8	0.6		
15～	167.4	157.1	56.79	50.55	2650	2200	85	70	25～30			12	12
16～	169.5	157.3	59.41	51.64	2700	2150	80	70					
17～	170.5	157.4	60.97	52.11	2700	2100	80	70					
18～	170.8	157.4	61.93	52.10	2650	2050	75	65		0.7			
19～	170.8	157.4	62.52	51.83	2600	2000	75	60					
20～	170.3	157.3	62.63	52.14	2500	2050	70	60	20～25	0.6		12	12
30～	168.1	154.9	63.46	52.93	2450	**2950**	70	60					
40～	166.1	153.4	62.96	54.44	2350	1900	70	60					
50～	162.8	150.8	59.66	52.92	2200	1850	70	60				10	12
60～	160.3	148.1	56.81	50.43	2000	1700	70	60					
70～	157.9	144.9	53.53	47.99	1800	1550	65	55					10
80～	155.7	141.4	50.94	44.06	1600	1350	60	55					

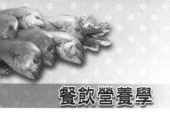

附錄四　日本人在成長期的生活活動強度Ⅱ（中度）者的維生素需要量（Ⅱ）

年齡 (歲)	身高推計標準值 (cm)		體重推計標準值 (kg)		維生素A (IU)		維生素B₁ (mg)		維生素B₆ (mg)		菸鹼酸 (mg)		維生素C (mg)	維生素D (IU)
	男	女	男	女	男	女	男	女	男	女	男	女		
0~(月)					1300	1300	0.2	0.2	0.3	0.3	4	4	40	400
2~(月)					1300	1300	0.3	0.3	0.4	0.4	6	6	40	400
6~(月)					1000	1000	0.4	0.4	0.5	0.5	6	6	40	400
1~	81.6	80.1	11.17	10.61	1000	1000	0.4	0.4	0.5	0.5	6	6	40	400
2~	89.7	88.4	13.07	12.59	1000	1000	0.5	0.5	0.7	0.6	8	8	40	400
3~	97.3	96.1	15.00	14.45	1000	1000	0.6	0.6	0.8	0.7	9	9	40	400
4~	104.2	103.1	16.94	16.37	1000	1000	0.6	0.6	0.9	0.8	10	10	40	400
5~	110.5	109.5	18.94	18.34	1000	1000	0.6	0.6	0.9	0.8	11	10	40	400
6~	116.4	115.4	21.11	20.44	1000	1000	0.7	0.6	0.9	0.9	11	10	40	400
7~	122.0	121.2	23.55	22.83	1000	1200	0.7	0.7	1.0	0.9	12	11	40	400
8~	127.3	127.0	26.27	25.67	1200	1200	0.7	0.7	1.0	0.9	12	11	40	400
9~	132.6	133.1	29.25	29.12	1200	1200	0.8	0.7	1.1	1.0	13	12	40	100
10~	138.1	139.5	32.64	33.22	1200	1200	0.8	0.8	1.1	1.1	13	13	40	100
11~	144.3	145.7	36.75	37.73	1200	1200	0.9	0.8	1.2	1.2	14	14	40	100
12~	151.2	150.9	41.74	42.14	1500	1500	0.9	0.9	1.3	1.2	15	15	40	100
13~	157.9	154.4	47.30	45.85	1500	1500	1.0	0.9	1.3	1.2	16	15	40	100
14~	163.6	156.3	52.59	48.66	1500	1500	1.0	0.9	1.4	1.2	17	15	40	100
15~	167.4	157.1	56.79	50.55	1500	1500	1.1	0.9	1.5	1.2	17	15	50	100
16~	169.5	157.3	59.41	51.64	1500	1500	1.1	0.9	1.5	1.2	18	14	50	100
17~	170.5	157.4	60.97	52.11	1500	1500	1.1	0.8	1.5	1.2	18	14	50	100
18~	170.8	157.4	61.93	52.10	1500	1500	1.1	0.8	1.5	1.1	17	14	50	100
19~	170.8	157.4	62.52	51.83	1500	1500	1.0	0.8	1.4	1.1	17	14	50	100
20~	170.3	157.3	62.63	52.14	2000	2000	1.0	0.8	1.4	1.1	17	13	50	100
30~	168.1	154.9	63.46	52.93	2000	2000	1.0	0.8	1.3	1.0	16	13	50	100
40~	166.1	153.4	62.96	54.44	2000	2000	0.9	0.8	1.3	1.0	16	13	50	100
50~	162.8	150.8	59.66	52.92	2000	2000	0.9	0.7	1.2	1.0	15	12	50	100
60~	160.3	148.1	56.81	50.43	2000	2000	0.8	0.7	1.1	0.9	13	11	50	100
70~	157.9	144.9	53.53	47.99	2000	2000	0.8	0.7	1.1	0.9	13	11	50	100
80~	155.7	141.4	50.94	44.06	2000	2000	0.8	0.7	1.1	0.9	13	11	50	100

附錄五　國人膳食營養素參考攝取量定版（民國九十一年修訂）

　　包括熱量、蛋白質、十三項維生素及七項礦物質的國人膳食營養素參考攝取量已定版，係衛生署邀集學者、專家歷經兩年之討論，並於九十一年四月二十五日辦理說明會後，再參考各方意見方完成修訂。

　　國人每日營養素建議攝取量（Recommended Daily Nutrient Allowances, RDNA）上次於八十二年修訂，惟隨著時間之改變，對於營養素建議量之定義及計算方式均有改變，故衛生署於八十九年起邀請專家學者逐項討論修正。此次修正除參考美國、日本、中國大陸之資料及相關之研究報告外，我國第三次國民營養調查之本土數據，更是此次修正的主要依據。

　　以往訂定營養素建議量時，係以避免因缺乏營養素而產生疾病之方向考量，此次則將預防慢性疾病發生之因素亦列入考量。由於數據之來源及參考的計算方式不同，明確的分為建議量（Recommended Dietary Allowance, RDA）或足夠攝取量（Adequate Intakes, AI），與八十二年版不一樣的是本次增加上限攝取量（Tolerable Upper Intake Levels, UL），對於有足夠科學數據支持的營養素訂出上限攝取量，因此原來之「每日營養素建議攝取量」之名稱亦改為「國人膳食營養素參考攝取量」（Dietary Reference Intakes, DRIs）。

　　本次修正除以上的改變外，另外尚調整年齡分層及增列泛酸、生物素、膽鹼、鎂、硒等營養素。熱量之建議量比上一版略為降低，因此與熱量相關的維生素B_1、B_2、菸鹼素等亦隨之下降，而鈣、磷、維生素C、維生素B_{12}及葉酸則比前次提高。以鈣質為例，成人原來建議量（RDNA）為六百毫克，此次修訂時以足夠攝取量（AI）來表示，成人每天為一千毫克，而上限攝取量（UL）為兩千五百毫克，即所攝取的鈣質無論由食物或補充劑等獲得一天的總攝取量以不超過兩千五百毫克為宜。有鑒於鈣質足夠攝取量之提高，而國人鈣質原本就攝取不足，所以衛生署擬成立「提昇國人飲食鈣質攝取推動小組」，積極改善國人鈣質攝取不足的問題。

　　國人膳食營養素參考攝取量可作為菜單設計之參考，另在營養調查時，可用以作為評估營養素攝取是否足夠之依據。其中上限攝取量可作為民眾攝食補充劑的參考，以調整國人認為營養素攝取愈多愈好的錯誤觀念。

年齡	鐵[5] RDA 毫克(mg) 男	女	氟 AI 毫克(mg)	硒 * 微克(μg)	維生素A[6] * 微克(μg RE) 男	女	維生素C * 毫克(mg)	維生素D[7] AI 微克(μg)	維生素E[8] AI 毫克(mg-TE)	維生素B$_1$ * 毫克(mg) 男	女
0月~	7		0.1	AI=15	AI=400		AI=40	10	3	AI=0.2	AI=0.2
3月~	7		0.3	AI=15	AI=400		AI=40	10	3	AI=0.2	AI=0.2
6月~	10		0.4	AI=20	AI=400		AI=50	10	4	AI=0.3	AI=0.3
9月~	10		0.5	AI=20	AI=400		AI=50	10	4	AI=0.3	AI=0.3
1歲~	10		0.7	20	400		40	5	5	0.5	0.6
4歲~ (稍低)	10		1.0	25	400		50	5	6	0.7	0.7
4歲~ (適度)										0.8	0.7
7歲~ (稍低)	10		1.5	30	400		60	5	8	0.9	0.8
7歲~ (適度)										1.0	0.9
10歲~ (稍低)	15		2.0	40	500	500	80	5	10	1.0	1.0
10歲~ (適度)										1.1	1.1
13歲~ (稍低)	15		2.0	50	600	500	90	5	12	1.1	1.0
13歲~ (適度)										1.2	1.1
16歲~ (低)	15		3.0	50	700	500	100	5	12	1.0	0.8
16歲~ (稍低)										1.2	1.0
16歲~ (適度)										1.3	1.1
16歲~ (高)										1.5	1.2
19歲~ (低)	10	15	3.0	50	600	500	100	5	12	1.0	0.8
19歲~ (稍低)										1.1	0.9

年齡\營養素 單位	鐵(5) 毫克(mg) RDA	氟 毫克(mg) AI	硒 微克(μg) *	維生素A(6) 微克(μgRE) *	維生素C 毫克(mg) *	維生素D(7) 微克(μg) AI	維生素E(8) 毫克(mg-TE) AI	維生素B1 毫克(mg) *
（適度）								1.3　1.0
（高）								1.4　1.1
31歲~　（低）	10　15	3.0	50	600　500	100	5	12	0.9　0.8
（稍低）								1.1　0.9
（適度）								1.2　1.0
（高）								1.4　1.1
51歲~　（低）	10	3.0	50	600　500	100	10	12	0.9　0.8
（稍低）								1.0　0.9
（適度）								1.1　1.0
（高）								1.3　1.1
71歲~　（低）	10	3.0	50	600　500	100	10	12	0.8　0.7
（稍低）								1.0　0.8
（適度）								1.1　1.0
（高）								
懷孕　第一期	+0	+0	+10	+0	+10	+5	+2	+0
第二期	+0	+0	+10	+0	+10	+5	+2	+0.2
第三期	+30	+0	+10	+100	+10	+5	+2	+0.2
哺乳期	+30	+0	+20	+400	+40	+5	+3	+0.3

*未標明AI（足夠攝取量Adequate Intakes）值者，即為RDA（建議量Recommended Dietary Allowance）值。

(註) (5)日常國人膳食中之鐵質攝取量，不足以彌補婦女懷孕、分娩失血及泌乳時之損失，建議自懷孕第三期至分娩後兩個月內每日另以鐵鹽供給30毫克之鐵質。

(6)R.E.（Retinol Equivalent）即視網膜醇當量。
1μg R.E.＝1μg視網醇（Retinol）＝6μg β-胡蘿蔔素（β-Carotene）

(7)維生素D係以維生素D$_3$（Cholecalciferol）為計量標準。
1μg＝40 I.U.維生素D$_3$

(8)α-T.E.（α-Tocopherol Equivalent）即α-生育醇當量。
1mg α-T.E.＝1mg α--Tocopherol

(9)N.E.（Niacin Equivalent）即菸鹼素當量。菸鹼素包括菸鹼酸及菸鹼醯胺，以菸鹼素當量表示之。

年齡	維生素B_2 (毫克mg) * 男	女	維生素B_6 (毫克mg) *	維生素B_{12} (微克μg) RDA	菸鹼素[9] (毫克mg NE) * 男	女	葉酸 (微克μg) RDA	泛酸 (毫克mg) AI	生物素 (微克μg) AI	膽素 (毫克mg) AI 男	女
0月~	AI=0.3		AI=0.1	AI=0.3	AI=2mg		AI=65	1.8	5.0	130	
3月~	AI=0.3		AI=0.1	AI=0.4	AI=3mg		AI=70	1.8	5.0	130	
6月~	AI=0.4		AI=0.3	AI=0.5	AI=4		AI=75	1.9	6.5	150	
9月~	AI=0.4		AI=0.3	AI=0.6	AI=5		AI=80	2.0	7.0	160	
1歲~ (稍低)	0.6		0.5	0.9	7		150	2.0	8.5	170	
1歲~ (適度)	0.7				8						
4歲~ (稍低)	0.8	0.7	0.7	1.2	10	9	200	2.5	12.0	210	
4歲~ (適度)	0.9	0.8			11	10					
7歲~ (稍低)	1.0	0.9	0.9	1.5	12	10	250	3.0	15.0	270	
7歲~ (適度)	1.1	1.0			13	11					
10歲~ (稍低)	1.1	1.1	1.1	2.0	13	13	300	4.0	20.0	350	350
10歲~ (適度)	1.2	1.2			14	14					
13歲~ (稍低)	1.2	1.1	1.3	2.4	15	13	400	4.5	25.0	450	350
13歲~ (適度)	1.4	1.3			16	15					
16歲~ (低)	1.1	0.9	1.4	2.4	13	11	400	5.0	30.0	450	360
16歲~ (稍低)	1.3	1.0			16	12					
16歲~ (適度)	1.5	1.2			17	14					
16歲~ (高)	1.7	1.3			20	16					
19歲~ (低)	1.1	0.9	1.5	2.4	13	11	400	5.0	30.0	450	360
19歲~ (稍低)	1.2	1.0			15	12					
19歲~ (適度)	1.4	1.1			17	13					

年齡 \ 營養素（單位）	維生素B₂ 毫克(mg) *	維生素B₆ 毫克(mg) *	維生素B₁₂ 微克(μg) RDA	菸鹼素(9) 毫克(mg NE) *	葉酸 微克(μg) RDA	泛酸 毫克(mg) AI	生物素 微克(μg) AI	膽素 毫克(mg) AI
（高）	1.6　1.3			18　15				
31歲～ （低）	1.0　0.9	1.5	2.4	12　10	400	5.0	30.0	450　360
（稍低）	1.2　1.0			14　12				
（適度）	1.3　1.1			16　13				
（高）	1.5　1.3			18　15				
51歲～ （低）	1.0　0.8	1.6	2.4	12　10	400	5.0	30.0	450　360
（稍低）	1.1　1.0			13　12				
（適度）	1.3　1.1			15　13				
（高）	1.4　1.3			17　15				
71歲～ （低）	0.9　0.8	1.6	2.4	11　10	400	5.0	30.0	450　360
（稍低）	1.0　0.9			12　11				
（適度）	1.2　1.0			14　12				
懷孕 第一期	+0	+0.4	+0.2	+0	+200	+1.0	+0	+20
第二期	+0.2	+0.4	+0.2	+2	+200	+1.0	+0	+20
第三期	+0.2	+0.4	+0.2	+2	+200	+1.0	+0	+20
哺乳期	+0.4	+0.4	+0.4	+4	+100	+2.0	+5.0	+140

*未標明AI（足夠攝取量Adequate Intakes）值者，即為RDA（建議量Recommended Dietary Allowance）值。

(註)(5)日常國人膳食中之鐵質攝取量，不足以彌補婦女懷孕、分娩失血及泌乳時之損失，建議自懷孕第三期至分娩後兩個月內每日以鐵鹽供給30毫克之鐵質。

(6)R.E.（Retinol Equivalent）即視網醇當量。
　　1μg R.E.＝1μg視網醇（Retinol）＝6μg β-胡蘿蔔素（β-Carotene）

(7)維生素D係以維生素D₃（Cholecalciferol）為計量標準。
　　1μg＝40 I.U.維生素D₃

(8)α-T.E.（α-Tocopherol Equivalent）即α-生育醇當量。
　　1mg α-T.E.＝1mg α--Tocopherol

(9)N.E.（Niacin Equivalent）即菸鹼素當量。菸鹼素包括菸鹼酸及菸鹼醯胺，以菸鹼素當量表示之。

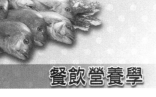

附錄六　中國菜三十五種基本烹調法

炒	鍋裡放油燒熱,把食物及調味料倒入,用大火快速翻拌至熟透謂之炒,分為清炒、燴炒、爆炒。
燒	煎炒之後加水或高湯,以小火燒至味透質爛之方法謂之燒,有紅燒、白燒、乾燒。
蒸	食物放入蒸鍋內開大火,利用水蒸氣的熱力使其熟透的方法謂之蒸,可分為清蒸、粉蒸、釀蒸。
爆	食物利用大火熱油或熱醬、熱湯,快速做成菜餚謂之爆,可分為油爆、醬爆、湯爆等。
烤	食物調好味放在烤網上或烤箱內,加熱使之熟透謂之烤,可分為乾烤、生烤、碳烤。
炸	將食物放入多量油內,利用熱油使食物在短時間內熟透,呈金黃色,謂之炸。
煎	將食物以少許熱油在鍋中煎熟的方法謂之煎,可分為生煎、乾煎等。
滷	生的或熟的食物放入燒滾的滷汁中,將食物烹煮成特殊香味者謂之滷。
燻	食物調好味放在火上燻成醬黃色謂之燻,可分為生燻、熟燻等。
凍	食物煮爛調味加洋菜或果膠煮成羹,待其凝結即為凍。
燴	數種食物分別燙熟再回鍋一同混炒、混燒或混煮謂之燴。
煮	食物放入加適當冷水或滾水的鍋裡煮熟或煮爛謂之煮。
燙	食物放入滾水或滾油中,至半熟撈出瀝乾,再回鍋做其他烹調法謂之燙。
醃	食物洗淨瀝乾放入容器內,以鹽或醬油把食物醃漬入味的方法謂之醃,可分為鹽醃、醬醃。
氽	食物由鍋邊傾入燒滾的湯裡,待再次大滾時加蔥花、薑末,連湯帶物倒入湯碗內謂之氽。
燉	食物加滿水放入鍋或大碗內加蔥薑酒調味,以小火慢燉至菜熟爛謂之燉。
爛	食物先炒或燒或煮加入少量高湯,以小火燜至湯汁收乾使菜餚熟透。
拌	將生吃的素食或已煮熟的葷食調味均勻,待入味即可供食謂之拌,可分為涼拌、熟拌。
焗	將食物用紗布包好,埋入炒熱的鹽或乾淨的沙內,以小火慢燒而成。
醉	葷菜用好酒浸泡些時,再加以蒸熟或生食謂之醉,如醉雞、醉蝦。
涮	食物切薄片放在鍋中滾湯中來回燙熟,沾著各種調味醬食用謂之涮。
泡	蔬果放入裝有鹽、高粱酒、冷開水、冰糖、香料之容器內,浸泡些時候取食謂之泡,有鹽水泡及糖醋泡兩種。
風	食物以鹽、酒、香料醃製陰乾,利用風力把食物的水分完全風乾以便久存,此法謂之風。
溜	以太白粉勾芡或燒上熱油,使菜上桌時看起來滑嫩可口謂之溜,可分為油溜、醋溜、芡糊溜等。

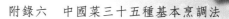

烘	食物調好味放在平底鍋或烤網上，以小火將食物慢慢烘乾謂之烘。
滾	食物放入滾水或滾湯內，使其在短時間煮熟稱為滾。
煸	食物放進鍋內，不停以鍋鏟翻炒，以小火將食物水分煮乾並加以調味。
甜	食物加入適當糖分浸泡或煮成湯、烘成餅，此方法謂之甜。
醬	食物以醬油或豆瓣醬浸泡入味再加熱煮熟。
煨	食物放入鍋內以小火慢燒，燒成熟爛或成濃湯汁謂之煨。
糟	乾的魚類或鮮肉以酒糟浸泡入味，使之持久不壞，食用時加佐料蒸熟，此種烹飪法謂之糟。
羹	又稱糊或濃湯，為材料煮成高湯後勾芡而成之煮湯方法。
酥	食物以熱油炸熟取出，於冷卻後以小火再炸一次，使其酥脆或加香醋慢慢煨酥，此法謂之酥。
扣	主菜處理好依序裝入碗內不使其散亂，上放佐料及調味料，入籠蒸熟，食用時倒扣在盤上，此方法謂之扣。
拼	葷、素菜分別烹調製好，切成片或塊狀，分別排在一大盤內，此方法謂之拼，亦稱冷盤或拼盤。

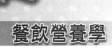

附錄七　台灣產常用食品之營養成分

一、穀物類

號碼	食品名稱	E.P or A.P.	熱量 (Cal)	水分 (g)	蛋白質 (g)	脂質 (g)	醣質 (g)	纖維 (g)	灰分 (g)	鈣 (mg)	磷 (mg)	鐵 (mg)	維生素 Vitamins					廢棄 (%)
													A (I.U.)	B₁ (mg)	B₂ (mg)	Niacin (mg)	C (mg)	
1	大麥		331	13.5	10.3	2.1	70.0	2.3	1.6	30	385	3.9	0	0.21	0.09	3.0	0	
2	小米		343	10.6	9.9	3.3	74.1	0.9	1.4	15	231	5.7	0	0.42	0.11	0.7	0	
3	高粱		336	11.5	8.5	3.0	74.1	1.7	1.2	31	210	4.2	0	0.40	0.13	2.5	0	
4	玉米		346	12.1	9.0	3.3	73.0	1.5	1.1	20	270	2.0	40	0.24	0.12	2.1	0	
5	燕麥		389	8.2	13.9	8.0	67.1	1.1	1.8	57	451	4.2	0	0.45	0.10	1.0	0	
6	米糠		208	11.7	13.1	18.0	36.1	9.1	12.2	200	960	2.5	-	1.50	0.31	2.0	0	
7	糙米		340	16.0	6.7	2.0	75.4	0.3	0.8	21	280	1.5	0	0.30	0.55	4.6	0	
8	米飯		158	62.0	2.8	0.4	34.5	0.1	0.2	4	51	0.9	0	0.01	0.01	0.3	0	
9	營養米		359	8.3	6.7	1.4	77.3	0.5	4.6	110	516	520	0	44.1	29.0	700	0	
10	糯米		354	14.3	6.5	1.2	76.8	1.0	1.0	8	120	2.2	0	0.13	0.04	1.6	0	
11	糯米粉		371	8.8	0.6	0.1	82.8	0.3	1.5	120	91	3.1	0	0.04	0.02	1.7	0	
12	白米		354	13.4	6.5	0.5	78.1	0.3	0.7	15	151	0.6	0	0.11	0.04	1.4	0	
13	米粉條		254	37.0	2.5	0.1	58.5	0.5	0.2	17	37	1.3	0	0.04	0.01	1.0	0	
14	麵（熟麵）		131	66.5	1.8	1.0	29.4	0.1	0.7	19	42	1.2	0	0.01	+	0.4	0	
15	麵（生麵）		269	31.1	8.4	0.5	59.0	0.2	0.8	25	89	1.1	0	0.06	0.01	1.3	0	
16	麵干		346	11.3	10.9	1.0	75.0	0.2	1.4	36	110	1.3	0	0.08	0.02	2.7	0	
17	小麥		340	12.2	11.8	1.6	71.5	1.5	1.5	41	405	3.5	0	0.45	0.15	4.3	0	
18	麥糠		320	11.5	14.0	3.0	59.9	9.4	2.4	45	695	3.1	0	0.54	0.80	5.5	0	
19	麵粉（低筋）		336	13.0	9.0	1.2	74.0	0.2	0.5	18	96	1.2	0	0.18	0.05	1.7	0	
20	麵粉（高筋）		343	12.5	11.6	1.5	72.0	0.3	0.7	26	175	2.0	0	0.31	0.05	3.2	0	
21	營養麵粉		338	13.1	11.1	1.2	72.4	1.6	0.7	66	112	6.5	0	0.21	0.12	1.9	0	
22	麵包		253	33.8	9.5	0.5	53.8	0.3	1.0	19	67	0.9	0	0.09	0.08	0.9	0	
23	麵線		330	16.2	7.2	0.9	74.6	0.3	0.7	31	87	2.3	0	0.26	0.06	0.9	0	
24	油條		217	31.5	6.1	13.0	46.3	0.2	2.9	28	79	4.5	0	0.01	0.04	1.2	0	
25	麵筋		114	69.9	17.9	0.2	11.2	0.1	0.2	11	35	1.0	0	0.03	0.02	0.8	0	

　　食品成分之分析值為100克中之含量，各以可食部分之組成（E.P.）換算為購買時形狀之組成（A.P.）表示。各數目之最後一位均為四捨五入之數值，＋表示微量，－表示未測定，（　）表示有檢討之必要。

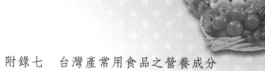

二、澱粉質根莖

號碼	食品名稱	E.P or A.P.	熱量 (Cal)	水分 (g)	蛋白質 (g)	脂質 (g)	醣質 (g)	纖維 (g)	灰分 (g)	鈣 (mg)	磷 (mg)	鐵 (mg)	維生素 Vitamins A (I.U.)	B₁ (mg)	B₂ (mg)	Niacin (mg)	C (mg)	廢棄 (%)
26	慈菇	E.P.	91	70.3	5.4	0.3	21.0	0.8	1.9	7	155	1.1	0	0.23	0.04	1.4	5	
		A.P.	72	55.5	4.3	0.2	16.6	0.6	1.5	6	122	0.9	0	0.18	0.03	1.1	4	21
27	牛蒡	E.P.	74	77.0	2.5	0.1	17.2	1.8	0.7	39	60	0.9	0	0.25	0.08	0	4	
		A.P.	53	53.9	1.8	0.1	12.0	1.3	0.5	27	42	0.6	0	0.18	0.06	0	3	30
28	家山藥（山藥薯）	E.P.	90	75.5	1.8	0.3	20.4	0.8	0.7	4	29	1.1	0	0.12	0.01	0.4	13	
		A.P.	83	69.5	1.7	0.3	18.8	0.7	0.6	4	27	1.0	0	0.11	0.01	0.4	12	8
29	樹薯粉		337	16.1	1.2	0.3	80.0	0.2	2.3	95	95	19	0	0.07	0	0.8	0	
30	芋仔（麵芋）	E.P.	85	74.4	1.7	0.2	19.6	0.9	1.6	39	75	1.1	0	0.09	0.05	1.0	10	
		A.P.	75	63.5	1.5	0.2	17.3	0.8	1.4	34	66	1.0	0	0.08	0.04	0.9	8	12
31	芋仔（檳榔心芋）	E.P.	112	67.3	3.1	0.2	25.2	1.1	1.1	41	100	1.2	0	0.28	0.07	0.7	16	
		A.P.	93	55.9	2.6	0.2	20.8	0.9	0.9	34	83	1.0	0	0.23	0.06	0.6	13	17
32	蒟蒻		4	97.4	0.1	0.01	1.0	0.1	0.2	17	7	0.3	0	0	0	0	0	
33	蓮藕	E.P.	52	82.9	1.7	0.1	12.0	0.9	1.2	27	59	0.5	0	0.09	0.11	0.4	31	
		A.P.	35	55.5	1.1	0.1	8.0	0.6	0.8	18	40	0.3	0	0.06	0.07	0.3	21	33
34	蓮藕粉		312	12.0	0.2	0.1	87.0	0.1	1.1	20	80	6.8	0	0.02	0.01	0.2	0	
35	馬鈴薯	E.P.	75	77.7	2.3	0.1	16.9	0.4	1.1	7	58	0.7	0	0.07	0.04	1.0	7	
		A.P.	65	66.8	2.0	0.1	14.5	0.3	1.0	6	50	0.6	0	0.06	0.03	0.9	6	14
36	甘藷	E.P.	111	69.2	1.8	0.2	26.0	1.0	0.6	16	110	0.9	+	0.10	0.05	0.8	15	
		A.P.	100	62.3	1.6	0.2	23.4	0.9	0.5	14	99	0.8	+	0.09	0.05	0.7	14	10
37	甘藷（紅心尾）	E.P.	113	69.5	2.3	0.3	25.8	1.2	0.9	46	51	1.0	7100	0.08	0.05	0.9	20	
		A.P.	103	63.3	2.1	0.3	23.5	1.1	0.8	42	46	0.9	6900	0.07	0.04	0.8	18	9
38	荸薺	E.P.	64	80.0	1.1	0.1	15.6	0.6	1.4	5	72	0.5	0	0.05	0.03	1.2	15	
		A.P.	46	57.6	0.8	0.1	11.2	0.4	1.0	4	52	0.4	0	0.04	0.02	0.9	11	28
39	菱角	E.P.	89	74.9	3.2	0.1	19.7	0.5	1.3	50	104	0.8	0	0.19	0.06	0.6	15	
		A.P.	53	40.8	1.9	0.06	11.6	0.3	0.7	30	61	0.5	0	0.11	0.04	0.4	9	41
40	山藥（田薯）	E.P.	87	76.6	1.7	0.1	20.3	0.2	0.8	18	24	0.6	0	0.14	0.03	1.0	13	
		A.P.	78	68.9	1.5	0.1	18.3	0.2	0.7	16	22	0.5	0	0.13	0.03	0.9	12	10
41	刈薯（荳薯）	E.P.	41	87.9	1.2	0.2	9.5	0.6	0.3	20	14	0.4	0	0.03	0.03	0.8	23	
		A.P.	39	82.6	1.1	0.2	8.9	0.6	0.3	19	13	0.4	0	0.03	0.03	0.8	22	6

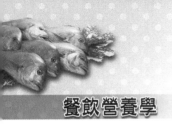

餐飲營養學

三、乾豆種子及堅果實類

號碼	食品名稱	E.P. or A.P.	熱量 (Cal)	水分 (g)	蛋白質 (g)	脂質 (g)	醣質 (g)	纖維 (g)	灰分 (g)	鈣 (mg)	磷 (mg)	鐵 (mg)	維生素 Vitamins A (I.U.)	B₁ (mg)	B₂ (mg)	Niacin (mg)	C (mg)	廢棄 (%)
42	杏仁		256	32.0	31.0	1.1	58.0	1.0	3.0	110	292	4.5	2100	0.10	0.09	1.3	13	
43	黑豆		367	11.8	37.1	15.2	27.3	3.6	5.1	260	577	7.0	0	0.93	0.28	2.2	0	
44	蠶豆（馬齒豆）		308	13.0	27.1	1.5	46.4	6.0	3.0	95	370	6.4	60	0.43	0.21	2.6	0	
45	粟子	E.P.	366	8.9	6.5	3.9	74.9	2.7	2.4	60	191	2.9	0	0.29	0.32	1.0	15	20
		A.P.	293	7.1	5.2	3.1	59.9	2.2	1.9	48	153	2.3	0	0.23	0.26	0.8	12	
46	紅豆		310	14.5	21.3	0.7	56.6	3.5	3.7	83	318	6.1	0	0.34	0.26	2.1	0	
47	刀豆		333	7.4	24.3	3.2	54.5	6.5	4.2	190	434	12.6	—	1.13	0.02	1.0	0	
48	乾蓮子		309	18.3	15.9	2.7	56.8	2.1	3.8	114	583	3.6	50	0.64	0.15	1.6	0	
49	味噌		138	44.4	12.5	6.4	24.6	1.4	11.6	80	170	5.6	0	0.06	0.13	1.3	0	
50	綠豆		320	11.1	22.9	1.1	56.9	4.2	3.6	86	320	4.9	70	0.52	0.29	3.1	0	
51	冬粉		346	14.4	0.2	0.1	84.7	+	0.2	15	30	2.3		0.15	0	0.2	0	
52	豌豆		318	11.6	23.1	0.9	56.5	5.0	2.4	71	387	5.5	80	0.53	0.18	4.1	0	
53	花生米		560	5.1	24.7	47.8	18.2	1.4	2.8	64	392	1.7		1.04	0.16	16	0	
54	脫脂花生粉		308	11.7	49.7	3.2	26.7	3.8	5.0	167	777	18.6	0	0.98	0.17	3.5	0	
55	花生乳		28	93.9	3.1	1.6	0.9	0	0.2	6	36	0.8	—	0.14	0.01	1.4	0	
56	竹豆		301	16.4	22.2	1.6	51.7	4.7	3.1	242	344	6.1	10	0.14	0.27	2.4	0	
57	黑芝麻		558	8.1	16.3	52.9	14.4	2.8	5.3	1241	552	13.0	+	0.64	0.22	4.2	0	
58	白芝麻		586	6.4	16.1	55.8	15.6	3.0	3.2	440	596	11.7	0	0.97	0.18	2.0	0	
59	黃豆		325	8.0	36.8	18.0	27.2	4.0	5.4	216	506	7.4	20	0.44	0.31	3.2	0	
60	豆腐		65	87.0	6.4	4.2	1.8	0.1	0.7	91	169	1.3	0	0.07	0.02	0.5	0	
61	黃豆腐干		100	77.4	9.7	6.6	2.7	0.2	0.9	120	194	2.0	0	0.05	0.01	0.7	0	
62	五香豆腐干		186	53.7	14.9	11.8	8.8	0.2	9.2	143	260	5.8	0	0.03	0.03	0.8	0	
63	豆枝		329	34.1	33.2	23.4	4.3	—	2.1	535	320	5.0	0	0.30	0.13	1.1	0	
64	豆皮		466	7.7	51.7	25.1	11.2	0.2	3.6	280	560	6.7	—	0.76	0.22	2.5	0	
65	臭豆腐		101	78.5	11.6	5.7	1.5	0.2	2.4	190	257	7.2	0	0.06	+	0.2	0	
66	油豆腐		251	52.1	20.5	20.4	2.2	0.1	1.2	185	230	3.8	0	0.17	0.05	0.1	0	
67	腐乳		168	53.3	15.6	10.1	7.1	0.1	11.2	231	301	7.5	0	0.04	0.13	0.5	0	
68	豆豉（蔭豉）		178	46.8	19.4	11.0	4.6	1.6	16.4	217	174	8.6	0	0.16	0.19	0	13	
69	豆漿		25	94.0	3.3	0.9	1.4	0	0.3	12	40	0.7	—	0.04	0.02	0.2	0	
70	豆腐粕（豆頭）		43	83.1	3.9	2.2	6.7	1.8	1.3	80	60	1.3	0	0.02	0.02	0.1	0	
71	花豆		290	19.8	21.0	1.6	50.0	3.6	4.0	157	344	5.5	0	0.67	0.23	1.5	0	
72	瓜子	E.P.	481	4.6	29.1	32.7	26.0	1.7	4.1	94	984	8.4	0	0.23	0.15	5.7	0	
		A.P.	192	1.8	11.6	13.1	10.4	0.7	1.6	38	394	3.4	0	0.09	0.06	2.3	0	60

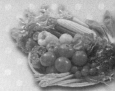

四、油脂類

號碼	食品名稱	E.P or A.P.	熱量 (Cal)	水分 (g)	蛋白質 (g)	脂質 (g)	醣質 (g)	纖維 (g)	灰分 (g)	鈣 (mg)	磷 (mg)	鐵 (mg)	維生素 Vitamins					廢棄 (%)
													A (I.U.)	B₁ (mg)	B₂ (mg)	Niacin (mg)	C (mg)	
73	豬油		902	0	0	100	0	—	0	0	0	0	0	0	0	0	0	
74	花生油		883	0	0	99.9	0		0	—		0	0	0	0	0	0	
75	黃豆油		883	0	0	99.9	0		0	—		0		0	0	0	0	

五、家畜家禽類

號碼	食品名稱	E.P or A.P.	熱量 (Cal)	水分 (g)	蛋白質 (g)	脂質 (g)	醣質 (g)	纖維 (g)	灰分 (g)	鈣 (mg)	磷 (mg)	鐵 (mg)	維生素 Vitamins					廢棄 (%)
													A (I.U.)	B₁ (mg)	B₂ (mg)	Niacin (mg)	C (mg)	
76	黃牛肉（瘦）		133	74.2	18.8	5.8	—	—	1.0	8	177	3.6	80	0.08	0.15	5.0	0	
77	黃牛肉（半肥）		265	59.8	16.7	21.5	—	—	0.9	4	90	1.9	—	0.06	0.10	4.1	0	
78	水牛肉		152	72.1	18.9	7.9	—	—	0.8	10	190	4.0	20	0.08	0.16	3.5	0	
79	牛肉干		310	25.8	48.9	8.9	5.2	—	9.4	31	476	8.1	—	0.03	0.34	6.5	0	
80	雞膊（胸）		111	76.0	20.6	2.3	0.6	—	1.0	14	181	5.6	+	0.06	0.25	5.4	3	
81	雞腸		109	78.4	12.7	6.1	—	—	0.9	12	193	4.6	0	0.06	0.36	4.3	7	
82	雞肝		191	68.0	15.2	13.0	2.3	—	1.4	9	283	11.2	23000	0.33	2.22	9.5	7	
83	雞肉	E.P.	134	72.3	22.5	4.2	—	—	1.1	12	230	0.8	30	0.16	0.16	5.1	0	
		A.P.	60	32.5	10.1	1.9	—	—	0.5	5	104	0.4	10	0.07	0.07	2.3	0	55
84	牛腦		125	78.6	11.1	8.4	0.5	—	1.3	9	161	2.7		0.17	0.20	3.5	0	
85	牛心		113	77.8	17.0	4.0	1.0	—	0.7	9	135	4.3	120	0.31	0.33	7.7	0	
86	牛腎		96	79.1	16.6	2.5	0.6	—	1.6	10	170	5.2	500	0.35	1.36	7.6	9	
87	牛肝		123	73.0	16.6	2.9	6.7	—	1.2	5	276	8.4	22000	0.30	3.11	11.0	23	
88	牛肺		79	81.9	15.0	1.1	1.2	—	0.8	14	234	3.3	—	0.17	0.10	5.7	0	
89	牛肚		55	83.2	11.0	0.6	0.7	—	1.4	27	170	1.8		0.15	0.06	8.4	0	
90	牛舌		211	65.5	18.9	14.3	0.2	—	1.0	7	136	2.4		0.14	0.23	5.1	0	
91	鴨肉	E.P.	183	68.1	21.5	10.2	—	—	0.6	15	190	2.0	20	0.09	0.27	5.6	0	
		A.P.	97	36.1	11.4	5.4	—	—	0.3	8	101	1.1	10	0.05	0.14	3.0	0	47
92	鴨血		17	95.4	3.9	0.05	0.05	—	0.4	5	40	8.7	80	0	0.13	0.4	0	
93	鴨膊（胸）		113	76.3	19.9	2.9	0.4	—	0.9	8	167	4.9		0.08	0.24	7.5	2	
94	鴨腸		84	83.0	12.6	3.3	—	—	0.6	11	17	3.8	0	0.09	0.33	4.3	1	

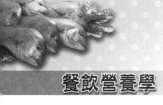

號碼	食品名稱	E.P or A.P.	熱量 (Cal)	水分 (g)	蛋白質 (g)	脂質 (g)	醣質 (g)	纖維 (g)	灰分 (g)	鈣 (mg)	磷 (mg)	鐵 (mg)	維生素 Vitamins					廢棄 (%)
													A (I.U.)	B₁ (mg)	B₂ (mg)	Niacin (mg)	C (mg)	
95	鴨肝		173	69.0	16.8	10.6	2.5	—	1.4	10	311	7.0	18000	0.28	1.36	11.0	8	
96	鵝肉		142	72.5	20.0	6.3	—	—	1.0	12	191	3.3	0	0.16	0.22	5.4	0	
97	羊肉		176	72.6	20.1	10.0	—	—	1.0	10	134	2.9	0	0.10	0.16	4.8	0	
98	洋式火腿		238	58.2	21.7	16.1	0.1	—	3.8	7	231	2.7	0	0.57	0.18	6.0	0	
99	中國火腿		524	24.0	19.0	49.0	0.2	—	7.9	21	171	3.1	0	0.31	0.13	3.1	0	
100	鴿子		202	65.2	21.6	12.2	—	—	0.9	15	260	0.3	—	0.08	0.21	5.3	0	
101	豬血		18	94.2	4.0	0.1	0.1	—	0.4	7	11	12.6	200	0.06	0.05	0.5	0	
102	豬腦		154	75.1	11.5	11.5	0.4	—	1.2	6	177	2.1	—	0.29	0.28	3.8	0	
103	豬心		109	77.9	15.3	4.3	1.3	—	0.9	33	236	3.6	90	0.38	0.9	5.0	0	
104	豬大腸		195	73.9	6.4	18.5	0.2	—	0.3	3	33	0.5	—	0.07	0.06	0.9	0	
105	豬小腸		68	84.6	10.4	2.5	0.2	—	0.5	6	55	1.5	—	0.11	0.10	2.2	0	
106	豬腎		100	80.6	12.8	4.5	1.1	—	1.1	7	246	6.0	50	0.33	1.50	8.6	10	
107	豬肝		129	72.2	20.0	4.0	2.0	—	1.7	10	521	10.2	15000	0.40	2.70	16.5	11	
108	豬肺		91	79.2	16.0	2.1	1.0	—	1.1	20	318	2.2	—	0.19	0.12	5.6	0	
109	豬皮		538	3.0	65.0	30.0	2.3	—	0.4	17	40	2.0	0	0.29	0.05	0	0	
110	豬肚		101	78.8	14.0	4.6	—	—	1.8	14	240	1.1	—	0.12	0.05	6.4	0	
111	豬舌		187	68.9	17.2	12.4	0.4	—	1.1	20	199	2.3	—	0.25	0.23	5.2	0	
112	豬肉（肥）		823	7.0	3.0	89.0	—	—	0.1	1	18	0.2	—	0.19	0.04	1.0	0	
113	豬肉（瘦）		347	52.8	14.6	31.6	—	—	0.8	12	123	1.5	0	0.65	0.12	4.5	0	
114	豬肉（三層肉）		549	32.4	12.3	54.8	—	—	0.5	5	83	1.2	0	0.47	0.09	2.5	0	
115	臘肉		616	21.8	11.0	62.4	1.4	—	3.4	10	128	0.1	0	0.45	0.14	2.1	0	
116	豬肉鬆		352	17.0	53.6	10.4	7.1	—	10.6	53	430	10.5	—	0.25	0.27	9.7	0	
117	豬肉酥		399	9.1	58.0	12.7	9.0	—	11.1	42	303	11.1	—	0.15	0.32	7.6	0	
118	豬肉干		319	27.5	46.3	9.2	9.3	—	5.6	36	409	6.7	—	1.00	0.32	5.3	0	
119	臘腸（香腸）		359	30.3	36.6	18.7	8.4	—	6.1	28	265	3.9	—	0.82	0.31	4.5	0	
120	臘腸		444	37.0	15.0	39.9	4.9	—	3.1	28	213	3.5	0	0.41	0.17	3.7	0	
121	兔肉		130	71.5	22.8	3.6	—	—	1.2	16	295	2.3	—	0.12	0.08	8.5	0	
122	火雞		108	69.0	25.3	4.5	—	—	1.0	14	231	0.4	—	0.16	0.16	6.5	0	

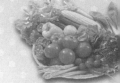

六、蛋與乳類

號碼	食品名稱	E.P or A.P.	熱量 (Cal)	水分 (g)	蛋白質 (g)	脂質 (g)	醣質 (g)	纖維 (g)	灰分 (g)	鈣 (mg)	磷 (mg)	鐵 (mg)	維生素 Vitamins A (I.U.)	B_1 (mg)	B_2 (mg)	Niacin (mg)	C (mg)	廢棄 (%)
123	鴨蛋	E.P.	192	70.2	13.0	14.8	0.5	—	1.5	65	232	3.8	1500	0.17	0.36	0.1	0	
		A.P.	165	60.4	11.2	12.7	0.4	—	1.3	56	200	3.3	1290	0.15	0.31	0.1	0	14
124	皮蛋	E.P.	179	67.2	14.5	12.0	2.0	—	4.1	84	198	2.8	—	0.14	0.09	—	0	
		A.P.	161	60.5	13.1	10.8	1.8	—	3.7	76	178	2.5		0.13	0.08	—	0	10
125	鹹鴨蛋	E.P.	226	60.2	14.1	16.9	3.2	—	5.0	77	253	4.1		0.26	0.33	0.1	0	
		A.P.	201	53.6	12.6	15.0	2.9	—	4.5	69	225	3.7		0.23	0.30	0.1	0	11
126	鵝蛋	E.P.	186	71.0	13.5	13.8	0.7	—	1.0	50	210	3.5	1500	0.12	0.27	0.1	0	
		A.P.	164	62.5	11.9	12.1	0.6	—	0.9	44	185	3.1	1320	0.11	0.24	0.1	0	12
127	雞蛋	E.P.	173	72.7	12.5	12.8	0.8	—	1.0	60	238	3.1	910	0.13	0.28	0.1	0	
		A.P.	154	64.9	11.1	11.4	0.7	—	0.9	53	212	2.8	810	0.12	0.25	0.1	0	11
128	雞蛋白		48	88.3	10.1	0.1	0.8		0.7	12	12	0.2	0	.01	0.28	0.1	0	
129	雞蛋黃		348	51.3	14.8	31.1	0.9		1.8	124	547	6.7	2300	0.23	0.29	0.1	0	
130	鴿蛋	E.P.	138	77.1	13.0	8.6	0.9	—	1.3	52	342	3.1	450	0.13	0.65	0.1	0	
		A.P.	123	68.6	11.6	7.7	0.8	—	1.2	46	304	2.8	400	0.12	0.58	0.1	0	11
131	竹雞蛋	E.P.	159	74.1	13.0	10.9	1.0	—	1.1	69	232	3.5	—	0.14	0.73	0.2	0	
		A.P.	140	65.2	11.4	9.6	0.9	—	1.0	61	204	3.1	—	0.12	0.64	0.2	0	12
132	火雞蛋	E.P.	184	72.2	16.1	12.1	1.2	—	3.0	49	170	4.1		0.11	0.47	0.1	0	
		A.P.	138	54.2	12.1	9.1	0.9	—	2.3	37	128	3.1		0.08	0.35	0.1	0	25
133	鮮牛乳		68	87.8	30	3.6	4.8		0.7	110	85	0.1	85	0.04	0.14	0.1	+	
134	鮮羊乳		67	87.7	3.5	3.9	4.5		0.8	124	110	0.1	150	0.04	0.11	0.2	2	
135	鮮人乳		59	88.0	1.5	2.8	7.2		0.2	33	21	0.2	171	0.01	0.03	0.2	4	

七、水產食品類

號碼	食品名稱	E.P or A.P.	熱量 (Cal)	水分 (g)	蛋白質 (g)	脂質 (g)	醣質 (g)	纖維 (g)	灰分 (g)	鈣 (mg)	磷 (mg)	鐵 (mg)	維生素 Vitamins A (I.U.)	B_1 (mg)	B_2 (mg)	Niacin (mg)	C (mg)	廢棄 (%)
136	九孔	E.P.	96	76.7	19.2	0.5	2.3	—	1.3	17	118	3.6	—	0.26	0.08	1.6	0	
		A.P.	43	34.5	8.6	0.2	1.0	—	0.6	8	53	1.6	—	0.12	0.04	0.7	0	55
137	金梭魚（尖蘇）	E.P.	123	73.7	19.0	4.3	0.7	—	1.3	59	229	0.6	—	0.05	0.12	4.2	0	
		A.P.	76	45.7	11.8	2.7	0.4	—	0.8	37	142	0.4	—	0.03	0.07	2.6	0	38
138	紅目鱸（紅目鰱）	E.P.	97	76.1	20.8	0.7	0.5	—	1.3	36	185	0.6	—	0.15	0.15	1.5	0	

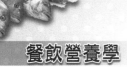

號碼	食品名稱	E.P or A.P.	熱量 (Cal)	水分 (g)	蛋白質 (g)	脂質 (g)	醣質 (g)	纖維 (g)	灰分 (g)	鈣 (mg)	磷 (mg)	鐵 (mg)	維生素 Vitamins A (I.U.)	B_1 (mg)	B_2 (mg)	Niacin (mg)	C (mg)	廢棄 (%)
		A.P.	49	38.0	10.4	0.4	0.3	—	0.7	18	93	0.3	—	0.08	0.08	0.8	0	50
139	正蝲魚（狗母）	E.P.	111	76.5	18.2	3.6	0.3	—	1.3	34	226	0.8	—	0.06	0.08	1.3	3	
		A.P.	72	49.7	11.8	2.3	0.2	—	0.9	22	147	0.5	—	0.04	0.05	0.9	2	35
140	鯉魚	E.P.	106	75.6	19.4	2.4	0.3	—	1.1	36	174	0.6	100	0.04	0.08	2.1	0	
		A.P.	53	37.8	9.7	1.2	0.2	—	0.6	18	87	0.3	50	0.02	0.04	1.1	0	50
141	竹輪		110	61.4	18.0	3.7	11.9	—	4.3	25	197	1.9	0	0.02	0.03	0.5	0	
142	蛤蜊	E.P.	66	83.0	10.4	1.0	3.0	—	2.3	151	125	8.1	100	0.05	0.18	1.5	10	
		A.P.	28	34.9	4.4	0.4	1.3	—	1.0	63	53	3.4	40	0.02	0.08	0.6	4	58
143	海鰻	E.P.	123	75.3	19.8	4.2	0.3	—	1.2	62	151	0.4	—	0.08	0.13	3.2	0	
		A.P.	98	60.2	15.8	3.4	0.2	—	1.0	50	121	0.3	—	0.06	0.10	2.6	0	20
144	蜆仔	E.P.	70	81.4	8.6	1.2	5.5	—	1.3	269	123	19.0	—	0.02	0.23	1.1	8	
		A.P.	29	34.1	3.6	0.5	2.3	—	0.6	113	52	8.0	—	0.01	0.10	0.5	3	58
145	河螃蟹（毛蟹）	E.P.	94	79.1	14.1	2.5	2.8	—	1.6	90	160	2.1	—	0.04	0.05	2.3	+	
		A.P.	24	22.2	4.0	0.7	0.8	—	0.5	25	45	0.6	—	0.01	0.02	0.6	+	72
146	鹹河蟹	E.P.	138	65.2	16.4	6.5	2.3	—	9.4	180	345	3.9	—	0.02	0.06	3.0	0	
		A.P.	35	16.3	4.1	1.6	0.6	—	2.4	45	86	1.0	—	0.01	0.02	0.8	0	75
147	海螃蟹（蟳仔）	E.P.	93	77.9	17.2	1.6	1.3	—	1.9	101	153	1.9	+	0.07	0.02	1.4	0	
		A.P.	30	24.9	5.5	0.5	0.4	—	0.6	32	49	0.6	+	0.02	0.01	0.5	0	68
148	鹹海蟹（鹹蟳仔）	E.P.	151	55.6	20.9	5.7	2.4	—	15.0	290	250	4.0	—	0.05	0.03	2.4	0	
		A.P.	45	16.7	6.3	1.7	0.7	—	4.5	87	75	1.2	—	0.02	0.01	0.7	0	70
149	烏賊	E.P.	78	81.7	16.4	0.8	0.3	—	0.9	22	156	0.4	0	0.04	0.04	2.5	0	
		A.P.	73	76.0	15.3	0.7	0.3	—	0.8	21	145	0.4	0	0.04	0.04	2.3	0	7
150	紅鱗（郭魚）	E.P.	92	77.3	19.4	1.0	0.1	—	1.4	71	228	0.9	0	0.02	0.04	1.7	0	
		A.P.	42	35.6	8.9	0.5	0.05	—	0.6	33	105	0.4	0	0.01	0.02	0.8	0	54
151	鮑魚		311	24.8	42.2	0.8	30.1	—	1.5	125	450	5.8	—	0.45	0.40	4.1	0	
152	河鰻	E.P.	190	67.8	18.9	12.1	0.1	—	1.2	80	240	0.6	2200	0.36	0.38	2.6	3	
		A.P.	127	45.4	12.7	7.6	0.1	—	0.8	55	161	0.4	1470	0.24	0.26	1.7	2	33
153	鱔魚	E.P.	75	81.3	16.1	0.7	0.1	—	0.7	22	54	2.7	—	0.04	0.22	1.2	0	
		A.P.	53	56.9	11.2	0.5	0.1	—	0.5	15	38	1.9	—					30
154	脆魚丸		100	74.3	11.7	0.2	11.7	—	2.5	22	115	1.2	—	0.03	0.03	0.1	0	
155	油炸魚丸		167	64.5	11.8	7.5	12.0	—	2.5	26	131	2.7	—	0.03	0.04	—	0	
156	魚丸（包肉）		197	60.1	13.0	9.4	13.7	—	2.9	16	113	2.0	—	0.03	0.05	1.0	0	
157	魚肉鬆		468	9.5	36.9	26.0	18.5	—	8.9	75	291	11.8	—	0.01	0.17	5.5	0	
158	魚鰾		329	23.3	75.8	0.6	0.1	—	0.2	8	14	0.2	—	0.18	0.25	0.2	0	
159	田雞（水雞）	E.P.	81	80.5	18.2	0.3	0.2	—	0.9	24	210	1.4	—	0.09	0.07	1.7	3	
		A.P.	32	31.4	7.1	0.1	0.1	—	0.4	9	81	0.6	—	0.04	0.03	0.7	1	61
160	白帶魚	E.P.	143	72.5	17.8	7.2	0.4	—	1.3	60	205	0.6	—	0.03	0.15	2.3	0	
		A.P.	57	29.0	8.1	2.9	0.2	—	0.5	24	82	0.2	—	0.01	0.06	0.9	0	60

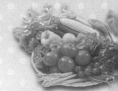

號碼	食品名稱	E.P or A.P.	熱量 (Cal)	水分 (g)	蛋白質 (g)	脂質 (g)	醣質 (g)	纖維 (g)	灰分 (g)	鈣 (mg)	磷 (mg)	鐵 (mg)	維生素 Vitamins A (I.U.)	B₁ (mg)	B₂ (mg)	Niacin (mg)	C (mg)	廢棄 (%)
161	力魚	E.P.	93	77.9	14.9	3.0	0.5	—	1.7	23	308	1.8	—	0.01	0.11	6.4	0	
		A.P.	42	35.1	6.7	1.4	0.2	—	0.8	10	139	0.8	—	0.01	0.05	2.9	0	55
162	海蜇皮		10	94.5	1.6	+	0.8	—	1.1	58	2	0.8		0.06	0.01	0	0	
163	浦牟（Kamaboko）		73	73.9	14.0	1.5	7.3	—	4.0	21	191	2.0		0.02	0.03	0.8	0	
164	海帶（昆布）		23	91.6	1.0	0.2	5.3	—	1.01	146	6	0.6	180	0.02	0.01	1.1	2	
165	紫菜		226	10.3	28.4	0.8	42.0	—	16.5	850	703	98.9	—	0.34	0.38	7.0	—	
166	龍蝦	E.P.	85	79.8	16.6	1.2	0.9	—	1.4	60	191	1.2	30	0.01	0.11	1.7	2	
		A.P.	34	31.9	6.6	0.5	0.4	—	0.6	24	76	0.5	10	+	0.04	0.7	+	60
167	鮸（大鮸）	E.P.	90	78.9	17.1	1.6	0.7	—	1.5	23	148	2.4	—	0.03	0.09	1.5	0	
		A.P.	59	51.3	11.1	1.0	0.5	—	1.0	15	96	1.6	—	0.02	0.06	1.0	0	35
168	虱目魚	E.P.	112	73.8	19.2	2.5	1.7	—	1.6	49	123	8.3	—	0.29	0.12	3.4	0	
		A.P.	78	51.7	13.4	1.8	1.2	—	1.1	34	194	5.8	—	0.20	0.08	2.4	0	30
169	烏魚	E.P.	131	72.8	20.6	4.4	0.7	—	1.1	35	198	1.8	—	0.03	0.12	3.5	0	
		A.P.	76	42.2	12.0	2.6	0.4	—	0.6	20	115	1.0	—	0.02	0.10	2.0	0	42
170	牡蠣（蚵仔）		87	80.9	9.3	0.3	5.0	—	1.8	58	105	8.7	200	0.16	0.24	1.0	4	
171	牡蠣干（蚵干）		325	20.0	42.5	6.6	20.5	—	9.7	218	589	24.0	—	0.43	0.65	3.1	0	
172	昌鼠魚（黑鯧）	E.P.	118	78.6	12.0	6.8	1.4	—	1.1	32	184	1.5	—	0.12	0.09	2.1	0	
		A.P.	34	55.8	8.5	4.8	1.0	—	0.8	23	131	1.1	—	0.09	0.06	1.5	0	29
173	白鯧	E.P.	74	81.9	16.4	0.3	0.3	—	0.9	1.5	137	0.3	—	0.19	0.08	0.3	0	
		A.P.	44	49.1	9.8	0.2	0.2	—	0.5	9	82	0.2	—	0.11	0.05	0.2	0	40
174	大蝦	E.P.	74	82.5	13.0	0.9	2.5	—	0.9	5	100	1.9	—	0.06	0.04	2.0	0	
		A.P.	45	50.3	7.9	0.6	1.5	—	0.6	3	61	1.2	—	0.04	0.02	1.2	0	39
175	秋姑魚（秋哥）	E.P.	135	72.6	17.5	6.6	0.3	—	1.2	47	201	1.2	—	0.08	0.15	2.1	0	
		A.P.	60	32.7	7.8	3.0	0.1	—	0.5	21	91	0.5	—	0.04	0.07	1.0	0	55
176	紫青甘參（紅魽）	E.P.	158	70.7	20.6	7.1	0.6	—	1.0	29	191	0.7	—	0.17	0.15	5.5	0	
		A.P.	80	36.8	10.7	3.7	0.3	—	0.5	15	99	0.4	—	0.09	0.08	2.9	0	48
177	田蠣	E.P.	71	80.4	10.4	1.0	4.2	—	2.8	948	109	8.8	60	0.17	0.33	2.5	0	
		A.P.	43	48.2	6.2	0.6	2.5	—	1.7	569	65	5.3	40	0.10	0.20	1.5	0	40
178	瓜仔參（甘仔魚）	E.P.	117	75.4	19.5	3.6	0.2	—	1.3	27	234	0.7	—	0.16	0.11	5.7	0	
		A.P.	57	36.9	5.6	1.8	0.1	—	0.6	13	115	0.3	—	0.08	0.05	2.8	0	51
179	生干貝	E.P.	58	85.1	11.8	0.1	1.6	—	1.2	13	148	2.0	0	0.10	0.12	1.2	0	
		A.P.	27	39.2	5.4	0.05	0.7	—	0.6	6	68	0.9	0	0.05	0.13	0.6	0	54
180	干貝		314	21.0	21.0	2.0	7.8	—	6.9	47	520	2.4	0	0.01	0.48	5.1	0	
181	海參		33	92.6	7.1	0.1	0.4	—	0.2	31	8	0.5	—	0.01	0.22	0.06	0	
182	海藻（海菜）		186	18.2	17.9	3.4	32.0	—	26.8	311	170	100	—	0.21	0.17	6.5	4	
183	鯊魚	E.P.	129	75.1	16.2	6.4	0.6	—	1.2	9	257	1.6	—	0.07	0.08	1.7	0	
		A.P.	57	32.0	7.1	2.8	0.3	—	0.5	4	113	0.7	—	0.03	0.04	0.6	0	56
184	鯊魚皮		76	82.1	17.0	0.1	0.6	—	0.1	—	38	2.2	0	0.02	0.04	0.1	0	

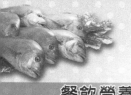

號碼	食品名稱	E.P or A.P.	熱量 (Cal)	水分 (g)	蛋白質 (g)	脂質 (g)	醣質 (g)	纖維 (g)	灰分 (g)	鈣 (mg)	磷 (mg)	鐵 (mg)	維生素 Vitamins A (I.U.)	B₁ (mg)	B₂ (mg)	Niacin (mg)	C (mg)	廢棄 (%)
185	魚翅		377	10.2	87.1	0.5	0.1	—	2.0	79	180	11.3	—	0.14	0.01	0	0	
186	蛤仔	E.P.	57	83.9	9.9	0.7	2.0	—	2.5	156	85	9.0	100	0.06	0.20	1.6	11	
		A.P.	22	31.9	3.8	0.3	0.8	—	1.0	59	32	3.4	40	0.02	0.08	0.6	4	62
187	蝦	E.P.	87	79.8	18.4	0.7	0.4	—	1.2	65	139	1.0	30	0.03	0.04	2.0	3	
		A.P.	43	39.1	9.0	0.3	0.2	—	0.6	32	68	0.5	20	0.02	0.02	1.0	2	51
188	金勾蝦		279	21.0	57.4	2.6	3.0	—	15.7	628	600	2.7	—	0.04	0.08	6.0	—	
189	蝦米		197	43.4	33.5	2.6	2.6	—	17.9	1438	640	2.4	—	0.03	0.02	0.7	0	
190	白鰱（鰱魚）	E.P.	135	72.3	20.7	4.9	0.5	—	1.2	20	290	1.1	—	0.08	0.16	3.2	0	
		A.P.	84	44.8	12.8	3.0	0.3	—	0.7	12	180	0.7	—	0.05	0.10	2.0	0	38
191	條仔魚		94	73.4	20.0	0.8	0.3	—	6.0	689	660	1.5	—	0.02	0.15	3.2	0	
192	條仔魚干		333	20.3	58.6	9.4	0.8	—	10.9	1700	1300	2.5	—	0.10	0.27	8.1	0	
193	魛仔魚		98	72.1	20.0	1.3	0.1	—	5.0	349	353	1.5	—	0.05	0.12	0.5	0	
194	加臘魚	E.P.	116	73.2	20.9	2.4	0.2	—	1.4	47	288	1.1	80	0.19	0.16	1.5	0	
		A.P.	58	36.6	10.8	1.2	0.2	—	0.7	24	144	0.6	40	0.10	0.08	0.8	0	50
195	鰆（馬加）	E.P.	106	75.2	22.0	1.3	0.1	—	1.3	15	249	0.6	—	0.14	0.13	3.6	0	
		A.P.	88	62.4	18.3	1.1	0.1	—	1.1	13	207	0.5	—	0.10	0.11	3.0	0	17
196	簾鯛	E.P.	106	76.9	17.8	2.9	0.9	—	1.2	69	178	1.0	—	0.03	0.19	2.0	0	
		A.P.	40	29.2	6.8	1.1	0.3	—	0.5	26	68	0.4	—	0.01	0.07	0.8	0	62
197	槍烏賊（小管）	E.P.	82	81.0	16.5	1.1	0.3	—	1.0	7	257	0.4	0	0.02	0.11	2.6	0	
		A.P.	81	80.2	16.3	1.1	0.3	—	.1.0	7	254	0.4	0	0.02	0.11	2.6	0	1
198	旗魚		133	71.3	23.5	3.4	0.6	—	1.1	11	179	1.1	0	0.16	0.09	1.0	0	
199	鱉	E.P.	77	81.4	15.5	0.6	1.3	—	0.9	11	157	1.6	400	0.25	0.50	2.6	0	
		A.P.	25	26.9	5.1	0.2	0.4	—	0.3	4	52	0.5	130	0.08	0.17	0.9	0	67
200	海鰱（四破魚）	E.P.	150	72.7	17.4	8.0	0.9	—	1.2	119	160	1.7	70	0.27	0.06	6.0	0	
		A.P.	89	42.9	10.3	4.7	0.5	—	0.7	70	94	1.0	40	0.16	0.04	3.5	0	41
201	吳郭魚	E.P.	101	75.0	20.0	1.4	0.6	—	1.0	30	154	0.8	—	0.03	0.15	2.0	0	
		A.P.	42	21.5	8.4	0.6	0.3	—	0.4	13	65	0.3	—	0.01	0.06	0.8	0	58
202	馬頭魚	E.P.	101	77.9	17.9	2.5	0.5	—	1.2	143	184	1.9	—	0.04	0.02	2.5	0	
		A.P.	79	60.8	14.0	2.0	0.4	—	0.9	112	144	1.5	—	0.03	0.02	2.0	0	22
203	鞋底魚（脫袋）	E.P.	109	76.8	16.0	4.2	0.6	—	2.2	40	204	2.0	0	0.05	0.10	1.5	0	
		A.P.	60	42.2	8.8	2.3	0.3	—	1.2	22	112	1.1	0	0.03	0.06	0.8	0	45
204	香螺	E.P.	66	84.0	11.4	0.6	3.0	—	1.1	30	71	2.5	—	0.04	0.09	3.1	0	
		A.P.	23	29.4	4.0	0.2	1.1	—	0.4	11	25	0.9	—	0.01	0.03	1.1	0	65
205	赤土魟	E.P.	102	75.6	21.8	0.6	0.8	—	1.1	15	131	1.5	—	0.06	0.08	0.8	0	
		A.P.	82	60.5	17.4	0.5	0.6	—	0.9	12	105	1.2	—	0.05	0.06	0.6	0	20
206	白米魚（白口）	E.P.	106	75.6	20.2	2.1	0.3	—	1.1	42	176	1.0	—	0.08	0.07	1.9	0	
		A.P.	58	41.6	11.1	1.2	0.2	—	0.6	23	97	0.6	—	0.04	0.04	1.1	0	45
207	馬鞭魚	E.P.	95	76.1	20.0	1.0	0.2	—	1.3	30	20.0	0.6	—	0.02	0.04	1.5	0	

號碼	食品名稱	E.P or A.P.	熱量 (Cal)	水分 (g)	蛋白質 (g)	脂質 (g)	醣質 (g)	纖維 (g)	灰分 (g)	鈣 (mg)	磷 (mg)	鐵 (mg)	A (I.U.)	B₁ (mg)	B₂ (mg)	Niacin (mg)	C (mg)	廢棄 (%)
208	頭髮菜	A.P.	47	37.3	9.8	0.5	0.1	−	0.6	15	98	0.3	−	0.01	0.02	0.7	0	51
			248	14.0	21.3	0.4	54.1	−	9.1	699	71	105	−	0.21	0.18	4.8	−	
209	蝦蛄	E.P.	88	79.2	17.5	1.1	0.9	−	1.2	15	188	1.8	0	0.02	0.08	1.7	2	
		A.P.	30	26.9	6.0	0.4	0.3	−	0.4	5	64	0.6	0	0.01	0.03	0.6	+	66

八、蔬菜類

號碼	食品名稱	E.P or A.P.	熱量 (Cal)	水分 (g)	蛋白質 (g)	脂質 (g)	醣質 (g)	纖維 (g)	灰分 (g)	鈣 (mg)	磷 (mg)	鐵 (mg)	A (I.U.)	B₁ (mg)	B₂ (mg)	Niacin (mg)	C (mg)	廢棄 (%)
210	莧菜（荇菜）	E.P.	32	87.8	1.8	0.5	6.6	1.3	2.1	300	66	6.3	1800	0.06	0.23	0.2	17	
		A.P.	27	74.6	1.5	0.4	5.6	1.1	1.8	255	56	5.4	1530	0.05	0.20	0.2	15	15
211	白莧菜（白荇菜）	E.P.	22	88.2	3.2	0.4	2.9	1.5	1.9	288	80	6.1	110	0.08	0.28	0.3	27	
		A.P.	19	75.8	2.8	0.3	2.5	1.3	1.6	248	69	5.3	95	0.07	0.24	0.3	23	14
212	豇豆（菜豆）		25	90.5	2.8	0.1	3.6	2.1	0.7	48	54	1.0	50	0.11	0.09	1.1	30	
213	紅豇豆（紅菜豆）		29	90.3	2.4	0.2	4.7	2.0	0.7	54	48	0.9	30	0.12	0.11	0.6	18	
214	薤（蕗蕎）	E.P.	51	80.0	2.0	0.3	11.5	4.1	1.8	60	60	0.3	0	0.04	0.05	0.2	8	
		A.P.	48	76.6	1.9	0.3	10.7	3.9	1.7	57	57	0.3	0	0.04	0.05	0.2	8	5
215	醬薤（醬蕗蕎）		34	85.1	1.2	0.4	7.0	0.7	5.5	32	28	2.1	0	0.01	0.02	0.7	3	
216	苦瓜	E.P.	13	94.3	0.7	0.1	6.6	1.2	0.5	18	26	1.1	110	0.05	0.04	0.4	30	
		A.P.	12	83.9	0.6	0.09	5.1	1.1	0.4	16	23	1.0	100	0.05	0.04	0.4	28	11
217	冬筍	E.P.	28	87.2	3.2	0.4	4.8	1.1	1.5	25	55	0.4	+	0.11	0.13	0.7	17	
		A.P.	25	32.3	1.2	0.2	1.8	0.4	0.6	9	20	0.2	+	0.04	0.05	0.3	6	63
218	桂竹筍	E.P.	20	89.8	2.9	0.2	3.0	1.4	1.3	15	71	1.1	30	0.16	0.09	0.8	7	
		A.P.	10	44.6	1.5	0.1	1.5	0.7	0.7	8	35	0.6	20	0.08	0.04	0.4	4	50
219	綠竹筍	E.P.	19	92.0	2.6	0.2	2.4	0.9	1.1	32	30	1.1	30	0.06	0.09	0.7	12	
		A.P.	11	52.4	1.5	0.1	1.4	0.5	0.6	18	17	0.6	20	0.03	0.05	0.4	7	43
220	石筍	E.P.	20	91.3	3.1	0.6	2.2	0.7	1.1	11	49	0.5	20	0.16	0.11	0.6	7	
		A.P.	12	53.9	1.8	0.4	1.3	0.4	0.6	7	29	0.3	10	0.09	0.07	0.4	4	41
221	麻竹筍	E.P.	20	90.9	2.5	0.1	3.6	1.0	1.0	8	49	0.6	0	0.08	0.06	0.5	13	
		A.P.	13	60.6	1.7	0.06	2.4	0.7	0.7	5	32	0.4	0	0.05	0.04	0.3	9	34
222	筍干		86	54.9	9.1	1.2	15.1	4.0	14.8	39	120	6.1	+	0.26	0.14	0.1	2	
223	羅勒（九層塔）		39	85.5	4.2	2.2	2.8	1.4	1.9	320	40	5.6	4900	0.01	0.60	0.5	71	

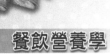

號碼	食品名稱	E.P or A.P.	熱量 (Cal)	水分 (g)	蛋白質 (g)	脂質 (g)	醣質 (g)	纖維 (g)	灰分 (g)	鈣 (mg)	磷 (mg)	鐵 (mg)	維生素 Vitamins					廢棄 (%)
													A (I.U.)	B₁ (mg)	B₂ (mg)	Niacin (mg)	C (mg)	
224	葫蘆（匏仔）	E.P.	13	94.6	0.6	0.1	3.1	0.8	0.3	16	23	0.2	0	0.04	0.03	0.8	15	
		A.P.	10	73.8	0.5	0.08	2.4	0.6	0.2	13	18	0.2	0	0.03	0.02	0.6	12	22
225	芥藍菜		31	89.0	3.0	0.4	5.8	1.2	0.8	230	56	20	450	0.10	0.13	0.4	93	
226	蘇豌豆	E.P.	90	73.9	8.8	0.3	13.9	2.2	1.1	30	125	2.2	−	0.28	0.16	2.0	60	
		A.P.	31	25.1	3.0	0.1	4.7	0.7	0.4	10	42	0.8	−	0.10	0.05	0.7	20	66
227	高麗菜（甘藍菜）	E.P.	17	93.7	1.9	0.1	3.1	1.0	0.5	49	22	0.5	500	0.05	0.03	0.2	40	
		A.P.	17	91.8	1.9	0.1	3.0	1.0	0.5	48	22	0.5	490	0.05	0.03	0.2	39	2
228	高麗菜干		166	36.6	9.3	1.5	36.5	4.5	11.4	300	106	15.1	0	0.15	0.52	0.5	−	
229	紅高麗菜	E.P.	19	91.6	1.7	0.7	2.6	1.0	0.8	45	36	0.7	0	0.09	0.06	0.2	64	
		A.P.	19	89.8	1.7	0.7	2.6	1.0	0.8	44	35	0.7	0	0.09	0.06	0.2	63	2
230	高麗菜芯		20	90.6	2.3	0.8	2.1	1.5	0.8	61	31	0.5	+	0.15	0.15	0.5	82	
231	葫蘆匏	E.P.	10	93.1	0.5	0.1	2.3	0.6	0.2	10	9	0.4	+	0.03	0.02	0.2	11	
		A.P.	9	86.5	0.5	0.1	2.1	0.5	0.2	9	8	0.4	+	0.03	0.02	0.2	10	10
232	胡蘿蔔	E.P.	37	87.1	1.0	0.4	8.0	1.2	0.9	39	42	1.0	13000	0.05	0.05	0.6	8	
		A.P.	27	63.6	0.7	0.3	5.8	0.9	0.7	29	31	0.7	9490	0.04	0.04	0.4	6	27
233	花菜（菜花）	E.P.	20	92.3	2.0	0.1	3.9	1.0	0.6	21	30	0.7	50	0.06	0.09	0.2	90	
		A.P.	13	60.0	1.3	0.06	2.5	0.7	0.4	14	20	0.5	30	0.04	0.06	0.1	59	35
234	芹菜	E.P.	10	93.6	0.8	0.1	2.0	1.3	1.1	45	23	1.8	1300	0.03	0.04	0.4	10	
		A.P.	7	67.4	0.6	0.07	1.4	0.9	0.8	32	17	1.3	940	0.02	0.03	0.2	7	28
235	薺菜		13	93.8	2.9	0.4	0.8		1.1	219	36	4.2		0.09	0.18	0.2	31	
236	冬莧菜		15	93.2	2.3	0.5	1.4	1.0	1.2	113	65	2.9		0.19	0.23	0.4	18	
237	樹子仔（破布子）	E.P.	54	64.0	5.1	0.3	9.5	3.6	16.6	81	67	7.2	550	0.10	0.29	0.2	0	
		A.P.	16	19.2	1.5	0.1	2.8	1.1	5.0	24	20	2.2	170	0.03	0.09	0.1	0	70
238	莞荽	E.P.	28	89.1	2.8	0.5	1.7	1.3	1.5	101	59	6.0	3300	0.02	0.03	0.9	65	
		A.P.	20	62.4	2.0	0.4	1.2	0.9	1.1	70	41	4.2	2310	0.01	0.02	0.6	46	30
239	玉蜀黍（番麥）	E.P.	160	60.4	4.6	1.6	32.1	0.8	0.9	9	100	0.6	210	0.27	0.11	1.0	10	
		A.P.	110	41.7	3.2	1.1	22.2	0.6	0.6	6	69	0.4	150	0.19	0.08	0.7	7	31
240	胡瓜（莿瓜）	E.P.	8	97.1	0.5	0.1	1.6	0.6	0.3	23	18	0.1	90	+	0.02	0.1	8	
		A.P.	4	52.4	0.3	0.05	1.0	0.3	0.3	12	10	0.05	50	+	0.01	0.1	4	46
241	花胡瓜		10	96.4	0.9	0.1	2.0		0.4	13	24	0.3	60	0.05	0.06	0.1	12	
242	蔭瓜		66	59.3	16.9	1.3	3.9	1.2	17.0	78	213	4.7	−	0.01	0.01	−	0	
243	芋莖（芋橫）	E.P.	13	92.4	0.6	0.4	2.3	1.7	0.6	21	31	0.3	50	0.04	0.05	0.8	21	
		A.P.	12	84.1	0.6	0.4	2.1	1.5	0.6	19	28	0.3	50	0.04	0.05	0.7	19	9
244	茄子	E.P.	18	93.7	0.9	0.3	3.6	0.9	0.4	15	30	0.3	20	0.07	0.07	0.3	10	
		A.P.	18	91.5	0.9	0.3	3.5	0.9	0.4	15	29	0.3	20	0.07	0.07	0.3	10	2
245	茴蕎（小茴）		28	89.4	2.0	0.5	5.2	0.5	1.7	100	50	3.3	−	0.19	0.18	−	41	
246	油菜	E.P.	14	92.4	2.0	0.2	2.0	0.6	1.1	101	25	1.6	7300	0.03	0.10	0.6	26	
		A.P.	12	79.5	1.7	0.2	1.7	0.5	1.0	87	22	1.4	6280	0.03	0.09	0.5	22	14

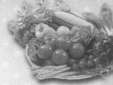

號碼	食品名稱	E.P or A.P.	熱量 (Cal)	水分 (g)	蛋白質 (g)	脂質 (g)	醣質 (g)	纖維 (g)	灰分 (g)	鈣 (mg)	磷 (mg)	鐵 (mg)	維生素 Vitamins					廢棄 (%)
													A (I.U.)	B₁ (mg)	B₂ (mg)	Niacin (mg)	C (mg)	
247	茼蒿		12	4.1	1.6	0.1	2.0	1.0	1.0	53	23	2.3	7500	0.05	0.08	0.3	14	
248	蒜花	E.P.	30	88.4	1.4	0.2	7.0	0.8	0.6	25	46	19.0	100	0.11	0.06	0.4	44	
		A.P.	18	66.3	1.1	0.2	5.3	0.6	0.5	19	35	14.3	80	0.08	0.05	0.3	33	25
249	蒜（莖葉）	E.P.	23	96.0	3.3	0.6	4.3	1.0	0.7	71	38	0.8	0	0.10	0.06	0.4	43	
		A.P.	21	82.8	3.0	0.6	4.0	0.9	0.6	65	35	0.7	0	0.10	0.06	0.4	40	8
250	薑		37	88.0	1.3	0.4	7.7	1.1	1.2	16	27	0.4	+	0.01	0.04	1.9	5	
251	干瓢		198	30.5	6.8	0.6	49.3	7.8	5.1	333	196	4.1	0	0.06	0.06	0.2	0	
252	捲心萵菜		13	96.3	0.9	0.5	1.9	0.3	0.6	14	18	0.2	4300	0.01	0.03	0.2	6	
253	肉豆		49	83.4	2.8	0.3	9.1	2.1	0.8	44	50	1.1	−	0.13	0.38	0.6	6	
254	木耳		113	11.4	10.1	1.2	63.4	7.0	6.6	207	210	9.3	0	0.12	0.49	5.1	0	
255	敏豆	E.P.	17	92.5	2.2	0.1	2.2	1.3	0.5	43	44	0.5	110	0.04	0.10	2.6	12	
		A.P.	16	89.7	2.1	0.1	2.1	1.3	0.5	42	43	0.5	100	0.04	0.10	2.5	12	3
256	莖藍（球莖甘藍）	E.P.	26	90.0	2.2	0.2	5.3	1.0	0.8	21	40	0.2	10	0.04	0.05	0.2	61	
		A.P.	20	69.3	1.7	0.2	4.1	0.8	0.6	16	31	0.2	10	0.03	0.04	0.2	47	23
257	茄茉菜		23	91.0	1.6	0.4	4.5	1.1	1.0	36	26	1.5	6100	0.07	0.13	0.3	25	
258	捲心芥菜		19	91.7	1.6	0.4	3.3	0.6	0.8	138	36	0.7	2700	0.04	0.19	0.7	94	
259	韭菜花		37	83.1	5.5	0.5	5.3	1.1	0.8	23	38	0.9	4250	0.14	0.19	0.9	40	
260	萵仔菜	E.P.	14	92.9	1.8	0.1	2.5	0.6	0.8	34	30	1.2	3300	0.08	0.11	0.6	15	
		A.P.	12	82.7	1.6	0.1	2.2	0.5	0.7	30	27	1.1	3000	0.07	0.10	0.5	13	11
261	萵仔菜心	E.P.	10	95.5	1.2	0.1	1.6	0.8	0.9	17	45	0.7	50	0.03	0.03	0.5	5	
		A.P.	5	44.9	0.6	0.05	0.8	0.4	0.4	8	21	0.3	20	0.01	0.01	0.2	2	53
262	金針		254	23.3	8.5	2.5	59.5	4.9	4.5	340	208	14.0	7000	0.16	0.71	0.8	−	
263	皇帝豆（菜豆）		143	60.9	8.9	0.9	25.8	1.5	1.8	25	140	2.8	150	0.30	0.36	1.6	30	
264	綠豆芽（豆菜）		15	95.2	1.8	0.1	2.0	0.8	0.2	11	28	0.5	+	0.08	0.10	0.1	19	
265	蘑菇		28	91.3	3.0	0.3	3.2	0.8	1.0	8	120	0.8	0	0.09	0.41	4.5	3	
266	香菇		129	15.2	13.0	1.7	59.0	6.5	4.0	125	190	9.0	0	0.56	2.11	5.8	0	
267	芥菜葉（刈菜）		15	91.8	2.1	0.2	2.3	0.7	0.9	180	61	2.0	3500	0.06	0.13	0.6	180	
268	雪裡紅（鹹菜）		15	89.4	3.1	0.5	0.9	1.6	3.7	116	31	2.9	1500	0.03	0.14	0.1	57	
269	鹹菜干		214	30.3	13.3	6.3	36.2	2.4	11.7	504	124	10.8	+	0.10	0.55		3	
270	鹽酸菜		58	73.8	2.2	0.3	14.1	2.9	6.7	113	38	1.2	−	0.03	0.02	0.6	0	
271	芥菜心	E.P.	12	94.4	1.3	0.1	2.1	0.6	0.7	22	20	0.3	+	0.02	0.03	0.5	16	
		A.P.	5	41.5	0.6	0.05	0.9	0.3	0.3	10	9	0.1	+	0.01	0.01	0.2	7	56
272	榨菜		28	75.2	4.0	0.8	3.2	2.3	14.2	73	90	2.4	−	0.08	0.02	0.1	0	
273	洋蔥（頭）	E.P.	25	92.5	0.9	0.4	5.0	0.5	0.3	31	34	0.3	10	0.02	0.02	0.2	15	
		A.P.	25	90.7	0.9	0.4	4.9	0.5	0.3	30	33	0.3	10	0.02	0.02	0.2	15	2
274	韭菜		17	93.3	2.2	0.4	2.2	0.6	0.4	55	41	1.1	550	0.06	0.13	0.4	15	
275	黃菜		15	95.1	1.9	0.4	1.8	0.6	0.4	22	31	0.8	+	0.06	0.07	0.7	15	
276	醃瓜	E.P.	10	94.9	0.9	0.1	2.0	0.7	0.5	25	5	0.3	+	0.02	0.01	0.2	18	

號碼	食品名稱	E.P or A.P.	熱量 (Cal)	水分 (g)	蛋白質 (g)	脂質 (g)	醣質 (g)	纖維 (g)	灰分 (g)	鈣 (mg)	磷 (mg)	鐵 (mg)	維生素 Vitamins A (I.U.)	B₁ (mg)	B₂ (mg)	Niacin (mg)	C (mg)	廢棄 (%)
277	醃瓜醬	A.P.	8	73.1	0.7	0.1	1.5	0.5	0.4	19	4	0.2	+	0.02	0.01	0.2	14	23
			8	85.3	0.7	0.3	1.0	0.9	10.8	74	49	4.2	0	0.01	0.03	0	10	
278	荷仁豆（豌豆）	E.P.	32	87.6	1.0	0.1	6.7	3.9	0.6	50	46	0.7	60	0.16	0.13	1.4	40	
		A.P.	30	82.3	0.9	0.1	6.3	3.7	0.6	47	43	0.7	60	0.15	0.13	1.3	38	6
279	青辣椒	E.P.	16	93.6	1.0	0.2	3.3	1.4	0.4	6	21	0.5	4000	0.04	0.03	0.4	91	
		A.P.	14	80.5	0.9	0.2	2.8	1.2	0.3	5	18	0.4	3440	0.03	0.03	0.3	78	14
280	紅辣椒		26	89.2	1.6	0.4	5.1	1.6	0.8	9	56	0.7	6500	0.12	0.1	0.1	110	
281	捲心白菜		15	95.3	1.9	0.5	1.8	0.5	0.5	38	31	0.7	+	0.10	0.10	0.4	35	
282	青江白菜	E.P.	14	94.0	2.0	0.1	2.2	0.8	0.8	41	22	1.5	5400	0.02	0.05	0.7	52	
		A.P.	13	84.6	1.8	0.1	2.0	0.6	0.7	37	20	1.4	4860	0.02	0.05	0.6	47	10
283	黃金白菜		10	94.8	1.5	0.1	1.5	0.4	0.9	39	53	0.8	290	0.01	0.07	0.3	31	
284	山東白菜		14	94.9	1.3	0.1	2.5	0.6	0.5	22	36	0.4	110	0.05	0.04	0.5	29	
285	松茸	E.P.	16	90.0	3.0	0.5	36	1.5	0.8	14	95	0.7	0	0.11	0.50	4.5	3	
		A.P.	15	83.7	2.8	0.5	2.8	1.4	0.7	13	88	0.7	0	0.10	0.47	4.2	3	7
286	南瓜（金瓜）	E.P.	24	90.8	0.9	0.3	5.5	1.4	0.9	13	30	1.1	900	0.01	0.04	0.5	18	
		A.P.	22	81.7	0.8	0.3	5.0	1.3	0.8	12	27	1.0	810	0.01	0.04	0.5	16	10
287	蘿蔔（菜頭）	E.P.	15	94.1	0.7	0.1	3.1	1.1	0.5	18	11	0.1	0	0.02	0.02	0.1	20	
		A.P.	14	85.6	0.6	0.1	2.8	1.0	0.5	16	10	0.1	0	0.02	0.02	0.1	18	9
288	澤庵（黃蘿蔔）		17	84.8	0.6	0.4	3.2	0.7	10.1	43	25	0.7	0	0.02	0.03	0	4	
289	蘿蔔干		70	64.0	2.1	0.7	15.9	1.6	15.6	113	52	1.4	0	0.07	0.07	0.2	29	
290	絲瓜（菜瓜）	E.P.	14	94.7	1.1	0.2	2.8	1.0	0.3	13	25	0.3	300	0.02	0.05	0.2	10	
		A.P.	12	77.7	0.9	0.2	2.3	0.8	0.3	11	21	0.3	250	0.02	0.04	0.2	8	18
291	絲瓜（長形）（澎湖菜瓜）	E.P.	8	94.3	0.7	0.2	1.2	2.8	0.3	31	14	0.8	470	0.03	0.04	0.2	9	
		A.P.	6	68.8	0.5	0.2	0.9	2.0	0.2	23	10	0.6	340	0.02	0.03	0.2	7	27
292	紅鳳菜		24	91.6	3.7	0.9	2.0	0.8	1.1	12	76	2.3	350	0.06	0.12	0.2	28	
293	紅蕪菁	E.P.	33	88.6	1.0	0.5	6.8	2.3	0.9	30	18	0.4	0	0.01	0.04	0.5	18	
		A.P.	18	48.7	0.6	0.3	3.7	1.3	0.5	17	10	0.2	0	+	0.02	0.3	10	45
294	毛豆		132	69.0	11.2	6.4	9.8	1.6	1.5	50	143	4.6	+	0.59	0.14	1.3	8	
295	菠薐菜		16	92.3	2.3	0.2	2.4	0.8	1.7	70	36	2.5	10500	0.04	0.18	0.6	60	
296	番薯葉	E.P.	21	89.9	3.0	0.7	2.3	2.0	1.5	153	81	3.6	7000	0.14	0.21	0.6	21	
		A.P.	17	73.7	2.5	0.6	1.9	1.6	1.2	125	66	3.0	5700	0.12	0.17	0.5	17	18
297	番茄		18	95.2	0.7	0.3	3.5	0.4	0.3	11	24	0.4	260	0.04	0.03	0.4	29	
298	金柑番茄		16	94.7	1.5	0.2	2.7	0.3	0.6	9	20	0.4	450	0.06	0.05	0.6	30	
299	金花菜（苜蓿）	E.P.	22	89.4	5.2	0.3	1.8	—	1.4	63	55	3.0	2250	0.26	0.33	0.4	112	
		A.P.	17	37.6	2.2	0.1	0.8	—	0.6	27	23	1.3	950	0.11	0.14	0.2	47	22
300	青蘿蔔	E.P.	27	90.9	1.3	0.1	6.0	1.1	0.7	47	32	0.4	0	0.07	0.06	0.2	29	
		A.P.	22	73.6	1.1	0.1	4.9	0.9	0.6	38	26	0.3	0	0.06	0.05	0.2	23	19
301	茭白筍	E.P.	23	92.1	1.3	0.1	4.4	1.0	0.4	4	35	0.6	60	0.07	0.04	0.3	21	

號碼	食品名稱	E.P or A.P.	熱量 (Cal)	水分 (g)	蛋白質 (g)	脂質 (g)	醣質 (g)	纖維 (g)	灰分 (g)	鈣 (mg)	磷 (mg)	鐵 (mg)	維生素 A (I.U.)	B₁ (mg)	B₂ (mg)	Niacin (mg)	C (mg)	廢棄 (%)
302	甕菜	A.P.	19	77.4	1.1	0.1	3.7	0.8	0.3	3	29	0.5	50	0.06	0.03	0.3	18	16
		E.P.	19	91.8	2.3	0.7	2.1	0.9	1.0	94	36	1.4	4200	0.07	0.20	0.3	43	
303	水甕菜	A.P.	17	82.6	2.1	0.6	1.9	0.8	0.9	85	32	1.3	3780	0.06	0.18	0.3	39	10
		E.P.	18	92.9	1.8	0.3	3.1	0.6	1.4	76	46	2.0	3900	0.10	0.18	0.3	44	
304	冬瓜	A.P.	9	45.5	0.9	0.2	1.5	0.3	0.7	37	23	1.0	1910	0.05	0.09	0.2	22	51
		E.P.	7	96.6	0.4	0.1	1.4	0.6	0.3	14	12	0.4	0	+	0.01	0	13	
305	冬瓜糖	A.P.	5	65.7	0.3	0.07	1.0	0.4	0.2	10	8	0.3	0	−	0.01	0	9	92
			286	20.1	0.2	0.2	78.9	0.2	0.3	93	17	3.4	0	+	0	+	0	
306	大蔥	E.P.	21	93.0	0.9	0.4	4.2	0.7	0.4	27	43	0.8	60	0.06	0.04	0.7	18	
		A.P.	18	79.1	0.8	0.3	3.6	0.6	0.3	23	37	0.7	50	0.05	0.03	0.6	15	15
307	蔥	E.P.	27	90.5	1.8	0.3	5.6	0.9	0.4	59	32	0.3	550	0.04	0.04	0.5	30	
		A.P.	24	78.7	1.6	0.3	4.9	0.8	0.4	51	28	0.3	480	0.04	0.04	0.4	26	13
308	枸杞	E.P.	27	89.4	4.3	0.8	2.6	1.3	1.8	213	54	4.2	5500	0.40	0.37	0.7	10	
		A.P.	17	56.3	2.7	0.5	1.6	0.8	1.1	134	34	2.7	3470	0.25	0.23	0.4	6	37
309	角菜	E.P.	28	88.1	2.8	0.8	4.0	1.4	1.0	45	48	2.2	4500	0.12	0.26	0.4	36	
		A.P.	25	79.3	2.5	0.7	3.6	1.3	0.9	41	43	2.0	4050	0.11	0.23	0.4	32	10
310	榻棵菜		22	91.8	2.2	1.1	2.2	−	1.2	116	53	3.5	3300	0.07	0.18	0.3	53	

九、水果類

號碼	食品名稱	E.P or A.P.	熱量 (Cal)	水分 (g)	蛋白質 (g)	脂質 (g)	醣質 (g)	纖維 (g)	灰分 (g)	鈣 (mg)	磷 (mg)	鐵 (mg)	維生素 A (I.U.)	B₁ (mg)	B₂ (mg)	Niacin (mg)	C (mg)	廢棄 (%)
311	蘋果	E.P.	39	88.5	0.3	0.3	9.8	0.8	0.3	11	10	0.5	20	0.03	0.06	0.2	5	
		A.P.	31	70.8	0.2	0.2	7.8	0.6	0.2	9	8	0.4	20	0.02	0.05	0.2	4	20
312	香蕉（芎蕉）	E.P.	79	75.3	1.5	0.1	20.2	0.5	0.9	9	24	0.5	280	0.03	0.06	0.6	8	
		A.P.	48	45.9	0.9	0.06	12.3	0.3	0.6	6	15	0.3	170	0.05	0.04	0.4	5	39
313	楊桃	E.P.	31	90.0	0.3	0.6	7.0	0.8	0.3	4	16	0.9	900	0.04	0.03	0.2	40	
		A.P.	22	64.8	0.2	0.4	5.0	0.6	0.2	3	12	0.7	650	0.03	0.02	0.1	39	28
314	楊桃蜜餞		215	38.0	1.1	1.1	56.0	0.8	2.9	57	39	4.0	+	0.05	0.06	0.05	0	
315	釋迦果	E.P.	63	77.3	1.5	0.2	16.5	2.9	1.5	40	49	0.4	+	0.18	0.20	0.4	35	
		A.P.	32	73.9	0.7	0.1	8.3	1.4	0.7	20	24	0.2	+	0.09	0.10	0.2	18	51
316	香櫞瓜（佛掌瓜）	E.P.	20	94.5	1.8	0.1	3.4	−	0.3	18	13	1.1	50	0.01	0.03	0.5	13	
		A.P.	13	62.4	1.2	0.1	2.3	−	0.2	12	9	0.7	30	0.01	0.02	0.3	9	33

餐飲營養學

號碼	食品名稱	E.P or A.P.	熱量 (Cal)	水分 (g)	蛋白質 (g)	脂質 (g)	醣質 (g)	纖維 (g)	灰分 (g)	鈣 (mg)	磷 (mg)	鐵 (mg)	維生素 Vitamins					廢棄 (%)
													A (I.U.)	B₁ (mg)	B₂ (mg)	Niacin (mg)	C (mg)	
317	醃漬梅		45	78.1	0.7	1.2	9.1	0.9	9.6	43	18	4.3	0	0.02	0.03	—	0	
318	話梅	E.P.	170	41.5	2.4	1.9	45.1	0.7	8.5	22	58	2.8	0	0.05	0.03	—	0	
		A.P.	51	12.5	0.7	0.6	13.5	0.2	2.6	7	17	0.8	0	0.02	0.01	—	0	70
319	油柑	E.P.	31	87.5	0.5	0.9	6.1	2.6	0.4	29	22	0.1	90	0.05	0.05	0.3	370	
		A.P.	28	78.0	0.5	0.8	5.5	2.3	0.4	26	20	0.1	90	0.05	0.05	0.3	334	10
320	油柑蜜餞	E.P.	218	37.6	0.5	0.6	58.6	1.0	1.5	39	18	1.2	0	0.02	0.09	0.08	3	
		A.P.	181	31.4	0.4	0.5	48.6	0.8	1.3	32	15	1.0	0	0.02	0.08	0.07	2	17
321	葡萄	E.P.	51	84.5	0.5	0.1	13.5	0.3	0.6	15	27	0.7	+	0.06	0.02	0.2	9	
		A.P.	37	60.9	0.4	0.1	9.6	0.2	0.4	11	19	0.5	+	0.04	0.02	0.2	7	28
322	葡萄干		284	23.2	2.9	3.5	68.0	0.2	2.2	60	120	3.1	0	0.03		0.5	0	
323	番石榴（拔仔）	E.P.	48	80.2	0.5	0.4	12.0	5.8	0.4	10	10	0.6	130	0.04	0.06	0.7	225	
		A.P.	38	64.2	0.4	0.3	9.6	4.6	0.3	8	8	0.5	100	0.03	0.05	0.6	180	20
324	紅棗	E.P.	245	28.0	3.3	2.5	62.0	2.5	1.4	65	42	2.9	—	0.24	0.78	0.1	0	
		A.P.	223	25.2	3.0	2.3	55.6	2.3	1.3	59	38	2.6	—	0.22	0.70	0.1	0	10
325	黑棗	E.P.	258	24.0	2.8	3.2	63.3	2.5	2.2	63	128	5.9	—	0.30	0.58	0.1	6	
		A.P.	232	21.6	2.5	2.9	60.0	2.3	2.0	57	115	5.3	—	0.27	0.52	0.1	5	10
326	檸檬	E.P.	24	91.3	0.6	0.6	6.0	0.7	0.7	50	23	0.2	0	0.06	0.02	0.1	43	
		A.P.	14	53.0	0.5	0.4	3.5	0.4	0.4	29	13	0.1	0	0.04	0.01	0.06	25	42
327	荔枝	E.P.	57	82.6	1.1	0.7	18.1	0.3	0.6	19	27	0.3	0	0.19	0.08	0.3	63	
		A.P.	44	63.4	0.9	0.5	10.1	0.2	0.5	15	21	0.2	0	0.15	0.07	0.2	49	23
328	龍眼	E.P.	60	82.4	1.4	0.7	13.6	0.4	1.4	23	42	0.3	0	0.04	0.14	0.3	(112)	
		A.P.	36	49.4	0.8	0.4	8.2	0.2	0.8	14	25	0.2	0	0.02	0.08	0.2	(67)	40
329	龍眼干	E.P.	163	51.7	3.4	0.7	40.6	1.3	2.3	20	86	1.2	0	0.05	0.56	—	0	
		A.P.	55	17.6	1.2	0.2	13.8	0.4	0.8	7	29	0.4	0	0.02	0.19	—	0	66
330	枇杷	E.P.	44	89.1	0.6	0.1	9.2	0.3	0.4	9	10	0.1	900	0.02	0.07	0.3	5	
		A.P.	33	66.8	0.5	0.1	6.9	0.2	0.3	7	8	0.1	680	0.02	0.05	0.2	4	25
331	檬果（檨仔）	E.P.	64	81.3	0.6	0.3	16.4	0.9	0.6	20	8	0.4	2100	0.04	0.05	0.6	34	
		A.P.	40	51.2	0.4	0.2	10.3	0.6	0.4	12	5	0.3	1320	0.03	0.03	0.4	21	37
332	香瓜（黃瓜）	E.P.	29	90.1	1.8	0.4	5.4	0.2	0.8	17	17	0.3	0	0.04	0.02	0.2	22	
		A.P.	26	80.2	1.6	0.4	4.8	0.2	0.7	15	15	0.3	0	0.04	0.02	0.2	20	11
333	梨仔瓜	E.P.	26	92.0	1.8	0.5	4.3	—	0.6	20	10	1.4	+	0.07	+	0.1	16	
		A.P.	23	82.8	1.6	0.5	3.9	—	0.6	18	9	1.3	+	0.06	+	0.1	14	10
334	乳香瓜	E.P.	36	86.9	1.9	0.5	7.0	0.3	1.7	34	—	0.6	+	0.04	0.03	0.3	36	
		A.P.	33	79.1	1.7	0.5	6.4	0.3	1.6	31	—	0.6	+	0.04	0.03	0.3	33	9
335	橄欖	E.P.	45	85.3	1.2	2.1	6.5	2.1	0.9	170	25	1.6	250	0.03	0.18	0.5	13	
		A.P.	36	67.4	1.0	1.7	5.1	1.7	0.7	134	20	1.3	200	0.02	0.14	0.4	10	21
336	鹹橄欖	E.P.	191	44.1	1.8	13.5	20.1	3.0	16.4	50	31	3.5	0	0.02	0.08	1.2	0	
		A.P.	126	29.1	1.2	8.9	13.3	2.0	10.8	33	21	2.3	0	0.01	0.05	0.8	0	34

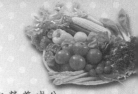

號碼	食品名稱	E.P or A.P.	熱量 (Cal)	水分 (g)	蛋白質 (g)	脂質 (g)	醣質 (g)	纖維 (g)	灰分 (g)	鈣 (mg)	磷 (mg)	鐵 (mg)	維生素 Vitamins					廢棄 (%)
													A (I.U.)	B₁ (mg)	B₂ (mg)	Niacin (mg)	C (mg)	
337	橄欖蜜餞	E.P.	175	47.5	0.5	0.4	47.1	3.0	1.7	66	28	1.4	+	0.01	0.03	—	0	
		A.P.	133	36.1	0.4	0.3	35.8	2.3	1.3	50	21	1.1	+	0.01	0.02	—	0	24
338	椪柑	E.P.	40	87.4	1.0	0.2	9.8	0.4	0.5	25	17	0.2	1080	0.11	0.05	0.5	68	
		A.P.	27	58.6	0.7	0.1	6.6	0.3	0.3	17	11	0.1	720	0.07	0.03	0.3	46	33
339	桶柑	E.P.	36	89.6	0.7	0.2	9.0	0.4	0.5	36	15	0.2	1400	0.08	0.05	0.5	57	
		A.P.	27	67.9	0.5	0.2	6.8	0.3	0.4	27	11	0.2	1060	0.06	0.04	0.4	43	24
340	木瓜	E.P.	38	88.4	0.5	0.2	9.6	0.5	0.4	22	22	0.3	1560	0.04	0.03	0.9	73	
		A.P.	27	62.8	0.4	0.1	6.8	0.4	0.3	15	16	0.2	1110	0.03	0.02	0.6	52	29
341	木瓜醬		38	77.4	3.2	0.2	7.2	0.6	10.5	47	80	1.5	—	+	0.02	—	0	
342	木瓜糖		272	23.9	0.3	0.1	75.0	0.2	0.3	70	14	2.0	0	+	+	0.1	0	
343	桃仔	E.P.	37	86.9	0.6	0.5	8.6	1.5	0.5	8	38	1.0	+	0.03	0.23	0.3	9	
		A.P.	33	78.2	0.5	0.5	7.7	1.4	0.5	7	34	0.9	+	0.03	0.21	0.3	8	10
344	水梨	E.P.	35	90.1	0.5	0.4	8.3	0.6	0.5	10	17	0.4	20	0.02	0.02	0.1	9	
		A.P.	29	75.7	0.4	0.3	7.4	0.5	0.4	8	14	0.3	20	0.02	0.02	0.1	8	16
345	鳥梨	E.P.	60	78.5	0.5	0.6	14.7	4.8	0.7	30	20	1.6	10	0.01	0.07	0.2	6	
		A.P.	48	62.8	0.4	0.5	11.8	3.8	0.6	24	16	1.3	10	0.01	0.06	0.2	5	20
346	紅柿	E.P.	45	86.4	0.5	0.5	11.1	1.5	0.4	10	18	0.4	1800	0.05	0.09	0.1	35	
		A.P.	31	60.5	0.2	0.4	7.8	0.1	0.3	7	13	0.3	1260	0.04	0.06	0.1	25	30
347	浸柿（澀柿）	E.P.	44	86.7	0.5	0.2	11.2	0.9	0.7	15	27	0.4	1600	0.02	0.06	0.1	12	
		A.P.	36	71.1	0.4	0.2	9.2	0.7	0.6	12	22	0.3	1310	0.02	0.05	0.1	10	18
348	柿干（柿餅）	E.P.	162	52.7	1.6	1.5	39.9	4.9	1.4	46	52	1.1	2900	0.08	0.10	0.2	0	
		A.P.	144	46.9	1.4	1.3	35.5	4.4	1.3	41	46	1.0	2580	0.07	0.09	0.2	0	11
349	鳳梨	E.P.	35	88.4	0.6	0.3	8.6	0.6	0.4	16	9	0.7	50	0.10	0.04	0.3	29	
		A.P.	22	56.6	0.4	0.2	5.5	0.4	0.3	10	6	0.5	30	0.06	0.02	0.2	19	36
350	李仔	E.P.	37	88.1	0.9	0.2	9.0	0.3	0.4	10	19	0.9	110	0.04	0.17	0.3	10	
		A.P.	34	81.1	0.8	0.2	8.3	0.3	0.4	9	18	0.8	100	0.04	0.16	0.3	8	8
351	福李	E.P.	146	55.2	2.1	1.3	34.1	1.6	5.5	10	25	2.3	0	0.03	0.02	—	0	
		A.P.	74	28.7	1.1	0.7	17.7	0.8	2.9	5	13	1.2	0	0.02	0.01	—	0	48
352	話李	E.P.	149	51.4	1.6	1.2	37.1	1.4	7.4	10	28	4.3	0	0.08	0.08	—	0	
		A.P.	104	36.0	1.1	0.8	26.0	1.0	5.2	7	20	3.0	0	0.06	0.06	—	0	30
353	石榴	E.P.	61	81.5	0.6	0.2	15.6	0.3	0.5	20	22	0.4	+	0.05	0.02	—	8	
		A.P.	35	47.3	0.4	0.1	9.2	0.2	0.3	12	13	0.2	+	0.04	0.01	0.1	5	42
354	紅柚	E.P.	36	89.7	0.7	0.5	8.1	0.3	0.4	13	10	0.2	60	0.04	0.03	0.3	71	
		A.P.	21	52.0	0.4	0.3	4.3	0.2	0.2	8	5	0.1	46	0.02	0.02	0.2	41	42
355	白柚	E.P.	32	89.9	0.8	0.2	7.7	0.4	0.7	19	21	0.3	50	0.06	0.05	0.3	57	
		A.P.	18	50.3	0.5	0.1	3.3	0.2	0.4	11	12	0.2	30	0.03	0.03	0.2	32	44
356	柚皮糖		218	37.0	0.3	0.1	60.8	—	0.2	75	13	1.6	0	0.01	0.02	0.1	0	
357	紅文旦	E.P.	28	91.6	0.8	0.2	6.7	0.4	0.5	18	19	0.4	—	0.03	0.05	0.2	95	

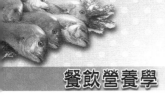

餐飲營養學

號碼	食品名稱	E.P or A.P.	熱量（Cal）	水分（g）	蛋白質（g）	脂質（g）	醣質（g）	纖維（g）	灰分（g）	鈣（mg）	磷（mg）	鐵（mg）	維生素 Vitamins A（I.U.）	B₁（mg）	B₂（mg）	Niacin（mg）	C（mg）	廢棄（%）
		A.P.	14	45.8	0.4	0.1	3.4	0.2	0.3	9	10	0.2	—	0.02	0.01	0.1	48	50
358	白文旦	E.P.	33	89.4	0.9	0.3	7.5	0.3	0.9	19	20	0.3	30	0.04	0.01	0.2	115	
		A.P.	15	41.1	0.4	0.1	2.2	0.1	0.4	9	9	0.1	10	0.02	+	0.1	53	54
359	紅西瓜	E.P.	16	93.8	0.5	0.2	3.4	0.2	0.3	8	11	0.3	80	0.05	0.04	0.2	10	
		A.P.	11	65.7	0.4	0.1	2.4	0.1	0.2	6	8	0.2	60	0.04	0.03	0.1	7	30
360	黃西瓜	E.P.	15	95.7	0.4	0.2	3.2	0.2	0.2	8	7	0.4	40	0.03	0.02	0.2	9	
		A.P.	11	68.9	0.3	0.1	2.3	0.1	0.1	6	5	0.2	30	0.02	0.01	0.1	8	28
361	西瓜皮		19	90.4	1.6	0.1	2.0	0.6	0.7	31	25	0.5	120	0.03	0.03	0.2	19	
362	茄寶瓜	E.P.	26	90.8	0.9	0.1	6.3	0.3	0.4	25	6	0.4	40	0.06	0.03		26	
		A.P.	16	56.3	0.6	0.06	3.9	0.3	0.3	16	4	0.3	20	0.04	0.02		16	38
363	蓮霧	E.P.	19	89.8	0.4	0.1	8.7	0.6	0.3	21	23	0.4	+	0.03	0.04		20	
		A.P.	17	82.6	0.4	0.1	8.0	0.6	0.3	19	21	0.4	+	0.03	0.04	0.2	18	8

十、嗜好飲料類

號碼	食品名稱	E.P or A.P.	熱量（Cal）	水分（g）	蛋白質（g）	脂質（g）	醣質（g）	纖維（g）	灰分（g）	鈣（mg）	磷（mg）	鐵（mg）	維生素 Vitamins A（I.U.）	B₁（mg）	B₂（mg）	Niacin（mg）	C（mg）	廢棄（%）
364	啤酒			—	0.5	0	3.8	—	0.1	19	4	0.1	0	0.01	0.02	0.3	0	
365	紅茶		252	8.0	25.1	3.0	46.4	10.0	6.8	211	270	16.5	3100	0.06	0.61	8.1	0	
366	椰子汁		23	—	0.2	1.4	2.8	—	0.2	39	10	0.3	0	+	0	0	1	
367	汽水		30	92.1	0	0	7.8	—	0.1	2	1	0	0	0	0	0	0	
368	綠茶		267	9.4	25.0	5.1	45.5	8.5	5.8	50	550	17.8	19000	0.41	1.09	5.1	181	
369	包種茶		263	8.1	24.1	3.5	49.1	9.7	5.3	320	185	31.6	14000	0.07	0.79	7.3	85	
370	甘蔗汁		59	83.9	0.4	0.3	15.2	0	0.1	24	9	1.4	+	0.02	+	0.01	1	

十一、其他

號碼	食品名稱	E.P or A.P.	熱量 (Cal)	水分 (g)	蛋白質 (g)	脂質 (g)	醣質 (g)	纖維 (g)	灰分 (g)	鈣 (mg)	磷 (mg)	鐵 (mg)	A (I.U.)	B₁ (mg)	B₂ (mg)	Niacin (mg)	C (mg)	廢棄 (%)
													維生素 Vitamins					
371	豆瓣醬		139	65.5	12.0	5.8	12.0	2.1	2.5	19	38	0.9	—	0.02	0.01	0.2	3	
372	蜂蜜		296	19.5	0.3	0	80.1	0	0.2	3	7	0.8	0	0.01	0.02	0.2	3	
373	白醋		620	24.1	4.0	67.8	0.1	0	2.1	3	16	0.1	—	0.03	0.04	0.1	0	
374	辣醬		33	90.2	0.4	0.2	8.5	0.2	0.3	21	25	6.9	—	0.01	0.01	0.1	18	
375	食鹽		0	7.0	0	0	0	—	93.0	320	+	5.1	—	—	—	—	—	
376	醬油		44	72.8	6.2	1.0	3.6	—	16.1	85	153	4.7	—	0.02	0.06	0.9	0	
377	黑糖		314	15.0	1.9	0	79.4	—	3.0	390	80	9.5	0	0	0	0	0	
378	白糖		380	1.4	0	0	98.2	—	—	—	—	—	0	0	0	0	0	
379	冰糖		382	1.1	0	0	98.6	—	—	—	—	—	0	0	0	0	0	
380	番茄醬		93	71.2	1.6	0.3	23.5	0.3	3.0	16	11	1.0	250	0.02	0.02	0.9	0	
381	醋		11	95.5	0.9	—	2.0	0	0.4	5	25	1.3	0	0	0.02	0	0	
382	健素汁		213	35.0	26.6	5.0	16.2	0	15.1	222	970	21.0	—	1.17	15.6	45.0	—	
383	酵母粉		342	8.6	42.8	1.8	36.0	—	9.0	348	1600	80	0	1.50	4.15	35.0	0	
384	陳皮健素果醬		173	49.0	1.2	1.3	44.0	1.9	0.6	150	28	11.9	—	0.45	0.80	4.0	—	

分析方法及各數值之求法如下：

1.水分：以普通常壓乾燥法定量之。即：〔（位乾前重量－乾燥後重量）÷未乾前重量〕×100。

2.蛋白質：以粗蛋白質表示。以Kjeldahl法測得知Total Nitrogen值分乘適當之係數，即：米乘5.95，大麥、小麥、燕麥、小米者，乘5.83，麵5.70，花生5.46，黃豆5.71，杏仁、粟子、芝麻5.30，乳類6.38，瓜子5.40，其他乘6.25。

3.脂肪：以乙醚抽出法求出之脂肪值表示。

4.醣質（碳水化合物）：很多報告都是以100減去水分、粗蛋白質、粗脂肪及灰分之數為總碳水化合物。本報告則以加水分解後以Folin與Maimros之Micro method直接定量可利用之醣質，故不再分析粗纖維，但仍由其他報告中抄出轉載作為參考。

5.礦物質：包括鈣、磷、鐵。食物燒成灰後，鈣以Potassium permanganate的Volumetric method，鐵以o-Phenanthroline method，磷以Phosphovanadomolybdate method定量之。

6.維他命：A以I. U.（國際單位）表示，其他B_1、B_2、菸鹼酸及C以mg表示。分析方法：Carotene以Solvent partition method，A以光電光度計法，B_1以Thiochrome method，B以Fluorometric method，菸鹼酸以Kodicek method，C以Roe-Kuether method，及Indophenol method定量之。

7.熱量：根據F. A. O.提倡及美國農務部發表的遠東食物成份表所採用之係數計算，如下表所示：

	蛋白質	脂肪	醣類		蛋白質	脂肪	醣類
1.五穀及穀物產品				5.乾豆類，種子及堅實			
大麥	3.55	8.37	3.95	黃豆及黃豆製品（豆腐除外）	3.47	8.37	1.68
小麥	3.78	8.37	3.95				
燕麥	3.55	8.37	4.07	其他一般乾豆種子及堅實	3.47	8.37	4.07
小米	3.59	8.37	3.78				
玉米	2.73	8.37	4.03	6.家畜禽類			
高粱	3.59	8.37	3.78	一般肉	4.27	9.02	－
澱粉	3.87	8.37	4.12	內臟	4.27	9.02	3.87
糙米	3.41	8.37	4.12	肉產品，舌	4.27	9.02	4.11
白米	3.82	8.37	4.16	7.魚介類			
其他一般穀物	3.87	8.37	4.12	一般肉	4.27	9.02	－
2.蔬菜類				魚產品，介魚	4.27	9.02	4.11
根菜	2.74	8.37	3.84	8.蛋類	4.36	9.02	3.68
番茄	3.36	8.37	3.60	9.乳及乳製品	4.27	8.79	3.87
豆類	3.47	8.37	4.07	10.油及脂肪			
（未成熟有外莢殼）				動物脂肪	－	9.02	－
菌菇類	2.43	8.37	1.24	植物油	－	8.84	－
其他一般蔬菜類	2.74	8.37	4.03	11.糖及糖汁			
3.薯芋類	2.44	8.37	3.57	蜜	3.36	－	3.68
4.水果類				糖	－	－	3.87
檸檬	3.36	8.37	2.70	12.其他			
其他一般水果	3.36	8.37	3.60	醋	－	－	2.45

資料來源：董大成、黃伯超、李源基、陳熙林編，《台灣醫學會雜誌》，第60卷11號，第973～1005頁，抽印本，民國50年11月28日發行。

附錄八　食物相尅中毒圖解

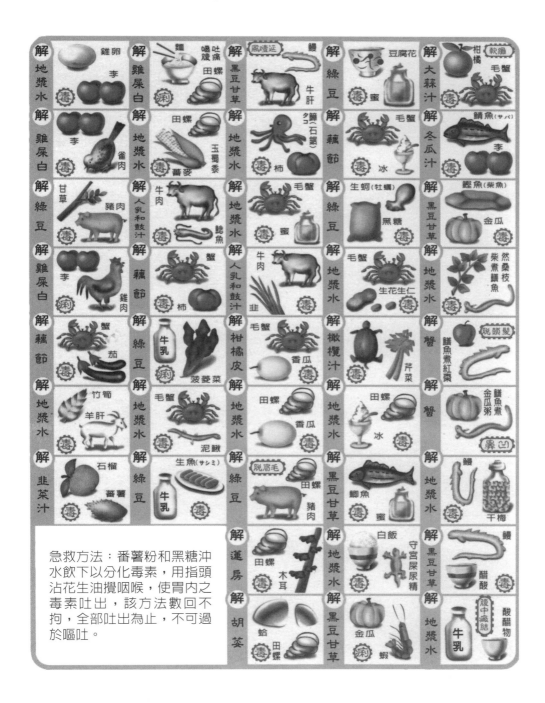

急救方法：番薯粉和黑糖沖水飲下以分化毒素，用指頭沾花生油攪咽喉，使胃內之毒素吐出，該方法數回不拘，全部吐出為止，不可過於嘔吐。

參考書目

一、日文部分

吉利和監修，三省堂企劃編修部編（1988），《家庭醫學事典》，東京：三省堂。

岩尾裕之、細貝裕太郎（1979），《食の安全學》，東京：女子營養大學出版部。

吉川春壽、竹內端彌（1978），《食卓の不安にお答えします》，東京：女子營養大學出版部。

小谷英三（1992），《青野菜ジュースは效く》，東京：有紀書房。

荒川幸香等（1976），《調理の理論と手法》，東京：化學同人。

中澤勇二、工藤力（1992），《ミルクの不思議を科學する》，東京：圖書印刷。

落合敏、佐藤雅美（2003），《料理の科學》，東京：株式會社ナツメ。

本修身（1995），《健康食品ガイドブック》，東京：日本書院。

落合敏（1995），《食べ物と健康雜學》，東京：梧桐書院。

西滿正、山跟一無（1986），《ガンになる危ない食べ合はせ》，東京：青春出版社。

中澤勇二等（1992），放送大學教本，《ミルク機能論》，東京：日本ミルク文化普及協會。

河野有美（1985），《調味料の基礎知識》，東京：家政教育社。

道口正雄（1981），〈食物の見方〉，《考え方》，東京：女子營養大學出版部。

河野有美（1981），《營養手帖》，東京：保育社。

丸元淑生譯（1984），The Good Health Guides，東京：小學館。

寺西靜江（1984），《かしこく食べて美しくやせる》，東京：講談社。

日野井正雄（1998），《食の醫學おもしろ事典》，東京：主婦と生活社。

松田洋三（1994），〈成人病になる食べ物〉，《ならない食べ物》，東京：中經出版社。

木村修一、吉田昭（1994），《食品營養學》，東京：文永堂。

五明紀春等（2005）新訂，《食品機能論》，東京：同文書院。

池五郎（1985），《やさしい營養學》，東京：女子營養大學出版部。

小谷英三（1993），《生ジュース健康法》，東京：有紀書房。

木村修一、本多京子（1997），《食べるサイエンス》，東京：ダイヤモンド社。

小池五郎（1989），《營養をはかる》，東京：日本規格協會。

中川嘉雄（1993），《ビタミン效用と療法》，東京：日東書院。

澤賀津子、石田磬（1992），《ビタミンのすべて》。東京：日本文藝社。

西滿　正、山根一眞（1986），《ガンになる危ない食べ合はせ》，東京：青春出版社。

高橋　勇、Labuza（1980），《食の科學と健康》，東京都：柴田書店。

宗像伸子（1980），《健康づくりの食べ物》，東京都：永圖書店。

稻田千枝（2008），〈果糖と健康〉，United Leader's Review，第　期，頁22-24。

日本乳業年鑑（1960）。

二、英文部分

Recommended Dietary Allowances, (1989), by the National Academy of Science, Washington, D.C.: National Academy Press.

Hussaini, M. M., (1993), Islamic dietary concepts and practices. Besford Park, IL: Islamic food and nutrition council of American.

Chinese: Eating Heatlhy www.acas.org/treatment（網路）

IFT(Institute of Food Technologist) Newsletter, July. 16. 2008.

IFT(Institute of Food Technologist) Newsletter, August. 06. 2008.

三、中文部分

Drummond, K. E. & Brefere, L. M.原著，林萬登譯（2002），《餐飲營養學》，台北：桂魯。

黃伯超（1979），食品營養講座，台北：健康世界雜誌社。

黃伯超、游素玲（1975），《營養學精要》。台北：合作書刊。

陳立功、張洪淵、何偉琛（2007），《生物化學》，台北：新文京開發出版社。

李錦楓、林志芳（2007），《餐飲安全與衛生》，台北：五南圖書。

李錦楓、林志芳（2008），《食物製備學》，台北：揚智文化。

李錦楓等譯（2007），《24 hours！燃脂優格》，台北：笛藤出版。

羅正仁（2008），〈綜論台灣保健食品產業發展現況與方向〉，《食品工業》，第40卷10期，頁1-7，新竹：食品工業研究所。

黃隱樨（1988），《維他命丸與健康》，台北：藝軒圖書。

石杭，〈中華飲食文化演變史〉，http://www.epochtimes.com/b5/6/9/9/n1449057.

htm。（網路）

中華飲食文化演變史 分類：美食 IQ2006/09/09 21:22 中華飲食文化演變史

劉廣偉（2006），〈陸味派與海爲派——中國地域飲食體系二派說〉，《第六屆中
　　國飲食文化學術研討會論文集》。

9/9/2006 8:29:56 PM 【星辰美食網】

楊昭景（2003），《客家飲食文化輯》，台北：行政院客家委員會。

羅香林（1987），《客家源流考》，台北：世界客屬總會秘書處。

王增能（1995），《客家飲食文化》，福建教育出版社。

楊乃濟（2007），〈飲食文化的中西比較〉，論文天下論文網http://www.
　　lunwentianxia.com。（網路）

張起鈞（2006），《烹調原理》。

林薇、劉貴雲、黃巧燕、劉怡君、黃志彥（2000），《減脂之旅學員手冊》，台北
　　市：行政院衛生署。

寶國祥等（2004），《老年飲食營養指南》，江蘇科技。

李曉敏（2005），《老年病飲食營養和食療》，立得出版。

溫國榮、寧志明（2005），《吃出一生好健康：中老年飲食結構100問》，百善書
　　房。

台灣營養學會臨床委員會編（2006），《臨床營養工作手冊》，台北市：行政院衛
　　生署。

龍驤、王世禎（1981），《細說中國人的吃》，世新出版社，三重市。

呂奕欣等譯（2007），《救命飲食》（*The China Study*），台北：柿子文化。

四、網路

http://food.doh.gov.tw/announce/laws/product_manage_old_2.htm

行政院農業委員會——栽培管理教育篇

http://www.coa.gov.tw/chitte/veg/2-0.htm

中國食品良好作業規範發展協會網頁

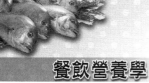

http://www.gmp.org.tw/help/helpDetail.asp?id=620

有機食品的探討──國立臺灣大學農學院秘書李順仁

http://microbiology.scu.edu.tw/lifescience/wong1/fooli37.htm

　東吳微生物學系──有機食物-論食品營養

http://www.amway.com.tw/amagram/2003year/am9204/p31.html 紐崔萊研究中心

行政院農委會.台灣農產品安全追溯資訊網

食品市場資訊97卷第7期

http://www.kmh.gov.tw/UpLoad/Reference/10%E9%8A%80%E9%AB%AE%E6%97
　　%8F%E5%81%A5%E5%BA%B7%E5%9C%92%E5%9C%B0.doc 食品資訊網
　　(2007)。生命期營養-銀髮族健康園地。民國96年8月4日

http://www.doh.gov.tw/ufile/Doc/市售包裝食品營養宣稱規範.

http://food.doh.gov.tw/foodnew/library/KnowledgeDetail.aspx?idCategory=125&Knowle
　　dgeID=43 行政院衛生署食品資訊網 - 圖書館 - 知識庫

餐飲營養學

編 著 者 / 李錦楓、林志芳

出 版 者 / 揚智文化事業股份有限公司

發 行 人 / 葉忠賢

總 編 輯 / 閻富萍

地　　　址 / 台北縣深坑鄉北深路三段 260 號 8 樓

電　　　話 / (02)8662-6826

傳　　　真 / (02)2664-7633

網　　　址 / http://www.ycrc.com.tw

　E-mail　/ service@ycrc.com.tw

印　　　刷 / 鼎易印刷事業股份有限公司

ＩＳＢＮ / 978-957-818-957-7

初版三刷 / 2014 年 4 月

定　　　價 / 新台幣 450 元

國家圖書館出版品預行編目資料

餐飲營養學 / 李錦楓, 林志芳編著. -- 初版.
-- 臺北縣深坑鄉：揚智文化, 2010.05
面；　公分
參考書目：面

ISBN　978-957-818-957-7（平裝）

1.營養　2.飲食

411.3　　　　　　　　　　　　　　　98008198